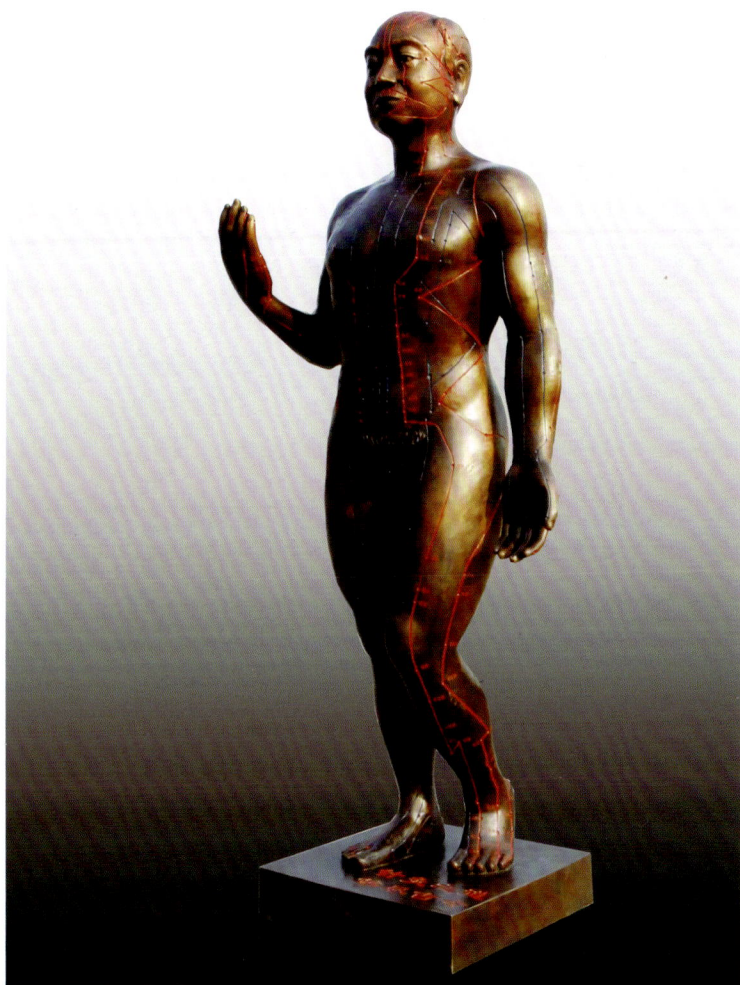

贺氏针灸铜人

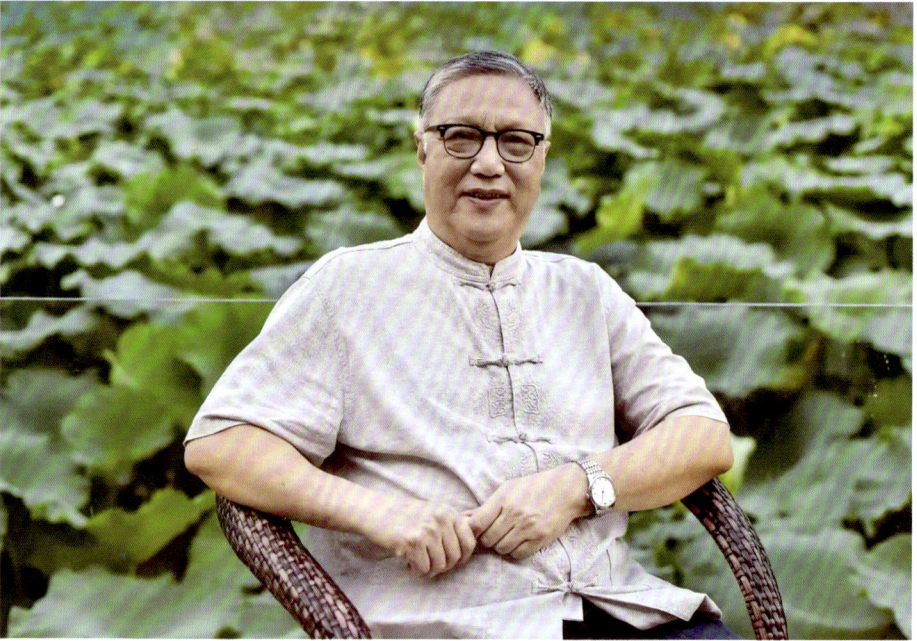

主编贺林

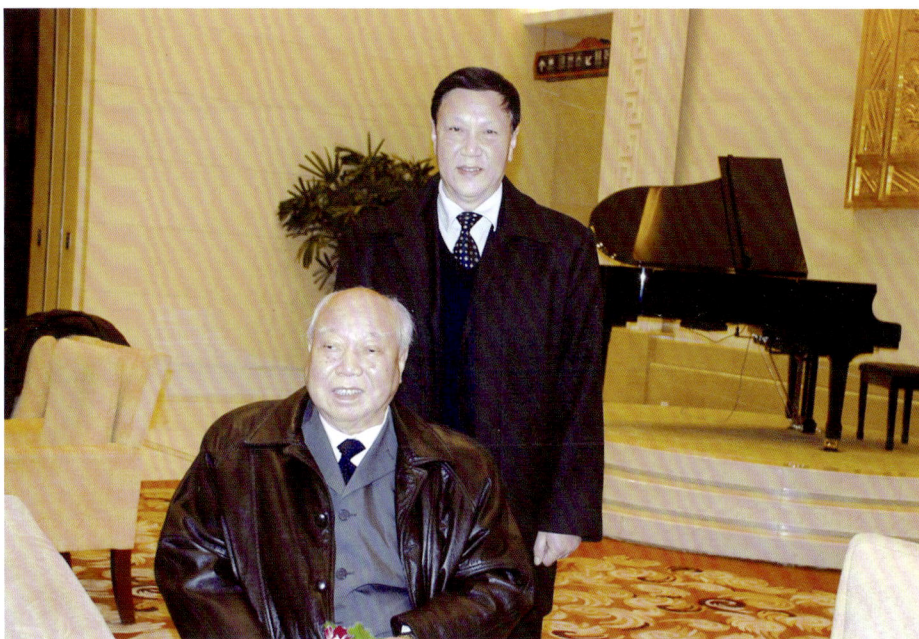

贺普仁教授（前）与长子贺林（后）
2010 年 2 月 1 日拍摄于北京会议中心

病多气滞 法用三通

贺氏针灸三通法治验录

贺　林◎主编

贺小靖　贺伯汉◎副主编

北京科学技术出版社

图书在版编目（CIP）数据

病多气滞 法用三通：贺氏针灸三通法治验录／贺
林主编. -- 北京：北京科学技术出版社，2025.
ISBN 978 - 7 - 5714 - 4159 - 3

Ⅰ. R245

中国国家版本馆 CIP 数据核字第 2025Q2U780 号

策划编辑：	吴 丹
责任编辑：	吴 丹 孙 硕
责任校对：	贾 荣
责任印制：	李 茗
出 版 人：	曾庆宇
出版发行：	北京科学技术出版社
社　　址：	北京西直门南大街 16 号
邮政编码：	100035
电　　话：	0086 - 10 - 66135495（总编室）　0086 - 10 - 66113227（发行部）
网　　址：	www.bkydw.cn
印　　刷：	北京博海升彩色印刷有限公司
开　　本：	710 mm×1 000 mm　1/16
字　　数：	440 千字
印　　张：	27
插　　页：	4
版　　次：	2025 年 8 月第 1 版
印　　次：	2025 年 8 月第 1 次印刷

ISBN 978 - 7 - 5714 - 4159 - 3

定　　价：**98.00 元**

前　言

　　家父用一生创立的针灸三通法，其核心可概括为八个字："病多气滞，法用三通。"此八字真言，可谓字字珠玑，言简意赅。在临床实践中每深思此八字，我都深感其所包含的内容和意境非三言两语可论。故我以自己对针灸三通法的理解和认识，将八字真言分成理、法、方、术、用五个部分讨论，意在以清晰的理论逻辑为引导，通过从理论到施用的讨论，揭示针灸治病的本质和针灸疗效产生的规律。

　　已经出版的《贺普仁针灸三通法：找寻古针灸的气与神》以阐述理论为主。该书围绕"病多气滞"的中医病机理论，从理、法、方、术四个方面对针灸三通法的理论基础、治病法则、刺激方法及刺灸技术做了较为详细的讨论。该书所记载的针灸三通法理论核心就是"通"，不管是发病还是治病都离不开这个"通"字。虽然导致机体发病的因素多种多样，但是发病的基础病机均为局部经络堵塞，气血不通。针灸三通法的三种刺激方法，不管用哪种方法，均以疏通局部气血不通的经络为根本目的。气滞病灶的形成，是局部气的升降出入运动失序的结果，与神机和气立失常有关。"根于外者命曰气立""根于中者命曰神机"。气与神是人体生命维系的基础条件，"根于外"的代表是任脉，"根于中"的代表是督脉。针灸治病的首选为扶植气与神，由此产生了以任、督二脉为纲整体调控的思维模式，这种临床思维模式代表了针灸三通法的临床优势和特点。

　　针灸三通法是针灸的临床理论，其治疗优势和施术特点，只有在临床应用中才能发挥和显现。因此，"法用三通"就成为"病多气滞"的逻辑必然。运用针灸三通法的思维模式和治病方法，在临床中将体外的针灸刺激转化为体内的针灸疗效，便是"法用三通"的全部内容和终极目的。

　　为了凸显针灸三通法体系从理论到实践的完整性和实用性，我主持编写了本书。本书在《贺普仁针灸三通法：找寻古针灸的气与神》的基础上续写而成，分为上、下两篇。上篇对针灸三通法的"用"进行了补充，讨论了针灸疗效产生的机制是普适效应与靶向效应相互结合，并由此说明了穴位选择和刺灸技术在针灸刺激过程中所发挥的重要作用。穴位是针灸刺激效应的源发之所，重视穴位的归经与穴性、善于组织与应用穴位，是针灸三通法临床应用中不可或缺的条件。"贺氏针灸铜人"及《"一针一得"针灸临证秘法》体现了家父对经络腧穴学的具体认识与应用，本书将其转录以便同道学习、应用。下篇为"三通法临证"，对针灸三通法的优势病种（包括脑病、脏腑病、周围病、妇科病、儿科病、骨关节病、皮肤病、五官病中的七十多种疾病）的源流、病机、辨证及针灸三通法治疗的基本方法进行了介绍，旨在通过每种疾病治疗方案的制订，展现针灸三通法思维模式的具体应用，从而揭示针灸三通法取得临床优势的理论依据，以及三种不同刺激方法在疾病不同状态下的施用原则。

　　如果说《贺普仁针灸三通法：找寻古针灸的气与神》偏重于"道"，主要阐释三通法之理论根源及发挥，那么本书则偏重于"术"，着重介绍针灸三通法在临证时的具体应用。虽然本书只记载了七十多种疾病的针灸三通法治疗方案，但读者可据这些治疗方案的思维逻辑举一反三，将针灸三通法应用于更多疾病的治疗中。以"道"明术，则"术"可彰。

　　我特别怀念家父贺普仁教授，他用毕生精力创立了针灸三通法，用独具特色的学术思想和治病方法为现代针灸的发展做出了贡献。作为贺氏针灸的传人，我有义务，也有责任将针灸三通法的学术理论和方法传承下去，并发扬光大。《贺普仁针灸三通法：找寻古针灸的气与神》完稿后，我和贺小靖、贺伯汉立即开始编写本书，用了两年的时间完成了书稿的编撰，了却了我晚年的最大心愿。我才疏学浅、知识积累不足，本书难免有错漏之处，望大家斧正。

贺　林

2020 年 9 月 9 日

目 录

上篇　三通法的「用」

"病多气滞，法用三通"是三通法针灸理论最直接、最简明的表述，也是三通法学术体系的基石。"病多气滞，法用三通"的学术思想不是教条，而是建立三通法临床思维模式的理论依据。三通法作为临床医学方法，其终极目标是在临证中发挥出针灸的治病优势，只有建立起三通法临床思维模式，才能在针灸治病过程中发挥其强大、独特的疗效。

　　《贺普仁针灸三通法：找寻古针灸的气与神》讨论了三通法的理论，在针灸医籍的故纸堆里找寻出的"气"与"神"从来不是纯理论的概念，"病多气滞，法用三通"的学术思想不是教条，而是建立三通法临床思维模式的理论依据。临床思维是诊疗实践活动的灵魂，没有灵魂地针灸施术，徒废其功，不但不能达到预期治疗效果，还会给患者带来不必要的痛苦。三通法作为临床医学方法，终极目标是在临证中发挥出针灸的治病优势，只有建立起三通法临床思维模式，才能使三通法在治病过程中发挥其强大、独特的作用。"理、法、方、术"理论架构都要落实在"用"上，这样才能体现三通法的立法宗旨，实现三通法的临床价值。因此，三通法学术架构最终由"理、法、方、术、用"五个方面组成，形成了从理论到实践，从方法到应用的完整体系。本书内容以"理、法、方、术"为基础，以"用"为中心。

　　医者在运用针灸治疗时要面对不同患者群体的复杂病证，因此在三通法"用"的层面中，清晰地认识不同疾病的病位、病因、病机，不同病证及病证不同阶段应取得的治疗效果，以及取得疗效所需的施术要求，就构成了"法用三通"的全部内容。临床中运用三通法，不仅要求医者对针灸治病的本质有着深刻的理解，还要求医者对三通法不同刺法的施用，有着深刻的领悟和娴熟的操作技术，同时要求医者对经络、腧穴学说有着较深的理论理解，且对这些理论的应用有着丰富的经验。只有具备以上条件，医者才能在临床中充分发挥三通法的优势，用之治疗各种疾病。

第一章　"法用三通"释

　　"病多气滞，法用三通"是三通法理论最直接、最简明的表述，也是三通法学术体系的基石。在"理"——"气滞"病机的基础上，遵循三通法的"法"，运用三通法的"方"与"术"进行临床治疗，是"法用三通"理论概念的核心内容。由此可知，"法用三通"是三通法理论体系中，理论指导实践的重要组成部分。三通法的"用"，就是在三通法学术理论的指导下，讨论如何用不同的刺激方法，将针灸临床疗效发挥到极致的实践过程。这个过程也是我们认识针灸治病规律，形成治病与调体相辅而为的治疗方式的临床思维过程。三通法的临床应用要求医者，不但能在理论层面提高临床思维能力，更能科学地选择穴位及刺法，进行精准调治，这样才能使三通法的治疗优势得到充分发挥。

第一节　针灸功能

　　任何一种治病方法都有其功能与作用对象。西医如此，中医亦如此；手术如此，针灸也如此。对于针灸作为外治法，在治病过程中究竟发挥着怎样的作用，针灸医者必须有明确的认识。深入了解针灸作用，明确针灸作用发挥的方法和条件，是将三通法在临床应用中的疗效最大化的前提。

　　针灸的功能及运用，在《黄帝内经》中有明确论述。现代针灸医学根据医学古籍的论述，将针灸的功能归纳为三点。

一、"通"的功能

　　《灵枢·九针十二原》记载："欲以微针通其经脉，调其血气，营其逆顺出入之会，令可传于后世。"这说明疏通经络的作用就是通过对气血的调控，使瘀阻的经络得以改变，从而发挥其正常的生理功能。此功能是针灸最基本且最直接的治疗功能。针灸三通法学术思想的核心就是"通"，用"通"的方法达到"通"的目的，是针灸三通法治疗疾病的出发点。经络系统"内属于脏腑，外络于肢节"，其主要的生理功能是运行气血，濡养脏腑及四肢百骸。经络阻滞，病灶局部气血运行不畅，是所有疾病发生、发展的基础病机。临床中各种症状，如疼痛、麻木、肿胀、瘀斑等，都是病灶局部气血运行不畅的表现。唐代孙思邈《千金翼方·杂法》记载："凡病皆由血气壅滞，不得宣通，针以开导之，灸以温暖之。"可见，选择相应的腧穴和刺激方法，使经络通畅，气血运行正常，是针灸得以取效的关键。

二、"扶"的功能

"扶"的功能就是扶正祛邪，就是扶助机体化生正气，祛除病邪。《素问·刺法论篇（遗篇）》记载："正气存内，邪不可干。"疾病发生、发展及转归的过程，实质上是正邪相搏的过程。正气不足，或邪气旺盛，是发病的基本原因。针灸之所以能够治病，就是因为针灸可以通过扶正，促进机体"血、气、神"及"液、气、神"的转化与输布，从而改善机体气血运行状态，为疾病的康复提供物质基础，创造适宜的内环境；可以通过祛邪，祛除致病因素，削减病邪对机体的损伤，从而改善病势，为疾病的康复清除病理障碍，创造病愈条件。针灸扶正祛邪的疗效，源自穴位选取及针刺手法的协同作用，只有穴位组方合理，针刺手法得当，才能取得最佳的扶正祛邪效果。

三、"和"的功能

"和"的功能即调和，指针灸可以调和脏腑之间、经络之间以及机体内外之间"血、气、液、神"的和谐运行。针灸的调和功能是通过调神、调阴阳实现的，调和过程就是使机体从阴阳失衡的病理状态，向阴平阳秘的健康状态转化的过程。虽然疾病的发生机制复杂，但其根本原因是阴阳变化失衡。《灵枢·根结》记载："用针之要，在于知调阴与阳。调阴与阳，精气乃光，合形与气，使神内藏。"这说明调和阴阳的作用，是针灸可以治病的根本所在，而针灸的最终目的是使机体恢复阴平阳秘的状态。"阴阳"是生命演化的基础，"神"是维系生命的核心。"阴阳不测谓之神"不但揭示了生命变化的根本规律，更为针灸治病提供了坚实的理论指导。"阴阳不测"，不但是阴阳和谐的表现形式，也是神机调控阴阳变化的结果，只有"神"才具备调控阴阳变化的能力。针灸调和阴阳的本质是恢复"神"调控的阴阳变化的固有秩序，固有秩序的恢复就是恢复阴阳和谐的最佳状态，这也是针灸治病的最高境界。晋代皇甫谧《针灸甲乙经》开篇第一句话就是"凡刺之法，必先本于神"，说明了针灸调神的重要性。张仲景《伤寒论·辨太阳病脉证并治中第六》记载："阴阳自和者，必自愈。"这说明机体自愈能力产生的条件，便是机体阴阳和谐。针灸之所以能治病，正是因为它可以通过调神，使"神"能稳定而有序地调控阴阳变化，使阴阳变化处在相对和谐的状态，从而激发机体自愈能力，促进康复。

在针灸的功能中，最重要的是调和阴阳变化。在针灸的方法中，"刺经"刺的是"经气"，"刺络"刺的是"血气"，由此可以认为，针灸的直接功能是对经络体系中"血、气、液、神"的调控。调和阴阳，是通过对"血、气、液、神"的调控实现的。

第二节 刺激效应

对穴位进行针灸刺激，是针灸疗法的基本形式。穴位通过针灸刺激"得气"后，可使穴位局部产生相应的刺激反应，称之为"应激反应"。应激反应能促进穴位局部原有的气血加速运行，且可在经络系统传导功能的作用下，如同"蝴蝶效应"般被不断放大，循经络对机体相应部位产生更为广泛而深入的改变，这种改变被称为针灸的"刺激效应"。刺激效应可以使循经所过病灶局部"血、气、液、神"的运行得到改善，郁滞不通的局部经络得到疏导和修复。因此可以说，刺激效应是外部针灸刺激转化为体内针灸疗效的关键。有效性高的刺激效应，预示着可以获得良好的治疗效果。这里用"有效性"衡量刺激效应，是因为从针灸刺激转化为针灸疗效是个复杂而又迅速展开的连锁反应过程，只有有效性高的刺激效应，才能改善患者病灶局部"血、气、液、神"的运行状态，使患者病证得到有效治疗。"血、气、液、神"的运行状态改善的本质，是病灶局部器官组织所处的生存内环境在"血、气、液、神"的作用下得到有效改善，内环境的改善是病情得以好转的物质基础，而康复是机体自愈能力得以发挥的结果。

一、刺激效应的普适性

针灸刺激的普适效应表现为无论刺激部位及刺激方法如何变化，其结果都是改变机体"血、气、液、神"的运行及代谢。无论是整体宏观"气"与"神"的化生与引导，还是局部微观"血、气、神"与"液、气、神"的转化与环流，与刺激效应之间，是恒定的被调控与调控的关系。这种关系普遍适用于所有针灸刺激所产生的因果效应，故称为针灸的"普适效应"。"血、气、液、神"运行变化的启动，只与刺激是否发生有关系，与刺激部位的改变无关。这种现象的产生是机体抗击外界刺激的应答，是本原生命能力的应激反应。在三通法的施术中，无论是微通法毫针的调气活血、强通法锋针的决血调气，还是温通法火针的行气活血，以及艾灸的温补气血，都是对气、血、津、液、神运行状态的调控。在针刺部位上，无论是刺激经脉，还是刺激络脉，或是对机体进行温热刺激，都可对"血、气、液、神"运行状态进行改变。由此可知，普适效应是针灸改善机体内部环境，治疗各种疾病的基础。针灸疗法正是利用机体的应激能力，通过针灸穴位使机体产生刺激效应，并使之在复杂的经络系统中得到传导并扩大，最终与机体"血、气、液、神"的运行产生线性变化关系的。因此，针灸可以说是人类运用机体具有普适性的应激反应进行体内调控并治疗疾病的最伟大的发明。

三通法的施术操作，在临床上可将针灸刺激效应作用最大化，是增强刺激效应的重要因素。只有熟练掌握各种针刺方法，具备深厚针刺功夫及丰富的临证经验，才能在针刺施术中取得良好的刺激效应，使患者机体"血、气、液、神"的运行得到改善，将体外的针灸刺激顺利转化为治病的针灸疗效。同时三通法要求临床医者具备纯真的精神境界。医者只有虚怀若谷，潜心钻研，才能在施术中取得最佳的刺激效应。反之，若操作技术不精，心系旁骛，就不可能取得有效的刺激效应，治疗只能以失败而告终。

二、刺激效应的靶向性

人体的十二经脉，加奇经八脉，再加络脉、经筋、皮部，组成了复杂而又庞大的经络系统。这个系统联系机体所有的脏腑及四肢百骸。针灸不同经络的不同穴位产生的刺激效应在经络体系传导功能的作用下，就会作用于不同归属的"刺激效应"部位，并对该效应部位"血、气、液、神"的运行产生良性影响。不同部位"血、气、液、神"运行状态的改变，会导致归属于不同经络的刺激效应，这就是刺激的"靶向效应"。在经络系统的作用下，"血、气、液、神"运行与针灸刺激之间线性关系的普适效应，可以发生在经络系统的任何部位。由于经络系统的任何空间部位都有其经络属性，不同经络空间部位"血、气、液、神"运行状态的改变，都会导致机体产生不同经络属性的普适效应，刺激效应的经络属性是刺激不同腧穴后产生的必然结果。不同腧穴与刺激效应的经络属性之间保持着特定的因果关系，这种特定的因果关系，就是针灸刺激靶向效应产生的根本原理。

针灸作为外治法，之所以能够治疗机体内部的病证，是因为针灸刺激的靶向效应在治疗过程中，发挥着导向作用。如临床中经常用针刺手厥阴心包经的内关穴治疗心肌缺血。内关穴虽然在手臂，但在经络靶向传导的作用下，针刺内关穴能调控心包部位的气血运行，改变心肌缺血的病理状态，恢复心脏的生理功能。又如，用针刺足阳明胃经的足三里穴可治疗胃肠病证。针刺足三里穴可以靶向调控胃腑和肠腑"血、气、液、神"的运行，增强胃肠蠕动传导功能，改善腹胀、消化不良等症状。这就说明不同穴位有着不同的经络归属，刺激不同的穴位会产生不同经络属性的靶向效应。如前文所述，针刺心包经内关穴可治心包的病证，针刺胃经足三里穴可治胃腑的病证。针刺归属不同经络的腧穴，产生不同的治疗效果，究其原因是归属不同经络的穴位有着自身的经络属性，如所属经络的脏腑属性、所属经络的阴阳属性、在经脉中的位置属性，以及与其他经脉相联系的关系属性（交会穴）等。不同穴位在相同针灸刺激下所产生的靶向效应完全不同，因此产生了不同的治疗效果。

针灸刺激的靶向效应，可以有选择地改变病灶局部"血、气、液、神"的运行状态，提高病灶局部"血、气、液、神"运行的有序性，快速改变局部气滞病灶所引发的各种症状，所以靶向效应是针灸治疗病证不可或缺的要素。在三通法的临床应用中，要想将靶向效应的作用最大化，就要充分了解穴位的经络属性，谨慎选择穴位，组织针灸处方，准确取穴、施术。经络理论是针灸医学中的理论基石，穴位的经络属性是针灸刺激靶向效应产生的基础，深入探讨和掌握穴位的穴性特征及其与疾病的内在联系，充分发挥穴位自有的属性优势和穴位间的配伍优势，快速启动靶向效应，是提高针灸疗效的重要环节。

三、两个效应特性不可或缺

通过前面的分析可以看出，针灸的刺激效应是由具有线性属性的普适效应与具有经络属性的靶向效应有机结合而成的，两个效应相互融通，缺一不可。普适效应改善"血、气、液、神"的运行状态，从而改善内环境，是刺激效应产生的基础；靶向效应将线性的普适效应赋予经络属性，对病灶部位"血、气、液、神"的运行进行有序调控，是将刺激效应导向病灶的关键。因此也可以认为，针灸治病的过程针灸的普适效应赋予经络属性后，使刺激效应直指病灶的过程。娴熟的针灸技术是获得针灸刺激普适效应的保障，没有高水平的操作技巧，就不能对机体的"血、气、液、神"进行有效调控，也就丧失了针灸刺激的治疗意义；深厚的中医理论和丰富的临床经验，是获得针灸刺激靶向效应的先决条件，特别是中医经络理论的水平，直接影响医者对穴位经络属性的理解与应用。体外的针灸刺激能高效地转化为体内的针灸疗效，是普适效应与靶向效应有机结合的结果。再以针刺内关穴治疗心肌缺血为例，分析刺激效应产生的机制。针刺的靶向效应表现为针刺内关穴"得气"后，所得之气经心包经传导，直达靶向部位，作用到心肌病灶；针刺的普适效应可以改变"孙络渗灌"的通透性，强化"血、气、神"及"液、气、神"的转化与代谢，快速改变心肌内环境，从而改善心肌缺血的病理状态。由此可以看出，靶向效应控制着刺激作用的空间部位，普适效应为刺激空间部位的"血、气、液、神"运行提供保障。靶向效应与普适效应的完美结合，可使针灸刺激在靶向效应的导引下，作用于病灶部位，使该部位"血、气、液、神"的运行得到改善，从而改变病灶局部的内环境，激发机体的自愈能力，进而达到通过体表非药物性的刺激治疗体内疾病的神奇效果。

刺激效应是机体对外界刺激产生的一系列连锁反应。针灸的施术操作，是触发刺激效应的主要途径，当刺激穴位达到"得气"的程度后，靶向效应启动，"得气"后通过刺激手法的作用可达到"气至"的状态，此时普适效应形成。刺激效应能否取得最佳效果，施术操作是关键。《灵枢·小针解》记载："针以得气，密意守气勿失也。"这说明针刺一定要"得气"，"得气"后要意守其气，随气运针，勿失其机，从而启动靶向效应。关于"得气"的操作，贺普仁教授在他的著作中反复强调，进针是最重要的针刺手法，进针是"得气"的关键，进针不痛是"得气"的条件。

《灵枢·九针十二原》又记载："为刺之要，气至而有效。"这说明针刺"得气"后应勿失其机，要通过经脉的传导功能，将针刺所得之气传至病所，从而在病所形成刺激效应，使气血充盈，经络通畅。经络的传导功能是经络系统固有的生理功能，也是针灸治病的基础。

四、整体扶正的必要性

对机体"气与神"的化生与运转进行的调控就是整体扶正，其目的是使正气得以补充，使"血、气、液、神"得以健运。在刺激效应产生的过程中，经络系最明显的反应就是气血运行状态的改变，其中既包括穴位内部"溪谷"中微观的改变，也包括病灶局部及其周围组织宏观的改变。刺激效应之所以能够产生气血运行的改变，是因为针灸刺激改变了气血原有的"升降出入"运动。如果机体气血津液化生不足，运行郁滞，"溪谷"中"孙络渗灌"失充，病灶局部周围气血津液环流匮乏，即便施以针灸刺激，也会因气血亏虚而不能使气血的"升降出入"运动产生向好的变化，刺激效应也就无从谈起。由此可知，针灸刺激效应产生过程的本质是气血的"升降出入"运动从不活跃到活跃的变化过程，气血越充盈，活跃程度就越高。因此只有整体气血维持在一定水平之上，机体才会在针灸刺激后出现气血运动变得活跃的情况。可见，"血、气、液、神"是针灸疗效产生的物质基础，机体"气与神"

和谐充盛是"血、气、液、神"化生与运行的必要保障。

《素问·评热病论篇》记载："邪之所凑，其气必虚。"这说明机体发病的原因为正气不足，即便是实证，正气不足依然是发病根本。由此可以看出，针灸治病的矛盾在于，一方面针灸治病要靠患者自身气血的支撑才能取得疗效，另一方面患者发病的原因多为正气不足、气血亏虚。如何科学处理这一矛盾，是衡量针灸医者临床能力的重要标准。如果医者只知对病灶局部进行调控，而不顾患者整体的愈病能力，就不可能解决患者的疾病，产生不了"针到病除"的神奇疗效。因此，医者在治病过程中既要注意患者病证的寒热虚实，又要重视患者整体的气血水平、正气盛衰状态，在局部治疗的同时适时进行以任、督二脉为纲的整体调控，以便于取得较好的临床疗效。

五、确保刺激效应的方法

三通法的临床应用从诊病到穴位组方，都是围绕靶向效应的有效启动而开展的，医者的施术操作是普适效应得以形成的关键环节。影响刺激效应的因素是多方面的，辨证论治的优劣会影响靶向效应的有效性，施术操作的每个环节和步骤都会对普适效应的强度及经络属性的精确程度产生影响。只有谨慎处理每个环节，才能确保刺激效应的有效启动与形成。

1. 确定刺激法则

根据辨病识证的结果，以患者为中心，对病证的病因、病机、病位、病势以及正气亏虚的程度进行全面考虑，制定出符合患者客观实际的治疗原则（简称"刺则"）。

2. 组织刺激穴位

根据患者病证的脏腑、经络特点，选取与病证相适应的穴位（简称"刺穴"）组建针灸处方。其中既包括整体调控的穴位，也包括局部治疗的穴位；既包括近端取穴，也包括远端取穴。

3. 选择刺激方法

三通法是多种刺激方法参合施用的综合治疗体系，包含多种刺激方法，且每种方法都有自己的治疗特点和优势,因此医者可根据患者病证,合理地确定每个穴位的刺激方法(简称"刺法"),充分发挥针灸的调控优势,促进刺激效应的有效启动及形成。

4. 控制刺激强度

医者需根据患者的体质盛衰及病证虚实,来确定针灸的刺激强度。实践证明,机体对针灸刺激所产生的普适效应有明确的限度,刺激强度必须在一定限度内,才能产生最佳普适效应。如果刺激量不够,普适效应低下,疗效必然低下;如果刺激量太大,普适效应过激,机体无力承受,则会产生负面反应,亦会影响疗效。因此,针灸施术前,医者要对患者病证的病因病机、病势及机体正气盛衰情况有全面的了解,对针灸刺激量(简称"刺量")要有一个心理把控的尺度,也就是说医者要生成一个"意"。以"意"指导临床施术,是确保刺激效应安全而有效地启动与形成的重要措施。

5. 重视针灸调神

医者要重视营造宽松而和谐的治疗气氛,尽量减少患者对针灸施术的紧张情绪,在心平气和的状态下完成针灸施术,这是启动刺激效应的重要环节。患者的情绪直接影响施术得气的稳定性和传导的通畅性。重视调神,是为了提高针灸疗效而特别提出的要求,也是启动刺激效应的特殊因素。施术中医者要时刻注意患者的情绪变化,患者任何异常的表现,都应该引起医者的高度重视。出现异常时,医者应立即停止施术,查明情况,万不可粗心大意。审神、调神、守神是针灸刺神(简称"刺神")的重要组成部分,也是影响刺激效应启动的重要因素。

综上所述,刺则、刺穴、刺法、刺量、刺神是医者施术前需要准备的基本事项。要获得安全而有效的针灸刺激效应,提高治病疗效,以上"五刺"必不可少。熟练掌握各种施术因素在不同病证不同阶段下的合理处置方法,是针灸医者临证水平高超的标志。

第二章　贺氏针灸铜人

　　贺普仁教授在长期的针灸临床中深刻体会到，经络腧穴学说在针灸治病理论的形成和方法的施用中有着重要的指导价值。经络腧穴体表分布平面图中标注了经络腧穴体表分布的位置，是中医经络学说的重要组成部分，更是医家学习经络、认识穴位的重要工具。特别是宋代针灸铜人的出现，使经络腧穴图从二维平面图发展成三维立体模型，使经络腧穴的图形研究取得了前所未有的成就。

　　贺普仁教授为了彰显经络腧穴系统理论研究与探讨的重要性，弥补历代针灸铜人的不足，展现了现代针灸铜人的仿真形象，以及提升铜人在针灸临床教学中的实用价值，花费了大量的时间研读针灸古籍，考证经络腧穴的源流，研究现代临床医学，用了 4 年的时间完成了制作贺氏针灸铜人的创举。本人有幸在贺普仁教授的指导下参与了这一工程，完成了铜人经络腧穴的总体设计及后期的铸造监制。

第一节　经络腧穴学说与针灸铜人

　　经络腧穴学说自《黄帝内经》以来受到历代医家的重视和推崇。古代医家以"明堂"为人体经络图形的尊称，足见古人对人体经络系统的重视。

　　"明堂"，在天为东方太昊之名，在地为君主宣召之所。古之先祖撰《素问》《灵枢》，揭人体阴阳表里之奥秘，开针石治病之先河。五脏六腑，气血津液，医门至理，一脉相承，唯腧穴经络之名状，冠称为"明堂"，足可知昔之圣贤视"处阴阳，决生死"，通达周身表里的经络系统，已达至尊至圣的境界。敦煌文献《明堂五脏论》记载："明堂二字，其义不轻。明者，命也；堂者，躯也。立形躯于世间，着明堂而医疗。"针灸与经络二者密不可分，"明堂"发展一步，针灸则前进十分。"明堂图"的出现，使医家对人体经络循行、穴位分布的认识突飞猛进。明堂图出自何时？古籍中虽有零星记载，但因年代遥远已无据可考，今已无从见其真面目。

一、"明堂图"的历史

在经络学说发展的历史长河中，经络穴位的体表分布图历来都是经络学说发展的重要标志。

晋代葛洪《抱朴子内篇·杂应》记载："又多令人以针治病，其灸法又不明处所分寸，而但说身中孔穴荣输之名，自非旧医备览《明堂流注偃侧图》者，安能晓之哉？"其中提到的《明堂流注偃侧图》就是人体经络腧穴的分布图。偃为仰之意，偃侧引申为俯卧、仰卧、侧卧的姿势，说明当时的明堂图由3个体态姿势的人体经络腧穴图构成，后来人们就称之为"明堂三人图"。据《中国医籍考》记载，此图已佚。

《新唐书·艺文志》记载唐代甄权《明堂人形图》对明堂图进行了修订，现已佚。唐代孙思邈《备急千金要方·明堂三人图》记载："脏腑之脉，并出手足，循环腹背，无所不至，往来出没，难以测量。将欲指取其穴，非图莫可……旧明堂图年代久远，传写错误，不足指南，今一依甄权等新撰为定云耳。"孙思邈首先提到由于经络系统的复杂性，没有经络分布图就很难准确取穴，又指出旧的明堂图因年代久远，传写错误，导致不能满足医家临床的需要，所以他对甄权等所撰的明堂图加以修订，由此形成传世的五彩《明堂三人图》。

宋代十分重视对经络腧穴有关古籍的整理研究，并为针灸古籍整理做出了巨大贡献。早期由北宋翰林医官院王怀隐、王祐、陈昭遇等人组织编写的《太平圣惠方》，该书第九十九卷载有《针经十二人形图》，并记述了二百九十个穴位的位置、主治和针法等。北宋天圣四年（1026）翰林医官王惟一撰《新铸铜人腧穴针灸图经》三卷，图文并茂，共载三百五十四个经穴，刻铸石碑，昭示天下。次年，宋仁宗诏命王惟一铸成"铜人"经穴模型两座，并以图经刻石，对后世的经穴定位影响甚广。宋徽宗时，太医院编纂的《圣济总录·针灸门》记载："凡针灸腧穴，并依《铜人经》及《黄帝三部针灸经》参订，各随经络编次，复撮其疗病要穴，分门开具。"

金元时期的经络腧穴理论得到一定发展。金代阎明广《子午流注针经·流注指微针赋》记载："夫欲用迎随之法者，要知经络逆顺浅深之分。诸阳之经，行于脉外，诸阳之络，行于脉内；诸阴之经，行于脉内，诸阴之络，行于脉外，仍各有所守之分。"指出经与络有深浅之分，气血流行有顺逆之别。该书将经、络与脉作了区分，认为行于脉内的是阴经与阳络，行于脉外的是阳经与阴络。此论述成为"子午流注"的理论基础。元代窦默《针经指南·流注八穴序》记载："交经八穴者，针道之要也。"表明交经八穴理论是针灸之道的重要组成部分。该书提出了奇经八脉与四肢"交经八穴"和"流注八穴"的交会关系，由此便产生了"八脉交会穴"的经络理论。由于奇经八脉的任督二脉与其他奇经不同，故元代滑寿《十四经发挥·卷中》记载："任督二脉之直行者，为腹背中行诸穴所系，今特取之，以附十二经之后。"说明任督二脉有独立的穴位所系，所以附在十二经脉后，合而为十四经。滑寿通考腧穴六百五十七个，并有《明堂图》四幅。后世医家在论述经络时多以此书为主要参考。

明代李时珍撰《奇经八脉考》，就奇经八脉的相关文献进行汇集和考证。同时期沈子禄编著《经络分野》，徐师曾编著《经络枢要》，后两书合并，以《经络全书》为书名，分前、后二编，经清代尤乘补订后刊行。前编详述了人体从头到脚的88个体表具体部位的"经脉分野"；后编阐述了原病、阴阳、脏腑、营卫以及经络、脉象、诊断等问题。明代徐凤《针灸大全·子午流注逐日按时定穴诀》记载了子午流注逐日按时走穴的十首歌诀，各书加以转载，影响遂广，此歌诀的特点就是按日、按时选用十二经的井、荥、输、原、经、合穴。其后，有将八脉交会穴也结合日时来选用的方法，称为"飞腾八法"或"灵龟八法"。

明代马莳撰《黄帝内经灵枢注证发微》，该书以《十四经发挥》为主要参考，对《灵枢·经脉》进行了详细注释；其后张景岳的《类经》仍以《十四经发挥》为依据，对经络系统阐述了自己的观点；高武在《针灸聚英》中依照《十四经发挥》的流注次序，绘制了经络流注图。杨继洲《针灸大成》

为《针灸聚英》之后的针灸专书，内载经络穴位的内容更为丰富，共载经穴三百五十九个，是现代针灸医者必学的针灸古籍。

二、"针灸铜人"的历史

（一）宋天圣针灸铜人

在针灸漫长的发展历史进程中，明堂图的发展始终为重中之重。宋代以前的医者，主要按历代传承的明堂图所指定的穴位进行针灸治病。因《黄帝明堂图》在唐代末年的战乱中佚失，又因明堂图"年代久远，传写错误"，以致经络腧穴失去了标准的体表位置，极大地影响了针灸的治疗效果。宋代官方对经络腧穴的整理与研究极为重视，因此经络腧穴学说取得长足发展。"针灸铜人"的制造是此时期对经络腧穴学说发展的最伟大贡献。

宋仁宗为了结束经络腧穴定位混乱的状态，诏令国家医学最高机构翰林院医官院，编修新的经络腧穴标准。王惟一作为北宋著名的医学家，参与了此项伟大的工程，并于北宋天圣四年（1026）完成了经络腧穴标准的编修工作。医官夏竦在全书编成后，为该书作序并题名为《新铸铜人腧穴针灸图经》。为便于保存，夏竦又将它分别刻在五块石碑上，史称《天圣针经》。宋仁宗认为平面的经络腧穴图，不能满足学说传承及针灸临床的需要，于是根据《新铸铜人腧穴针灸图经》，再次诏令铸造针灸铜人。金代书商刊刻的《新刊补注铜人腧穴针灸图经》记载："上又以古经训诂至精，学者对执多失，传心岂如会目，著辞不如案形，复令创铸铜人为式。"针灸铜人由王惟一负责设计，官方组织全国的能工巧匠进行铸造，于天圣五年（1027）铸成了两具一模一样的针灸铜人，被后人称为"宋天圣针灸铜人"。宋天圣针灸铜人是中国乃至世界最早铸成的针灸铜人，此举开创了用铜人作为人体模型进行针灸教学的先河，实现了经络腧穴分布图由二维平面图到三维立体模型的飞跃，在海内外引起极大关注。宋天圣针灸铜人由青铜铸成，其高度和青年男子身高相仿，头部有头发及发冠。铜人标有三百五十四个穴位名称，所有穴位都凿穿小孔。体腔内有木雕的五脏六腑和骨骼。因此，该铜人不仅可以应用于针灸学，也可以应用于解剖学。

（二）明正统铜人

"明正统铜人"即"明正统仿宋天圣针灸铜人"的简称，该铜人是现存最早的针灸铜人。明正统八年（1443），距"宋天圣针灸铜人"铸成已有四百一十六年，不仅宋天圣石刻《铜人腧穴针灸图经》大部分已残破不全，就连仅存的一具宋天圣针灸铜人上的穴位文字也因腐蚀生锈而无法辨认。因此，明英宗下令仿制一具新铜人。黄龙祥《中国针灸史图鉴》记载："宋代石刻至明初已'漫灭而不完'，明英宗于正统八年……命仿宋重刻。不同之处在于宋碑书名'新铸铜人腧穴针灸图经'之中'新铸'二字在明碑中被删去，因为明代重铸的铜人已不能再称作'新铸'。此外删去夏竦序，代之以英宗御序。"

明代铜人的仿制过程可见于《铜人腧穴针灸图经》中明英宗所做的序："宋天圣中，创作《铜人腧穴针灸图经》三卷，刻诸石，复范铜肖人，分布腧穴于周身，画焉窍焉。脉络条贯，纤悉明备，考经案图，甚便来学。其亦心前圣之心，以仁夫生民者矣。于今四百余年，石刻漫灭而不完，铜像昏暗而难辨。朕重民命之所资，念良制之当继，乃命砻石范铜，仿前重作，加精致焉，建诸医官，式广教诏。"

根据《中国针灸史图鉴》记载，现存圣彼得堡冬宫博物馆的明正统铜人的特征如下：

1. 外形特征

铜人高 175.5 cm，除冠 172 cm。头围（经双耳上际）62.5 cm；胸围（经两乳头）86 cm；底座长 73 cm，宽 48 cm，高 32.5 cm。

青铜铸造，穴眼为 1～1.5 cm 深，内端为盲端。腹部（左侧通谷穴处）有一直径约为 2 cm 圆形，似弹痕。颈部有明显的贯通断裂伤痕。

2. 穴位特征

腧穴总数：六百五十四个穴，三百五十二个穴名（会阴穴、涌泉穴在铜人上无法表示，故缺），经穴间无连接线。双字穴名一般从右至左书写，穴眼两旁各一字；空间不够时，则于穴眼下书写（如极泉、阴都、四满等）。三字穴名，一般右二字，左一字；穴名采用楷体阴刻，穴孔直径约 2.5 mm；有少量穴位左右位置不完全对称。

（三）明嘉靖铜人

明嘉靖铜人于明世宗嘉靖年间铸成，距今已有四百余年的历史。该铜人由黄铜实心铸造，高93 cm，肩宽33.5 cm。外形似儿童，左手拇指与弯曲的中指连成一环，来表现古人穴位测量单位——将中指中节内侧横纹头间的距离规定为1寸，又称为"中指同身寸"。该铜人身上出现了枕外隆凸、脊椎棘突等解剖标志及经络连线。铜人虽然经年已久，表面颜色呈暗褐色，但是其身上的修补痕迹以及经脉腧穴的刻记，用肉眼还是可以分辨出来。腧穴无孔，以圆圈表示。腧穴总数六百六十五个，穴名三百五十八个。此外，明嘉靖年间，针灸学家高武也曾铸造成年男性、成年女性及儿童形状的针灸铜人各一具，这些铜人与故宫博物院所藏明嘉靖铜人是否有关，待考。

（四）清代铜人

1. 乾隆铜人

乾隆十年（1745），清政府为奖励《医宗金鉴》编撰人员，曾铸若干具小型针灸铜人作为奖品。上海中医药大学医史博物馆现藏有1具铜人，该铜人系女性形象，高46 cm，实心，表面有经络、腧穴，但人体造型欠匀称。

2. 光绪铜人

光绪二十八年（1902）新太医院搬迁新址，由于明正统铜人被俄军掠去，故而重铸铜人1尊。经考证发现，此铜人并非仿明正统铜人，而是以明代赵文炳铜人图的第一、第二幅图为主要依据，并结合了明正统铜人的一些特点铸造而成的。光绪铜人高182 cm，腧穴总数六百六十四个，穴名三百五十七个，紫铜中空人形，腧穴孔眼与体腔贯通，经穴间无连接线。

（五）近现代铜人

1. 民国铜人

根据《中国针灸史图鉴》记载，民国铜人由北京同济堂药铺制造，其设计非常巧妙：躯干与下肢一体，双上肢、头部与躯干焊接，铜人前面可打开，内有四层铜片，绘有精美的脏腑形象。铜人高 57 cm，躯干和四肢用的是约 2 mm 厚的铜板，头部用的是 4 mm 厚的铜板。腧穴总数六百四十七个，穴名三百四十四个。民国铜人的腧穴用圆圈表示，未与体腔贯通，经穴之间无连接线，腧穴定位点不甚严格，穴名错字较多。

2. 现代铜人

现代，随着针灸事业的发展，针灸铜人的制造亦有很大发展。除部分教学用的针灸经络模型是按现代人体特征制作的外，大部分针灸铜人都是仿制古代的。如 1956 年，中国中医研究院针灸研究所仿制的明嘉靖铜人、清光绪铜人；1978 年，南京医学院（1993 年更名为南京医科大学）和中国中医研究院医史文献研究所合作，研制出一具仿宋针灸铜人；2003 年，中国中医研究院仿制出明正统铜人等。仿制这些古代铜人的研究者为针灸铜人的考证与发展做出了很大贡献。

第二节　贺氏针灸铜人的产生

宋代以后，明代、清代、民国时期均铸造过针灸铜人，即便到了科技高速发展的今天，也不乏铸造针灸铜人者。其中既有仿造的，也有自行设计的。纵观历代所造针灸铜人，制造者为了凸显经络的循行和腧穴的位置，大都改变了人体的结构和骨骼比例，因此在操作应用中的定位往往和人体实际的位置有一定的差距。贺普仁教授说："古代做的人模，有很多局限，骨骼、肌肉都做得不好看，最主要的是不准确。古人的胳膊过长，腿又短，跟猿猴似的，头顶上还梳着发髻，头部穴位都没法标出来，下身还穿着短裤，很多关键部位的穴位都找不到。所以，我要做一个准确的、更为实用的铜人。"本人在贺普仁教授的委托下，主持了"贺氏针灸铜人"的设计和制作工程，历时四年，完成了针灸铜人经络、腧穴的设计及铜人铸造的监制。

一、制作过程

贺氏针灸铜人的制作过程分为四个阶段。

（一） 塑质铜人

先用玻璃钢材质制作塑质铜人模型，并在上面标注经络和穴位。这个过程十分艰难，进展十分缓慢，其原因是铜人的外观与真人一致，且铜人四肢造型左右不同，右上肢及左下肢都是弯曲状态，标注铜人体表穴位的每一个点，都要与人体实际位置相吻合。人体穴位数量繁多，腧穴定位的每一个点不但要准确，还要注意协调该穴位与其他穴位的关系，所以铜人腧穴每一个点位的确定，都需要反复计算和考量。特别是下肢穴位的确定，需要坐在地上，甚至趴在地上进行定位。因此铜人制作的第一阶段——整体腧穴和经络的设计，用了三年的时间才完成。

（二） 蜡质铜人

制作蜡质铜人，就是以石蜡为原料制作铜人模型。蜡质铜人上面不但要雕刻经络腧穴的点和线，还要雕刻每个穴位的名称。制作蜡质铜人是为青铜的精细浇铸做准备，此阶段及以后的制作由青铜铸造厂完成。

（三） 铜质铜人

浇铸铜质铜人粗坯，即通过青铜浇铸工艺，用蜡质铜人做成模具，用液态青铜浇铸模具，置换蜡质铜人，将蜡质铜人转化成铜质铜人。

（四） 修整打磨铜人

修整铜质铜人粗坯外形，进行精细打磨，用不同色彩描绘经络、腧穴及穴位名称，经抛光并喷涂防氧化保护层后，成为标准的贺氏针灸铜人。该铜人从设计到制作完成，历时四年，耗资十万元。

贺氏针灸铜人是贺普仁教授集近七十年针灸临床之经验，以《灵枢》《针灸甲乙经》《针灸明堂图》等针灸医籍为依据，考证历代针灸临床取穴规律，一改历代针灸铜人与真实人体不符的缺陷，以真人大小的仿生模型为背景，以现代人体的骨骼、肌肉等形态特征为基准，制作出来的。该铜人在 2008 年 1 月取得了国家外观设计的专利。

二、贺氏针灸铜人的特点

该铜人为青铜铸造，体腔中空设计，身高 175 cm，重达 225 kg。全身分布十四条正经，七百个穴位，三百六十个穴位名称，因手少阴心经的极泉穴在臂内腋下，故缺。腧穴点位在经络线条之上，故穴位之间有经络线条连接。穴位表面呈古铜色，做工细腻，经络、腧穴镌刻精准，经络循行中的阳经用红色彩绘，阴经用蓝色彩绘，以示阴阳之别。穴名采用楷体阴刻，穴孔直径约 2.5 mm，穴眼深 1～1.5 mm，内端为盲端。因铜人四肢造型各不相同，故有部分穴位左右位置不完全对称。铜人身形魁梧大方，色泽柔润典雅，是以现代成年男性形象再现之针灸铜人艺术品。铜人头部造型参照贺普仁教授中年时期形象塑造，栩栩如生。铜人底座为方形，边长 50 cm，上有阴刻隶书"针灸之道　妙尽古今"，座高 10 cm，竖面有"贺氏针灸铜人"字样。

本人在贺普仁教授的指导下，精心设计针灸铜人的每条经络、每个穴位，并以历代针灸明堂图的真迹作为参考，反复推敲，耗费了大量心血和汗水。自行设计的经络、腧穴的点位，体现了贺普仁教授对人体经络腧穴的认识和理解。由于铜人形体与真人形体一致，所以铜人上标注的腧穴，与人体实际穴位所在位置基本一致，具有较高的学术价值和收藏价值，是学习针灸经络腧穴的有效工具。

第三章 转录《"一针一得"针灸临证秘法》

1979 年，贺普仁教授用毛笔手书完成了《"一针一得"针灸临证秘法》的草稿，其中记述了大量针灸临床对症治疗的穴位和针法。全书以秘法的形式记载，从第一秘到第四秘，分为四部分，每部分有八十一个病证，多为临床常见、多发病，涉及内、外、妇、儿各科，治疗选穴少而精，针法准而妙。该书记述体例简单，行文言简意赅，是针灸医者不可多得的临床工具书。在科普作家钟健夫编辑的《国医大师贺普仁2："一针一得"贺氏铜人病例图解》一书中，《"一针一得"针灸临证秘法》作为针灸科普读物收载于该书中。由于《"一针一得"针灸临证秘法》中所记载的病证种类及其治疗方法所体现的学术价值远非科普读物可以承载，故在"法用三通"的篇章中将《"一针一得"针灸临证秘法》加以整理转录，旨在使贺普仁教授的针灸临床经验和学术思想发挥更大的作用。

一、第一秘

（1）摇头（即宾努之症）：针长强。

（2）失音：针孔最，腕上 7 寸。

（3）腰痛：合谷。

（4）肢肿：温溜。

（5）月水不调：曲池。

（6）目视昏昏：灸五里（在臂外侧，当曲池与肩髃连线上，曲池上 3 寸处）。

（7）胸中瘀血：巨骨（在肩上部，当锁骨肩峰端与肩胛冈之间凹陷处，手阳明大肠经与阳跷脉交会穴）。

（8）气硕（颓）：天鼎（在颈外侧部，胸锁乳突肌后缘，当结喉旁，扶突穴与缺盆穴连线中点）。

（9）目痛不闭：大迎，大迎穴位于人体的头部侧面下颌骨部位，嘴唇斜下、下巴骨的凹处。

（10）噎病：乳根。

（11）心烦：太乙，在上腹部，当脐中上2寸，距前正中线2寸。或针强间，属督脉。在头部，当后发际正中直上4寸（脑户上1.5寸）。

（12）舌强：滑肉门（足阳明胃经穴，在上腹部，当脐中上1寸，距前正中线2寸）。或针中冲（在手中指末节尖端中央，手厥阴心包经的井穴）。或针风府（督脉穴，在项部，当后发际正中直上1寸，枕外隆凸直下，两侧斜方肌之间的凹陷中）。

（13）心悬：外陵，在下腹部，当脐中下1寸，距前正中线2寸。

（14）吐血不愈：取气冲。位于人体的腹股沟稍上方，当脐中下5寸，距前正中线2寸。三棱针去血，立愈。

（15）喉闭：足上、下廉，即上、下巨虚。上巨虚在小腿前外侧，当犊鼻下6寸，距胫骨前缘一横指（中指）。大肠的下合穴。下巨虚在足阳明胃经。在小腿前外侧，当犊鼻下9寸，距胫骨前缘一横指（中指）。小肠的下合穴。

（16）腹坚大：冲阳，乃是足阳明胃经的原穴。在足背最高处，当拇长伸肌腱和趾长伸肌腱之间，足背动脉搏动处。

（17）面目浮肿水病：陷谷（即董氏门金穴）别名陷骨。输（木）穴。在足背，当第二、三跖骨接合部前方凹陷处。

（18）唇裂：厉兑，在足第二趾末节外侧，距趾甲角0.1寸（指寸），足阳明胃经的井穴。

（19）慢惊风：隐白，在足大趾末节内侧，距趾甲角0.1寸（指寸），足太阴脾经的井穴。

（20）黄疸：商丘。

（21）癥瘕：地机。

（22）四肢强硬：大横。

（23）喉中作声：（中风痰厥之症）天溪。

（24）项难回顾：少海。

（25）遗尿：少府。

（26）阴痛：少府。

（27）偏坠：少府。

（28）手足麻木：肩贞。

（29）半身麻木：列缺、太溪。

（30）痔漏：天窗。

（31）眼动：颧髎或承泣。

（32）翻胃：胃俞或上脘。

（33）津液少：小肠俞。

（34）赤白痢：中膂俞。

（35）身热怠惰：阳纲。

（36）恶血泄注：殷门。

（37）大便坚：浮郄。

（38）身战不耐久立：金门。

（39）身后侧痛：京骨。

（40）阴痒：然谷或蠡沟。

（41）手足冷：太溪。

（42）经闭：水泉。

（43）近视：水泉。

（44）腹胀如鼓：复溜。

（45）五种水病（心、肝、脾、肺、肾）：复溜。

（46）吐舌：筑宾。

（47）舌纵涎下：阴谷。

（48）阴缩：大赫。

（49）心恍：通谷。

（50）唾多：彧中。

（51）神气不足：郄门。

（52）掌中热：中冲。

（53）身如火：中冲。

（54）口干：关冲。

（55）产后血晕：支沟。

（56）嗜卧：三阳络或腿五里。

（57）四肢不欲摇动：三阳络或腿五里。

（58）肩臂痛不能举：清冷渊。

（59）瘿瘤：臑会。

（60）风寒吐沫：丝竹空。

（61）唇强：耳门。

（62）喘息：承灵。

（63）吞酸：辄筋。

（64）语言不正：日月。

（65）四肢不收：日月。

（66）百节（肢）酸痛：阳辅。

（67）毒犬伤：外丘。

（68）各处气痛：足临泣。

（69）诸疮毒：窍阴。

（70）不孕：灸阴廉。

（71）腹肿如鼓：章门或水分。

（72）难产：关元。

（73）一切出血：阴交或长强。

（74）舌缩：廉泉。

（75）噎水浆不下：璇玑。

（76）房劳：长强。

（77）小儿惊悸：身柱。

（78）身瘦：至阳。

（79）水谷不化：悬枢。

（80）舌急不语：哑门。

（81）恍惚不乐：陶道。

二、第二秘

（1）感冒发热：大椎放血，严重的 1~7 节逐节放血，效更佳。

（2）寒战：针后溪。

（3）饮食无味：灸食关 3 壮（穴在建里旁 1.5 寸处）。

（4）雷诺病：灸肾俞各 1 寸处。

（5）手颤病：灸关元 300 壮。

（6）口腔溃疡：地仓、照海。

（7）水臌：偏历。

（8）喘息：肺经压痛点。

（9）血淋：三阴交。

（10）断奶：光明。

（11）子宫肌瘤：灸痞根。

（12）小儿疳积：针四缝。

（13）小儿腹泻：针曲池。

（14）串腰龙：龙眼放血。

（15）各种疔疮：针身柱或天宗放血。

（16）发际疮：大椎或委中放血。

（17）唇风（卷疮）：针合谷，用烧山火手法。

（18）鹅掌风：针劳宫，痒甚加刺大陵。

（19）雀斑：针合谷，用烧山火手法。

（20）白癜风：灸侠白。

（21）肛门瘙痒：针公孙。

（22）痔疮：灸十四椎下旁开 1 寸处或刺龈交出血。

（23）（阑）尾炎：针阑尾点（急性）或灸肘尖（慢性）。

（24）痢疾：针曲池。

（25）湿疹：针曲池。

（26）瘰疬：针曲池透臂臑或肘尖。

（27）乳腺炎：针足临泣。

（28）乳胀：温灸鱼际。

（29）鼻衄：针上星或少商放血。

（30）崩漏：针或灸隐白。

（31）癔症：双内关同时进针。

（32）癫痫：长强周围放血。

（33）阳痿：大赫或环跳。

（34）疟疾：针大椎，可放血，并配合拔火罐。

（35）痔漏：针阳溪。

（36）肛裂：针孔最。

（37）癜风：灸左右手中指节，宛宛中。

（38）身体反折：肝俞。

（39）目戴上：丝竹空。

（40）过经不解：期门。

（41）咳嗽饮水：太渊。

（42）引两胁痛：肝俞。

（43）引尻痛：鱼际。

（44）呕脓：膻中。

（45）呕逆：大陵。

（46）呕哕：太渊。

（47）喘呕欠伸：经渠。

（48）数欠而喘：太渊。

（49）胁下积气：期门。

（50）小腹胀痛：气海。

（51）胀而胃痛：膈俞。

（52）腹寒不食：灸阴陵泉。

（53）心痛食不化：中脘。

（54）烦渴心热：曲泽。

（55）心烦怔忡：鱼际。

（56）烦闷：腕骨。

（57）虚烦口干：肺俞。

（58）懈惰：照海。

（59）嗜卧不言：膈俞。

（60）支满不食：肺俞。

（61）振寒不食：冲阳。

（62）胃热不食：下廉。

（63）胃热：悬钟。

（64）胃寒有痰：膈俞。

（65）脾病溏泄：三阴交。

（66）胆虚呃逆热上气：气海。

（67）狂言不乐：大陵。

（68）多言：百会。

（69）目妄视：风府。

（70）暴惊：下廉。

（71）见鬼：阳溪。

（72）魇梦：商丘。

（73）痎疟：腰俞。

（74）头痛：腕骨。

（75）心烦：神门。

（76）痿厥：丘墟。

（77）暴泻：隐白。

（78）洞泄：肾俞。

（79）泄不止：神阙。

（80）肠风：灸尾闾骨尽处 100 壮。

（81）脱肛：灸百会或尾闾 7 壮。

三、第三秘

（1）转胞不溺淋涩：关元。

（2）风动如虫行：迎香。

（3）眉棱痛：肝俞。

（4）毛发焦脱：下廉。

（5）鼓颔：少商。

（6）咽外肿：液门。

（7）咽食不下：灸膻中。

（8）喉痛：风府。

（9）目风赤烂：阳谷。

（10）倒睫：丝竹空。

（11）目眦急痛：三间。

（12）鼻有息肉：迎香或火针点刺息肉处长效佳。

（13）唇干有涎：下廉。

（14）舌干涎出：复溜。

（15）唇动如虫行：水沟。

（16）唇肿：迎香。

（17）舌黄：鱼际。

（18）齿寒：少海。

（19）齿痛：商阳。

（20）不能嚼物：角孙。

（21）腰背佝偻：风池、肺俞。

（22）背拘急：经渠。

（23）脊强浑身痛不能转侧：哑门。

（24）臂腕骨痛：阳谷。

（25）手腕动摇：曲泽。

（26）手腕无力：列缺。

（27）两腿如冰：阴市。

（28）鹤膝历节风肿：风市。

（29）腰痛不能久立：跗阳。

（30）腿膝经酸重：跗阳。

（31）四肢不举：跗阳。

（32）腰痛不能举：灸仆参 3 壮。

（33）腰重痛：灸阴谷、委中、阳交 3 壮，吹火泻法。

（34）脚转筋：灸踝上 1 壮，外灸内，内灸外。或灸承山 14 壮。

（35）月经过时不止：隐白。

（36）产后诸病：期门。

（37）乳肿痛：足临泣。

（38）横生手先出：灸右至阴 3 壮，火炷如小麦粒，直接灸。

（39）欲断产：灸足右内踝上 1 寸处及合谷。

（40）不时漏下：三阴交。

（41）月水不调，周结成块：间使。

（42）小儿卒疝：太冲。

（43）小儿角弓反张：百会。

（44）小儿泄痢：灸神阙。

（45）小儿秋深冷痢：灸脐下 3 寸。

（46）小儿吐乳：灸中庭。

（47）小儿口臭：灸劳宫。

（48）小儿夜啼：灸百会 3 壮。

（49）溺水死者：灸脐中。

（50）狂犬咬伤：灸咬伤处疮上。

（51）蛇咬伤人：灸伤处 3 壮（隔蒜灸）。

（52）疡肿振寒：少海。

（53）风疹：环跳（补法）。

（54）暴痒：蠡沟（补法）。

（55）身瘦不能食：灸大肠俞 14 壮。

（56）不嗜食：刺然谷，多见血，使人饥。

（57）身瘾疹：伏兔。

（58）乏气：灸第五椎下随手壮。

（59）少年房多短气：灸鸠尾头 50 壮。

（60）腹皮痛：鸠尾。

（61）瘙痒：鸠尾。

（62）鹅掌风：劳宫。

（63）足外皮痛：足临泣。

（64）偏枯：大巨。

（65）疮毒久不合：灸合谷7壮，7次为一个疗程。

（66）头痛如破：命门。

（67）身热如火，汗不出：命门。

（68）目不得闭：大迎。

（69）肩背颈项痛：涌泉。

（70）身肿身重：关门。

（71）大便血不止：劳宫，灸3壮。

（72）皮肤干燥：灸曲池3壮。

（73）痂疥：灸大陵2壮。

（74）不知味：气户。

（75）噎食反胃：灸乳下1寸处，以差为度。

（76）脐风：然谷。

（77）鼻痛：脑空。

（78）恶犬伤毒不出：外丘。

（79）寒栗，重衣不得温：阳白。

（80）吐舌：筑宾。

（81）舌纵：阴谷。

四、第四秘

（1）口干：阳池。（症状重可加章门）

（2）鼻窦头痛（即鼻窦炎）：（实证）针飞扬。

（3）心痛如刺：针然谷。

（4）白虎历节风（痛风）：针金门。

（5）大眦痛：针至阴。

（6）腰痛不可屈伸，痛如折：针束骨。

（7）身后侧痛：针京骨。

（8）心下痛气攻腰胁：肓门。

（9）浑身骨节痛：针魂门，灸之效更佳。

（10）臑内廉痛：针谚语。

（11）关节不利，浑身疼痛：针膈关。

（12）腰髋痛，不得久卧：针白环俞。

（13）经行腰腿痛：针合阳。

（14）妇人阴内湿痒疼痛：针膀胱俞。

（15）腰痛疲漏：针气海俞。

（16）脊间心后痛：针中渚。

（17）两耳珠痛：颔厌。

（18）足下热：针中都。

（19）善摇头：针京骨。

（20）头痛如破：命门。

（21）肩髃痛：针二间。

（22）眼痛：针下廉。

（23）腰髋坚痛：针石门。

（24）腰胯痛：针伏兔。

（25）侠脊膂而痛：针尺泽。

（26）膝痛不可屈伸：针大杼。

（27）膝胫肿痛：针巨髎。

（28）肩背强急酸痛：针水道。

（29）膝膑肿痛：针厉兑。

（30）小便热痛：列缺。

（31）肩背痛：听宫。

（32）肘中痛：冲阳。

（33）肩背痛：中渚。

（34）正头痛：中脘。

（35）偏头痛：肓俞。

（36）足心痛：针昆仑。

（37）脚气症：针肩井。

（38）肩背酸痛：中渚。

（39）肘挛症：尺泽。

（40）手臂痛：针肩髃。

（41）手腕无力：针列缺。

（42）手腕摇动：针曲泽。

（43）眉棱骨痛：肝俞（重）。

（44）头痛项强，重不能举：承浆、风府；脊背反折，不能回顾：承浆、风府。

（45）足寒如冰症：肾俞。

（46）膝痛：风府。

（47）转筋：灸承山 7 壮。

（48）面肿：水分（灸禁针）。

（49）唇肿症：迎香。

（50）唇干：三间。

（51）口腔溃疡：针劳宫、照海。

（52）鼻流清涕：灸百会。

（53）口臭：人中、大陵；咽寒：膻中。

（54）秋寒冷痢：灸石门、关元。

（55）卒腹痛：青皮灸脐上下、左右各开 1 寸半处 3 壮。

（56）战栗：针鱼际 2 分深。

（57）月经不调，固结成块：间使。

（58）月经时漏下：三阴交。

（59）堕胎后手如冰。厥逆：肩井。针后如觉闷乱，急补足三里。

（60）产后恶露不止：气海、关元。

（61）白虎历节风：针肩井、足三里、曲池、委中、行间。

（62）哭笑：百会、人中。

（63）目妄视：风府（重）。

（64）见鬼：阳溪。

（65）小儿夜啼：灸百会 3 壮。

（66）小儿吐乳：灸中庭。

（67）小儿囟门不合：灸脐上下 5 分处，直接灸 3 壮。

（68）小儿牙口蚀烂：针承浆。

（69）小儿口舌疮臭气冲人：灸劳宫 1 壮即可。

（70）小儿偏坠单侧睾丸肿大：灸关元、大敦 3 壮。

（71）吐食反胃：先针下脘，后针足三里。

（72）哮吼灸法：用线 1 根套颈上，至鸠尾尖上截断，转向后脊骨上线头尽处是穴，灸 7 壮。

（73）中风失语：针鱼际。

（74）偏头风：鸠尾。

（75）中风：灸神阙 100 壮。

（76）水谷不化、下利：针悬枢。

（77）气喘难卧：灸灵台。

（78）张口不合：灸神道 77 壮。

（79）堕胎：关元，如不落，再补昆仑，立下。

（80）口干：章门，阳池亦可。(重)

（81）妇人不孕：灸阴廉 5 壮即有子。

下篇　三通法临证

以整体调控任督为纲，从"气与神"两个层面促进机体正气的化生，来提高"血、气、液、神"的整体水平。局部治疗与整体调控相结合的临证方案，可以较好地解决针灸治病时需要患者气血支持的客观实际问题，是实现针灸疗效最大化的有效手段。

如何运用三通法的理论和方法施术治疗，是三通法临证的主要内容，也是三通法理论创立的初衷。在三通法临床思维模式的指导下，临证治疗分两个步骤进行。

（1）辨证：用气滞理论分析、辨别局部病灶所处的部位及性质；用"气与神"理论考察整体"血、气、液、神"的盈亏状态，及主病灶与整体体质的关联程度。

（2）治疗：依据辨证结论，三法参合施用，补虚泻实，发挥不同针法的治疗优势，达到疏通经络、活血化瘀的治疗目的。

以整体调控任、督二脉为纲，从"气与神"两个层面促进机体正气的化生，来提高"血、气、液、神"的整体水平。局部治疗与整体调控相结合的临证方案，可以较好地解决针灸治病时需要患者气血支持的客观实际问题，是实现针灸疗效最大化的有效手段。因此，局部治疗和整体调控也就成为三通法临证必须做好的两件事情。

第四章　脑　　病

　　李时珍在《本草纲目·木部·辛夷》中首次提出"脑为元神之府"的概念。他认为"人之中气不足，清阳不升，则头为之倾，九窍为之不利"。这说明"元神之府"要靠中焦气血充养，才能维持良好的功能状态。人的精神意识、记忆思维、视听感觉皆发于脑，脑是全身神机发生及传递的中枢，控制着全身各器官的气化状态。脑结构复杂，功能强大，代谢旺盛，是气血充盈之地，机体五分之一的气血都要荣养脑。《灵枢·海论》记载："脑为髓之海，其输上在于其盖，下在风府。"这说明脑为髓之海，与全身骨髓有密切联系，脑髓控制着全身脏腑经络及四肢百骸，维系生命的运行和机体的运动。因此，脑部疾病不但会导致脑髓本身产生功能障碍，而且会对全身生理状态产生巨大影响。

　　脑部疾病是针灸临床的常见疾病，也是针灸治疗的优势病种。针灸治疗脑病，通过整体调控与局部治疗的有机结合，以任、督二脉为纲，促进气血化生，引导气血运行，使脑部得到充分荣养，促进脑部疾病的痊愈。在积极治疗脑部主病灶的同时，还要遵循标本兼治的原则，兼顾治疗机体次生病灶，通畅次生病灶的经络筋脉，改善病灶局部的气血运行，使次生病灶得到同步恢复。三通法在治疗发病率较高的老年性脑病（如脑中风、脑萎缩、帕金森病等）方面，有独特的优势。参合多种针法对病证施以精准治疗，充分发挥不同针刺方法的特点和优势，有效调控整体和局部气血津液的运行，继而增加脑部供血，可提高愈病能力，使脑部疾病得到尽快痊愈。

第一节　中　风

中风以猝然昏仆、不省人事、口眼㖞斜、语言不利、半身不遂，或未曾昏仆，但半身不遂、口㖞为主证。中风最早记载于《黄帝内经》，被称为"大厥""薄厥""偏枯"等。《素问·调经论篇》记载："血之与气并走于上，则为大厥，厥则暴死，气复返则生，不返则死。"汉代张仲景《金匮要略·中风历节病脉证并治第五》记载："夫风之为病，当半身不遂……邪在于络，肌肤不仁；邪在于经，即重不胜；邪入于腑，即不识人；邪入于脏，舌即难言，口吐涎。"中风在现代医学中属于脑血管疾病，常见的脑血管疾病有脑出血、脑栓塞、蛛网膜下腔出血等。

一、病因病机

饮食不节、情志所伤、年老气衰等，是中风发病的主要原因，其中以肝肾阴虚为根本原因。痰、风、火、瘀、虚是致病因素，多涉及心、肝、脾、肾。各致病因素在一定条件下，互相影响，相互作用而引发疾病。外邪侵袭而引发者称为中外风，又称真中风或真中；无外邪侵袭而发病者称为内风，又称类中风或类中。

（一）痰

多因嗜食肥甘厚味，酒食无度，湿滞酿痰，或劳倦、忧思，脾失健运，津液内停，聚湿成痰，可致痰阻经络而发为半身不遂。

（二）风

素体阴虚，阳亢化风，或七情过极，极而生风，内风旋转，气血随之上冲，或夹痰、夹水上冲，可致络破血溢，而成中风危候。

（三）火

多为内生之火。将息失宜，或忧思郁怒，可致心火盛炎，肝阳亢暴，气血上逆，心神昏愦，卒发中风。

（四）瘀

气血壅滞脑络，络破血出，瘀积不散，或经脉血运不畅，气血流通缓慢，或气虚血运乏力，脉道空虚，可致脑络缺血，清窍失养而发为中风。

（五）虚

或为年迈体衰，肾元不足，或为形体肥胖，中气虚亏，或为思虑烦劳，气血亏损。气血虚损不足，阴虚而虚火上炎，是中风的根本原因。以气虚、阴虚最常见。

二、临床表现

按中风部位的深浅，分为中经络和中脏腑。

（一）中经络

指病在经络，病情较轻，多以头晕、手足麻木、口眼㖞斜、语言謇涩、半身不遂等为主要表现的中风轻证，一般无神志改变。分为中络、中经。

中络：指邪入于络的中风最轻证，表现为肌肤麻木不仁。

中经：指邪入于经，较中络略重的中风轻证，表现为手足不遂、语言謇涩，但二便正常，脏腑功能尚可。

（二）中脏腑

中脏腑者，病在脏腑，病情危急。症见突然昏仆、神志不清、半身不遂、口㖞语涩等，多有神志改变，为中风重证。本病按病位分为腑中风、脏中风，按病机之虚实分为闭证、脱证。

腑中风：指邪入于腑，症见突然昏倒，苏醒后半身不遂、口眼㖞斜、言语困难，或伴有大小便不通等，是常见的中风重证。

脏中风：指邪入于脏，以突然昏迷、不能言语、唇缓不收、口角流涎等为常见症的中风证候，是比腑中风略重的中风重证。

闭证：以邪实内闭为主要表现的实证。邪实壅聚，内闭清窍，症见突然仆倒、不省人事、牙关紧闭、舌强失语、面赤气粗、半身不遂，兼两手紧握、喉中痰鸣、二便不通等。此为气火冲逆、血菀于上、痰浊蒙闭清窍所致。

脱证：以阳气欲脱为主要表现的虚证。阴竭阳亡，阴阳离决，症见口开目合、鼻鼾息微、手撒尿遗，兼四肢厥冷、脉细弱等。此为真气衰微，元阳暴脱所致，预后不良。

三、治疗

（一）治则

息风降逆，滋阴潜阳，行气活血，通经活络。

（二）微通法治疗

1. 急性期治疗

（1）基础穴。

四神聪、合谷、太冲、足三里、环跳、阳陵泉。

（2）辅助穴。

昏蒙嗜睡，甚至昏迷：血压正常者，人中（针刺）；血压高者，十二井（放血）、十宣放血交替使用。

躁扰、失眠、乱语：本神。血压正常者，人中（针刺）；血压高者，十二井（放血）、十宣（放血）交替使用。

失语：通里、照海、哑门。

眩晕：急性期，四神聪（放血）；血压高者，神庭（灸）。

头痛：合谷、太冲。

目失灵动、视物成双：臂臑。

饮水反呛、吞咽困难：天突、内关。

牙关紧闭：下关、地仓、颊车。

舌强语塞或伸舌㖞斜：金津、玉液（放血）。

舌体萎缩或卷缩：风府、风池、哑门。

流涎：丝竹空。

上肢不遂：条口。

下肢不遂：环跳。

足内收：悬钟、丘墟。

颤抖难自止：少海、条口、合谷、太冲。

麻木：十二井（放血）。

大便秘结：支沟、丰隆、天枢。

小便癃闭：关元、气海。

二便失禁：神阙（灸）。

（3）刺法。

毫针。基础穴：健侧、患侧同时取穴，平补平泻。辅助穴：随证补虚泻实；不虚不实者，平补平泻。留针30分钟，每日或隔日刺激一次。

（4）方义。

四神聪亦称神聪四穴，为经外奇穴，如同四位神灵守卫百会穴。《太平圣惠方·具列一十二人形共计二百九十六穴》记载："神聪四穴，在百会四面……理头风目眩，狂乱风痫。"可见，四神聪有开窍醒脑之功，为治疗头部疾病的要穴。左右合谷、太冲，称四关穴。关者，气血运转的关口，犹如将士把守的关隘。合谷为大肠经原穴，泻之可清热，补之可充阳；太冲为肝经原穴，泻之可疏肝，补之可养血。二者均有镇静安神、健脾养肝、理气养血、扶正培元之功，是调控整体气血的常用腧穴。足三里为足阳明胃经合穴，有生发胃气、燥化脾湿之功，为强身要穴。但肌张力过高的患者慎用，若需使用，刺激力度应小，尽量减少针刺对局部经筋的负面影响。阳陵泉为足少阳胆经合穴，八会穴之筋会。《灵枢·邪气脏腑病形》记载"合治内腑"，《灵枢·四时气》记载"邪在腑，取之合"。肝胆病证，均可用该穴治疗。《难经·四十五难》记载："筋会阳陵泉。"故阳陵泉亦是治疗筋病要穴。对于胆经循行所过下肢、髀枢、胁肋、颈项、头部的病变，阳陵泉皆治。环跳为足少阳胆经穴位，有祛风湿、利腰腿的作用，可治半身不遂、瘫痪、下肢痿痹、腰脊痛、腰胯疼痛等病。

以上诸穴是治疗中风急性期通用的基础腧穴，可通畅全身经脉，调动周身气血，交通上下，开窍醒脑，改变脑髓气血郁滞的状态。本针方既调脑髓主病灶，以治根本，又调筋骨次病灶，以缓症状，是缓解中风急性期气血瘀滞、神疲气弱、肢体运动障碍的基础方，也是恢复性治疗中风急性期的主要方法。

辅助穴以随证取穴为主。依据患者具体症状采取随证取穴原则，根据患者的病情和体质，虚者施补法，实者施泻法，虚实不明显者施平补平泻法。随证取穴配伍基础穴，是微通法治疗中风急性期的主要方法。

2. 恢复期治疗

中风急性期结束后，即进入恢复期。此时患者的症状相对稳定，但气虚神疲，心理状态复杂，情绪焦躁，肢体运动障碍明显。以基础穴为主导，结合随证取穴，是微通法治疗中风恢复期的基本原则。根据患者临床症状及康复规律，可将恢复期治疗分为恢复前期治疗及恢复后期治疗。

（1）恢复前期治疗。

中风大多以肝肾阴虚为根本原因。机体阴虚阳亢，水不涵木，则内风时起。另外，气血亏虚也是本病发生的重要原因。因此，恢复前期的治疗以扶正安神为主，医者要帮助患者稳定心态，强壮体质，从气、神两个方面为后遗症康复积聚力量。针刺取穴：中风基础穴配伍以任、督二脉为纲的基础穴（如中脘、关元、心俞、肾俞）、养心安神用穴（如内关、神门）。恢复前期的治疗，一般持续一周左右，且可以视患者身体状况的变化，适当地增加或减少穴位。

（2）恢复后期治疗。

当患者的身体、精神得到恢复后，即可进行恢复后期治疗。恢复后期治疗以中风后遗症为中心，标本兼治，既治脑部主病灶，又治肢体次病灶。以中风基础穴为主，配以随证用穴，是恢复后期治疗的主要方法。争取在相对短的时间内，使肢体运动障碍得到有效改善，是恢复后期治疗的根本目的。实践证明，后遗症的改善，是缓解患者焦躁情绪、提高其治病信心的必要条件。

将恢复期的治疗分两步进行，是针灸独有的治病特征决定的。先行"血、气、液、神"的化生，后行"血、气、液、神"的引导，其主要原因是针灸疗效的产生要靠患者气血的支撑。如果患者体内没有足够的维持针灸治疗所需要的气血，就不可能取得针灸的疗效。因此，恢复期分两步进行，不但可以快速改善患者的功能障碍，还可以促进患者生命物质的运行与代谢，维护患者体内环境的和谐与稳定。当然"血、气、液、神"的化生与引导，不是截然分开的，而是相辅相成、相互为用的。总之，在恢复期治疗的全过程中，坚持以任、督二脉为纲的整体调控，是后遗症得以快速康复的重要因素。

3. 后遗症期治疗

中风六个月后即后遗症期，此时患者病情更为稳定，中经络患者的后遗症基本得到恢复，中脏腑患者仍有部分后遗症存在，且病情更为复杂，症状更为顽固。贺普仁教授坚信"守方而治"是后遗症期治疗的重要原则。在整体调控的基础上，局部取穴合理，三法运用得当，不频繁更换取穴、手法，不急于求成，就一定能将后遗症的影响降到最低，取得疗效。针对中风后遗症的复杂性，辨明病证的虚实寒热，随证治疗是最重要的。

外感侵袭，耗伤气血，或年老体衰，气血不荣，可损伤人体正气，正气衰退则后遗症日久不愈。中风后遗症期，实邪虽有，但已是强弩之末，官窍、关节气血不荣，气亏血虚，是此阶段疾病的主要证候。后遗症的病因主要是风、火、痰、瘀、虚。其病机为余邪相兼为患，内外病因（如肝阳化风、五志化火、饮食不节、脾失健运、气虚血瘀等）积久不去。在后遗症治疗上，抓住风、火、痰、瘀、虚的特点，总结出如下取穴经验。

平肝息风：百会、四神聪、太冲。

通腑化痰：中脘、天枢、丰隆。

滋阴潜阳：涌泉、太溪、三阴交。

益气：太渊、气海。

活血化瘀：血海、内关、十二井（放血）等。

上肢不遂：听宫、曲池、合谷、条口。

下肢偏瘫：环跳、阳陵泉、太冲。

高血压：四神聪（放血）、涌泉、风池、膈俞。

冠心病：内关透郄门。

糖尿病：曲池、建里、三阴交等。

由上可知，治疗中风后遗症，须三通法并用，才能全面兼顾。中风后遗症的治疗重在微调疏通，寒结者，温通之，顽闭者，强通之，务必使经络疏通，气血调和，机体才能康复。

（三）　温通法治疗

火针在恢复期、后遗症期的施用有着重要的临床意义。火针在中风治疗过程中可以发挥两方面的作用。一方面，火针刺激对脑髓气血的运行有着明显的调控作用；另一方面，火针刺激对后遗症引发的运动功能障碍、拘挛或肌张力偏高等症状，可以起到事半功倍的治疗效果。火针治疗中风后遗症，是三通法治疗中风独具特色的方法。火针刺激部位，多以病灶局部或阿是穴为主。

1. 颅脑病灶治疗

火针刺激督脉及头部腧穴，如"三督龟七"针，或点刺，或火留，可轮番施用。火针刺激的时间间隔根据患者的体质及病证而定。

2. 肢体病灶治疗

肩关节：肩关节疼痛僵硬，用火针速刺局部疼痛部位。

肘关节：肘关节疼痛僵硬、屈伸不利等，用火针速刺局部疼痛部位。

指关节：指关节肿胀僵硬、不能伸屈，用火针速刺掌指关节、指关节、八邪及阳经或阴经循行部位。

髋关节：髋关节疼痛无力，用火针点刺疼痛部位及臀部不适部位。

膝关节：膝关节活动不灵、不能抬步，可针刺犊鼻及局部腧穴。

踝关节：踝关节内收、行走障碍，可针刺丘墟、解溪及局部腧穴。

3. 施术方法

病灶不同，火针治疗的施术方法也有所不同。

脑髓病灶：沿督脉从背部到头部施用火针刺激，特别是对脑髓在头部的功能反射区施加火针刺激，对脑髓功能的恢复有着确切的临床疗效。医者根据患者的体质及病情选择施术方法，既可施快针刺法，也可施留针刺法。火针刺激与毫针刺激结合施用，是临床中经常使用的方法。如头部四神聪穴，既可用毫针留针刺法，也可用火针快针刺法，还可用火针留针刺法。几种针法参合使用是三通法常用的治疗方法。

肢体病灶：多以火针的快针刺法为主，施术时以《灵枢·经筋》记载的"治在燔针劫刺，以知为数，以痛为腧"为原则，用火针在针刺部位施快针法，快进快出。针刺深度视针刺部位而定，不同部位有不同的进针深度；针刺数量以患者体质及病灶状态为判断依据，体强者多刺，体弱者少刺，病灶水肿者不宜多刺。

治疗间隔以每周不超过 3 次为宜，可根据患者的病证灵活定夺。

四、讨论

（一）病机讨论

中风病是中医最早认识的病种之一，《黄帝内经》中有多篇记载了本病，且随着时代的发展，中医对本病的认识不断深入。早期医家从病证表现上讨论本病：病发时突然昏迷仆倒，是气逆所致，故称本病为"大厥"；发病后出现半身不遂的症状，故称其为"偏枯"。《黄帝内经》中就有关于"大厥""偏枯"的记载。汉代医家认为本病是外风侵袭所致，医圣张仲景云："夫风之为病，当半身不遂。"宋元时期众多医家逐渐改变了前人的理论，认为中风是体内风邪所致，故有"中内风""类中风"之说。清代末期随着现代医学的传入，医家才认识到中风病是脑血管意外损伤导致的。中医认识中风病用了 2 000 多年的时间，在这历史的长河中中医对中风病的认识不断发展，逐渐形成了独具中医特色的治疗理论和方法，这些理论和方法对现代脑血管意外损伤患者的治疗及预后发挥重要作用。特别是在中风后遗症的康复治疗中，针灸发挥着不可替代的作用。

（二）治疗讨论

中风病程分为三个阶段，即急性期、恢复期及后遗症期。中风恢复期及后遗症期，是针灸发挥优势进行康复性治疗的最佳时期。实践证明三通法对中风恢复期与后遗症期有着确切的临床疗效。治疗时或用毫针行气活血，或用锋针决血行气，或用火针通经活络，亦可多种针法联用，使机体气血调和有序，局部经脉通畅充盈，从而达到使病体康复的目的。

1. 早期进行针灸干预的必要性

针灸治疗中风有着确切的疗效，这已成为医者的共识，但对于针灸何时介入中风的治疗，医者有着不同的意见。我们从临床实践中得出的结论是，中风后遗症早期的针灸干预有着积极的临床意义。理由有二：其一，针灸调节阴阳，充盈机体正气，可以在中风恢复期的治疗中，快速恢复生命机体的运行，使"形"和"神"都得到补充；其二，针灸通调经络，能使局部"血、气、液、神"运行通畅，在中风恢复期的治疗中，可以快速恢复局部的气血运行，尽可能恢复肢体功能，从而极大地提高治疗效果，为中风后遗症的全面恢复打下良好基础。后遗症的恢复，通常存在着一定规律：下肢恢复较快，上肢恢复较慢。多数患者会出现下肢功能恢复较好，上肢功能恢复较差的情况，特别是手指的功能难以恢复。中风后出现上肢运动障碍者，病程迁延，必致肩关节下垂、指关节拘挛，使患肢运动障碍进一步加剧。这种情况下再行治疗，必然治艰效慢，很难得到令人满意的恢复结果，因此，早期进行针灸治疗，是预防此种情况发生的科学选择。

早期针灸介入，指在中风急性期过后，立即开始针灸的康复治疗。一般情况下，在医院急性期抢救治疗结束后，如果没有其他并发症出现，就应该开始针灸治疗。这个时间大概在急性期发病 2 周至 4 周之后，患者病证及体质不同，急性期的时长亦有所不同。实践证明，针灸介入治疗中风的时间越早，后遗症的治疗效果就越好。

2. 针灸治疗的整体性原则

现代医学证明，包括针灸在内的任何治疗中风后遗症的方法，只有在颅内血管侧支循环形成后，才能改善病灶局部的气血供应，使其生理功能逐渐恢复。脑细胞内环境的改善是恢复脑细胞功能的必要条件，因此加强脑部供血也就成为针灸治疗中风的核心。三通法治疗中风的整体性原则主要体现在以下两个方面。

（1）提高机体化生能力。

中医认为，机体化生能力是人体维持生命的基本能力。机体从自然界摄取水谷，水谷经过中焦的消化吸收，就能化生成水谷精微，水谷精微是"血、气、液、神"化生的源泉。"血、气、神"通过经络系统运行，血气在神的调控下，经过"孙络渗灌"濡养全身脏腑器官。提高机体的化生能力包括：调控消化系统，通畅中焦，使中焦气机升降有序，提高机体对水谷精微的化生能力；调控循环系统，充盈血脉，通调水道，提高机体"血、气、液、神"的运行能力；调控神经系统，养心安神，平和心态，提高患者抗病康复的信心和勇气。针灸治疗的整体性原则的重要意义之一，就是在整体层面为"血、气、液、神"的化生与引导创造良好的运行条件，为脑髓局部病灶的康复打好基础。整体调控虽然并没有对中风病灶产生直接的治疗作用，但在中风后遗症的治疗中具有重要的临床意义。

以任、督二脉为纲的整体调控在治疗中发挥着重要作用。虽然整体调控不针对具体病证，只是纯粹对患者身体的正气进行调控，但是它有着不可或缺的临床意义，是针灸取得良好疗效的重要条件。我们在讨论三通法治疗中风时，都是建立在整体扶正的基础上的，因此以任、督二脉为纲的整体调控，应该贯穿中风病治疗的全过程。

（2）通畅局部气血。

在中医理论中，脑为"元神之府"，是神机的化生之所。脑功能强大，结构复杂，大量的气血供应才能满足脑髓功能正常发挥的需要。因此，脑髓的气血运行水平，直接影响着脑髓的功能。中风后遗症是脑局部血管发生意外损伤引发的结果。改善病灶局部的气血供应，恢复局部脑细胞功能状态，是治疗中风的关键。

现代医学证明，脑局部血管发生意外后，如果血栓堵塞血管形成血栓病灶，可以在4小时内进行溶栓治疗，溶开血栓病灶，若超过这个时限，就再也没有方法可以把血栓病灶直接溶开。这种情况下，只有通过形成侧支循环，使缺血病灶部位的供血得到改善，脑细胞功能得到恢复，才能使中风得到根本治疗，中风后遗症得以康复。虽然脑出血与脑血栓在病理上不一样，在急性期的情况更为复杂和危险，且病灶稳定的时间较脑血栓更长，但其恢复期以后的治疗，依然以改善局部病灶供血为主要原则，与脑血栓恢复期以后的治疗没有本质区别。

要达到治疗后遗症的目的，特别是改变脑髓主病灶，需要两个条件。其一，提高机体"血、气、液、神"的化生能力。病灶局部任何营养物质的代谢，都要依靠机体化生能力，强大的化生能力是治疗局部病灶的基础。其二，加强病灶局部"血、气、神"及"液、气、神"运行的调控。如用"龟七针"在头部施毫针、火针参合的针法刺激，改善脑髓的气血运行，提高脑细胞活性；用火针对肢体运动障碍病灶施快针或留针刺激治疗次生病灶。总之，在机体化生能力强大的状态下，用三通法的多种针法对局部病灶进行治疗，是三通法治疗中风后遗症的根本大法。

3. 注意并发症

中风患者一般本身就患有某些基础病，或因受中风后遗症的影响而患新的病证。医者在临床中必须高度重视中风并发症，及时采取有效治疗措施，减轻并发症对患者的不利影响。

（1）心血管疾病。

脑作为机体的生命中枢，不但功能强大，结构复杂，而且耗血量也相当大，心脏1/5的供血量才能满足脑髓正常工作的需要。此外，心血管的血液供应，影响着脑血管的血液流动。一旦心脏功能下降，就会出现脑供血不足的症状，如头痛、头晕，甚至昏迷等。由于脑血管与心血管之间存在着这种特殊关系，对中风患者而言，注意心脏的功能状态，有着重要的临床意义。心血管与脑血管是影响机体健康的一对因素，如果脑血管因老化出现血栓病灶，就要注意患者的心血管状态，尽量提高心功能，防止心血管发生梗死的可能。即便心脏没有大的病变，在中风病的治疗过程中也要加强对心血管的调控，利用脑血管依靠心血管直接供血的生理特性，提高心功能以有效增加脑供血量，对治疗中风病而言，会得到事半功倍的效果。

提高心功能的方法以针刺内关穴为主，一般用毫针刺激，有两种刺法：1.5寸毫针直刺，得气为佳；3寸毫针卧刺，内关透郄门，进针即可。除此之外，还可用毫针直刺腹部心之募穴巨阙或火针点刺背俞穴之心俞。在临床中，这些腧穴及针刺手法对心功能的调节有良好的效果。具体使用方法，应结合中风患者的整体状况，密切关注患者的心脏功能，灵活定夺。

（2）骨关节病。

中风患者最主要的临床表现就是运动障碍，运动障碍的产生与骨关节及其周围经筋的损伤密切相关。中风后遗症并发骨关节病，在临床中常见，主要有两种：其一，中风后遗症引发骨关节病，如中风急性期治疗需卧床静养，卧床时间过长，腰椎局部长时间受压，往往会诱发腰椎病变，表现为平卧时下肢尚可做抬腿运动，但站立时腰部到腿部的肌肉乏力痿软，无法完成抬腿运动；其二，中老年患者本就患有陈旧性骨关节病，在中风后遗症运动障碍的影响下，陈旧性骨关节病复发，继而又导致中风后遗症加重。如果中风患者原本患有膝关节退行性病变，一条腿稍好，一条腿较差，中风后稍好的腿成为患肢，较差的腿要成为健肢，就要进行康复训练，医者在临床中也会经常遇到这种情况。

在中风恢复期治疗中，要加强预防与治疗骨关节病，特别要关注腰椎、肩关节、指关节及膝关节，这些是骨关节病经常发生的部位。针灸治疗骨关节病有着独特的优势，用毫针、火针局部刺激关节周围，是防治骨关节病的有效方法。方法虽然简单，但是需要医者在诊疗中加以重视，以预防骨关节病影响后遗症的治疗。

（3）其他并发症。

中风患者除了可能并发心血管疾病和骨关节病之外，也可能出现其他并发症。其他并发症是指中老年患者经常发生的基础病变，主要包括代谢类疾病及精神类疾病。

代谢类疾病主要包括高血脂、高血糖、高尿酸等。由于这些疾病在中老年患者中高发，中风后遗症的治疗时间又比较长，所以在中风后遗症治疗过程中要重视患者血液生化指标的波动。如果发现某项指标异常，就要查明情况，采取措施。如果针灸能够解决问题，就迅速调整穴位加以治疗；如果不能就要考虑给予药物治疗。

精神类疾病主要是指中风患者的精神障碍。中风发病突然，病情稳定后，患者很难接受疾病缠身的现实，情绪十分不稳定，或紧张，或焦躁，或低落。不良的精神状态对中风后遗症的治疗会产生极大的负面影响。通过针灸帮助患者稳定情绪，耐心引导患者树立战胜疾病的信心，有利于中风后遗症的治疗。假如患者缺失战胜疾病的信心和耐心，就难以达到最佳的疗效。

（三）　预防

1. 改善生活习惯

改变不良的生活习惯，注意膳食均衡，少食辛辣肥甘食物，忌烟限酒。避免久坐不动的工作方式，避免长期处于精神紧张的生活状态。保持乐观的心态，维持稳定的生物钟。这些措施均可降低中风的发病风险。

2. 防治基础病

积极治疗和控制中风的诱因。高血压、糖尿病、心脏病、高脂血症和肥胖是中风的诱发因素。当脑血管的损伤积累到一定程度时，在致病因素的作用下就会发生中风。因此，医者要随时关注患者的基础指标，制定相应的防治中风的方案。

3. 坚持运动

坚持锻炼身体，适当参加运动，保持平和心态，可以促进机体新陈代谢，提高免疫力。进行适当的室外运动，能亲近自然，使身心得到放松，从而稳定体内气血运行。

第二节　急进型高血压

急进型高血压是现代医学病名，中医没有高血压之名。从临床症状分析，高血压属中医学"眩晕""头痛"的范畴。清代林珮琴《类证治裁·头痛论治》记载："内风扰巅者，筋惕，肝阳上冒，震动髓海。"《灵枢·决气》记载："壅遏营气，令无所避，是谓脉。"

一、病因病机

急进型高血压的病因病机较为复杂，风、火、虚为急进型高血压的常见病因。急进型高血压在脏腑方面，与肝、肾、心相关；在经络方面，与厥阴经、少阳经、少阴经有关。实证病机多为肝热生风；虚证病机多为肾阴不足，水不涵木，肝阳上亢，风动头目。但不论实证还是虚证，均为气机升降逆乱所致。由于肝藏血，心主脉，经络中运行的"血、气、神"在肝的作用下得到不间断地补充，在心的作用下周而复始地运行。厥阴经本阳而标阴，肝血不足或肝经有热，加之木风善行必致肝血逆行，"血、气、神"中"神调气""气帅血"的关系遭到破坏，血流加快，血脉运行"血、气、神"的负担增加，血脉功能受损的风险增大。急进型高血压，是肝血逆行异常激烈的病理状态，由于手、足厥阴经相通，手厥阴心包经亦会受到牵连，进而影响心脏的功能状态。

由此可知，急进型高血压是以足厥阴肝经为主，病证综合发生的证候群。病证的形成与肝、肾、心、脑存在直接因果关系，同时病证的发生也会对这些器官产生极大的危害。

二、临床表现

发病迅速，病情多变，病势凶险。表现为头晕目眩、胸中泛恶、视物旋转，甚则昏迷仆倒。一般情况下，患者平时血压偏高，多伴有头痛、目涩、耳鸣、少寐、口苦、咽干、面红、腰酸、腿软等症状。

三、治疗

（一）治则

平肝息风，滋阴潜阳，疏调气机。

（二）微通法治疗

对急进型高血压的治疗而言，微通法治疗是刺络放血法治疗的延续；对一般性高血压的治疗而言，微通法是治疗本病的常规手段。急进型高血压与一般性高血压有所不同，急进型高血压多以实证为主，而一般性高血压则虚实夹杂，病机更为复杂，只是发病并非急重而已。治疗原则为平肝息风，滋阴潜阳，疏调气机。

1. 取穴

四神聪、曲池、合谷、中脘、阳陵泉、足三里、太冲、太溪。

2. 刺法

毫针：平补平泻。留针 30 分钟，每日或隔日一次。

3. 方义

调控气机下行，是毫针治疗的目的，由于足厥阴肝经在头巅顶部络脑，首选四神聪，既可调平头部逆行的气血，又可清泻肝经多余的火热，一举两得。曲池、合谷二穴，都为大肠经穴，有清热泻火之功。在"脏腑别通"理论中，肝与大肠别通，针刺二穴，可清泻肝经火热。因肝与胆相表里，在肝阳上亢的状态下，使足少阳胆经之气下行，分流肝经阳亢之气，必用阳陵泉。胆经下行过程中必经中焦，如果胃气下降不利，必阻胆气通行，故选中脘、足三里二穴通调消化道，以助胆经下行通畅。太冲为肝经原穴，太溪为肾经原穴，肝肾同源，选此二穴可达滋阴潜阳的目的。诸穴合力，肝气得平，中焦得通，胆气得降，血压得平。

（三）强通法治疗

1. 取穴

四神聪、人中、十宣、井穴、太冲、太溪。

2. 刺法

锋针：诸穴刺络放血，放血 2～3 滴为度。每日或隔日一次。

3. 方义

四神聪位于头顶，令其出血，热随血出，可使上逆血气得降，暴张之阳得平，瘀滞经脉得通，该穴是本病刺络放血治疗的首选腧穴。血压不降，神志不清者，取人中、十宣点刺出血，上下统调，醒脑开窍，调和阴阳之气。血压不降、身热面赤者，取井穴点刺出血，以泻其经脉气血之热。血压不降，肝阳亢甚者，取太冲、太溪点刺出血，以自尽为度，肝肾原穴同调，可通降亢盛肝阳之气。

锋针刺络放血，依据症状酌情放血，治疗宜早不宜迟，选穴宜少不宜多。放血部位，从四神聪始，视血压下降程度而定，如果需要刺络放血，刺激穴位应逐步下移。操作原则，注意血压下降不宜过快，30 分钟检测一次血压，间隔施术，徐徐降压较为安全，血压降至 150 mmHg 以下后，停止放血，改用微通法继续治疗。

四、讨论

（一）病机讨论

本节所讨论的高血压，是以急进性和顽固性高血压为主的病证。患者血压多在 180/110 mmHg 以上，多数呈急性发作状态。包括高血压脑病、顽固性高血压、高血压危象等。此类高血压以实证为多，虚证为少，主要是肝胆火盛，肝风内动，肾阴亏虚，水不涵木，肝胆热邪循经上炎头窍所致。发病急而凶险，必须谨慎对待。

（二）治疗讨论

平肝息风，滋阴潜阳，疏调气机，是本病治疗的基本法则。本病以实证为多，故应以强通法为首要治疗手段。本病突发性较强，来势汹汹，如不及时治疗则后果严重。因此，医者应对其相当重视，不可掉以轻心，尽快采取措施，避免病情恶化。为了快速缓解本病的临床症状，治疗宜采用强通法，刺络放血，尽快使血压恢复正常，是避免病证进一步恶化的重要举措。待血压平稳后再施用微通法，用毫针刺激进行更深入的治疗，最终达到平肝息风，疏调气机的治疗目的。

1. 急进型高血压治疗的注意事项

凡患者舒张压在 110 mmHg 以上，并伴有阳盛之实证表现时，医者应首选四神聪，以达平肝降逆，清泻肝火效果。采用锋针速刺出血，出血量根据病之轻重而定，少则"豆许"，多则数滴，严重者以出血颜色由暗红色变为鲜红色为准，即"血变而止"。如患者头痛剧烈，视物不清或语言不利，肢体麻木等症状明显时，表明症状危急、病情严重，为经脉气血亢盛之极，欲将崩溃之象。此时的治疗更不可掉以轻心，除四神聪放血外，尚应对曲泽、委中等穴缓刺放血及对十二井穴点刺出血，以速清阳盛之热。若效果不佳，应立即转院抢救。

2. 一般性高血压治疗的注意事项

急进型高血压的急性症状稳定之后，如果患者因久病，或因年高，或因体虚，其血压依然较高，多因阴亏于下，阳亢于上，则为一般性高血压。此证除阳盛之外，尚有阴亏表现，如头晕耳鸣、心烦目涩、渴不欲饮、失眠多梦、腰膝酸软等。治疗时需要加补益肝肾、滋阴潜阳的腧穴，如合谷、太冲、太溪等。施以微通法因势利导，泻实补虚，通经而不强制，清泻而不伤正，尽量使机体血压保持平稳状态。高血压为顽固性多发病，病证变化多端，如果针灸降压效果不佳，应考虑针药并用进行治疗。

（三）预防

1. 戒烟限酒

饮酒可使心率加快，血压升高，同时导致内分泌失调，引起小动脉血管收缩，血管壁增厚，增加血管阻力，形成持久性高血压。

2. 少盐饮食

研究表明，食盐摄入量的多少与血压升高的程度有一定关系，世界卫生组织提倡每人每天的食盐摄入量为 3～5 g，少盐饮食是预防高血压发生的有效措施。

3. 控制体重

肥胖是引发高血压的重要因素。肥胖不仅增加心脏负担，同时会降低血管弹性，使血管过度硬化，破坏血管壁平滑度，增加血管的运血阻力，从而导致高血压的形成。

4. 保持平和心态

任何精神刺激都能使血压升高，大悲大喜的情绪都会引起血压的波动，所以尽量避免情绪波动，保持平和心态，是维持血压稳定的内在条件。如果精神反复受到过度刺激，就容易引发高血压。

第三节　痴　　呆

痴呆是现代医学病名，是一种慢性全面性的精神功能紊乱，以缓慢出现智能减退为主要临床特征。痴呆可发生于各年龄阶段，但以老年阶段最为常见。阿尔茨海默病是最常见的痴呆（约占 65％），该病的确切病因未明，但主要与神经元退行性病变有关；其次为血管性痴呆（约占 30％），病因与血管性病变有关。

一、病因病机

痴呆的产生以内因为主，由于七情内伤，久病不复，年迈体虚等致气血不足，肾精亏虚，痰瘀痹阻，渐使脑髓空虚失养。《素问·阴阳应象大论篇》记载："年四十，而阴气自半也，起居衰矣；年五十，体重，耳目不聪明矣；年六十，阴痿，气大衰，九窍不利，下虚上实，涕泣俱出矣。"又如《灵枢·天年》记载："六十岁，心气始衰，苦忧悲，血气懈惰，故好卧。"说明随着年龄的增长，人的体质会不断地下降，特别是到老年后，精亏血少，脏空腑衰，生理功能急剧减退，心神容易"苦忧悲"。《灵枢·口问》记载："上气不足，脑为之不满，耳为之苦鸣，头为之苦倾，目为之眩。"本病的基本病机为脑空髓消，神机失用。其病位在脑，与心脾、肝肾功能衰退密切相关。其证候特点以气血亏虚，肾精火衰为本，痰浊内盛，瘀血实邪为标，临床多见虚实夹杂之证。

1. 脑髓空虚

脑为元神之府，神机之源，一身之主。由于年老体衰，久病不复，相火不足等，导致脑髓空虚，神机失用，进而使五脏失藏，六腑痞满，故内不能濡养机体，外不能维持肢体运动。

2. 气血不足

心为君主之官，后天神明之主。或因年迈体衰，耗伤气血，或脾胃虚衰，"血、气、液、神"化生乏力，导致心血虚衰，神明失养，心神涣散，呆滞善忘，思维减退，目不识人。

3. 肾精亏损

肾主骨生髓而通于脑，脑为髓海。年老久病，致肾精亏损，脑髓失充，神机失控，阴阳失司，呆滞愚钝，动作笨拙。

4. 痰瘀痹阻

七情所伤，肝郁气滞，气机不畅则血涩不行，气滞血瘀，蒙蔽清窍；脾为后天之本，肝郁气滞，横逆犯脾，脾胃功能失调，不能转输、运化水湿，痰浊横生，久而蒙蔽清窍；痰郁化火，扰动心神，神明被扰，则性情烦乱，忽哭忽笑，变化无常。

总之，本病起因为肝气之郁，结果为胃气之衰。在漫长的病理过程中，脏腑之间相互影响，从肝到脾，从脾到肾，从肾到脑，从脑到心，从心到胃，经历了多次脏腑循环，中间还会发生多次交叉影响。可见本病病因为瘀阻在前，痰浊在后，结果是肾虚髓空，"多方共奏"。

二、临床表现

本病多发于50岁以上人群，发病缓慢，临床表现多样，但总以渐进性的智能减退症状为特点。健忘前事、呆傻愚笨及性情改变为患者共有特征。

三、治疗

（一）治则

补益肝肾，化痰通络，健脑充髓。

（二）微通法治疗

1. 取穴

（1）基础穴。

四神聪、上星、本神、攒竹、合谷、丰隆、悬钟、照海、太冲。

（2）辅助穴。

心功能低下：内关透郄门。

睡眠不佳：神门、内关。

痰浊上扰：中脘、神门。

2. 刺法

毫针刺激，得气为度，视患者体质决定刺激强度。平补平泻为主要手法，亦可根据病证虚实，施行补泻手法，在头部施捻转手法，在肢体施提插手法。留针30分钟。每日或隔日一次，十次为一个疗程。

3. 方义

（1）基础穴。

四神聪是治疗本病的主穴，《灵枢·海论》记载："脑为髓之海，其输上在于其盖，下在风府。"说明脑髓内外的通道有两个，一个在头盖，一个在风府。四神聪的位置就在头盖上，针刺四神聪就是刺激直通脑髓的通道。针刺四神聪穴的作用有两个：其一，可以引导外部气血直入脑髓，加强脑髓的气血供应；其二，可以刺激脑髓内部气血的运行，加快气血的流动。上星、本神、攒竹三穴都在头部，上星属督脉，本神属少阳经，攒竹属太阳经，都是治疗脑髓病证的要穴，三穴同用可以协助四神聪对脑髓的气血供应与运行产生良好的治疗效果；合谷、太冲四穴同用称四关穴，是调控全身气机的重要穴位，可以通畅整体的气血运行；丰隆属足阳明胃经，并络足太阴脾经，是健脾强胃，化痰除湿的经验要穴；悬钟属足少阳胆经，为八会穴之髓会穴，对脑髓的充填发挥直接作用；照海属足少阴肾经，为八脉交会穴之一，通阴跷脉。照海是阴经之阳穴，可升发肾气上行。阴跷脉有控制眼睛开合和肌肉运动的功能，司下肢运动。本穴内可补肾充脑，外可调控下肢运动，有助于脑功能的恢复。

以上诸穴合用，既可对脑髓产生直接的治疗效果，又可为脑功能的恢复提供外在的康复条件。在以任督为纲整体调控的基础上，施用本方，可以将外在的"血、气、液、神"快速引导进入脑髓，从而使本病取得较好的治疗效果。

（2）辅助穴。

心功能低下者，并用内关透郄门，以通调心包经。内关是心包经络穴，为八脉交会穴之一，通阴维脉，有宁心安神、理气止痛的作用；郄门是心包经郄穴，有宁心理气、宽胸活血的作用。通过透刺法将二穴相连，可以增加心包络的气血供应，进而提高心功能，与基础穴配伍，可治痴呆伴有心功能低下者。

睡眠不佳者，并用神门、内关，以养心安神，稳定情绪。神门属心经，内关属心包经，二穴合用，有养心安神之效，是治疗失眠的常用组合穴。与基础穴配伍，可治痴呆伴有睡眠不佳者。

痰浊上扰，阻滞经络者，并用中脘、神门，以豁痰开窍，养心醒神。中脘为八会穴之腑会穴，又是胃之募穴，有健脾利湿、化痰通络的作用；神门属心经，有稳定心志的作用，是治疗情志病的主穴。二穴合用可以祛痰通经，稳心宁志，与基础穴配伍，可治痴呆伴有痰浊上扰者。

（三）　温通法治疗

1. 取穴

三督龟七针穴及常规用穴、神庭。

2. 刺法

火针：三督龟七针穴及常规用穴。

快针刺法：中号火针，穴位刺激，快进快出。

留针刺法：毫针替代，穴位刺激，快进留针。留针20分钟。

随证选用刺激穴位，或上督、下督、三督全用；随证选用两种针刺方法，可单独施用，亦可轮换施用。每日或隔日一次。

灸疗：神庭穴，艾灸条悬起灸。每次20分钟，每日或隔日一次。

3. 方义

督脉总督一身阳气，是唯一直通脑髓的经脉，是脑髓联系全身的重要通道。刺激督脉的龟七针穴，既可加强脑髓与颅外的联系，强化元神之府对机体的统领作用，又可加强命门相火，精化气，气生神的生理功能，引导"血、气、液、神"通过督脉入脑，改善脑髓气血匮乏的病理状态。配合毫针穴位的组合刺激，可以有效地使病情得到缓解。

神庭属督脉，顾名思义，神指脑之元神，庭为庭堂之意。本穴位居头颅前顶部，脑髓在其中。脑为元神之府，为神机发生之所，说明此穴是元神所居之处。灸疗是补气活血的重要方法，灸疗神庭，可直接补充局部阳气，促进气血运行，通过经络传导可对脑髓深部的气血运行产生影响。

温通法在本病的治疗中发挥着其他针法不可替代的治疗效果，实践证明，火针及灸疗都可激发机体纯阳之气，纯阳之气积聚于头部，无疑会对脑髓的气血运行产生良好的作用，对治疗本病有积极的意义。

四、讨论

（一）病机讨论

1. 中医病机

中医所谓"痴呆"的范围较广，可在不同年龄段发生，不同年龄段的病因有所不同，幼儿患痴呆，多以脑髓发育受阻为因；青中年患痴呆，多以精神情感受挫为因；中老年患痴呆，多以精血不足，脑髓失充为因。因此在病名上，现代医学的阿尔茨海默病对应老年痴呆病，较为合理。

阿尔茨海默病从脑萎缩开始，是一个慢性发展的病理过程。中医虽然没有脑萎缩的病名，但在"痴呆""郁证""癫狂"等病证的论述中，都涉及脑萎缩的表现。中医认为，人到老年五脏始虚，精血不足，血运乏力，脑络阻滞，尤其是肝肾精亏，导致髓海失充，神明失用。病机或为肝肾亏虚，虚火上炎，心肾不交；或为心血不足，心失所养，神志不清；或为脾虚失运，痰浊内生，上蒙清窍。本病的病位虽在脑，但病因涉及五脏，尤与肾、肝、心、脾关系密切，病证虚实夹杂，治疗起来相对复杂。

阿尔茨海默病的临床表现与中医"痴呆"病的病证最为接近。痴呆，即不明事理，节奏缓慢之谓，本病以动作笨拙、反应迟钝为主要症状。轻者可见寡言少语，反应迟钝，善忘等；重者则表现为神情淡漠，终日不语，哭笑无常，外出不知归途，食不知饥，二便失禁等，患者生活不能自理。

2. 西医病理

根据现代医学的研究可知，中老年患者因脑神经退行性改变，如脑萎缩、老年痴呆等脑病，均为神经细胞功能减退、过早衰亡所致。在病理状态下，脑细胞大致可以分为三类：一类是有生理功能的脑细胞，是机体维持生命的基础；一类是已经彻底钙化死亡的脑细胞，是脑萎缩产生的主要原因；还有一类脑细胞处于"半死不活"状态，其中一部分脑细胞虽然受损伤但并没有完全死亡，另一部分脑细胞因环境恶劣受损，处于"活性降低状态"，称之为休眠状态脑细胞。由于中枢神经系统具有一定自我恢复能力，只要提升颅内气血的供给水平，给休眠状态脑细胞提供养分，改善缺血缺氧环境，就可提高脑细胞活性及对外界刺激的敏感度，脑髓功能就会得到恢复。

另外，有研究发现，人体自身是个丰富的干细胞资源库，在人的大脑中就大约有0.3%的细胞是休眠干细胞。如果这些干细胞得以利用，也许在不久的将来，会有新的方法来治疗本病。

（二）　治疗讨论

针灸治疗老年痴呆，有着确切的效果。由于本病的根本原因是脑髓局部气液、水液过度匮乏，因此提高脑髓营养物质的新陈代谢，改善元神之府的内环境，是治疗本病的根本。通过整体调控，可以增强体质，提高"血、气、液、神"的化生能力，为痴呆病的康复提供必需的物质能量；通过对脑髓疾病的治疗，可以增强脑部血液、水液的供应与代谢，改善脑髓内部神经网络的生态环境，从而减轻症状、减少西药用量、减慢病情发展，使患者病情维持在一个较好的状态。特别是目前在没有更好治疗方法的情况下，针灸治疗不失为一种明智的选择。

1. 针灸疗效确切

临床实践证明，针灸的刺激（特别是火针的局部刺激），对病灶恢复作用明显，表现为患者在治疗后的短时间内，症状可以得到明显的改善，其中既包括形体状态的改善，也包括精神状态的改善。虽然针灸治疗本病的机制现在还不清楚，但可以肯定地说，体表医学中的针灸疗法与内科服药的疗法，在本质上有很大不同。不管是中药还是西药，对机体的治疗作用都主要体现在生物化学方面；但针灸对机体的治疗作用主要体现在物理方面。因此，从医学物理学的角度看，针灸刺激一定会对机体产生宏观或微观的刺激效应。在这个效应作用下，机体一定会在某些方面发生变化，也许是医用声学的振动传播改变，也许是生物力学的局部改变，也许是生物非线性动力学的蝴蝶效应，也许是生物电场能量改变。总之，患者临床症状的缓解，一定与脑髓内部环境的改善、机体生命能力的增强有着密切关系。医者只要坚持针灸临床理论科学的探讨与实践，充分发挥针灸治疗的临床优势，一定能在脑髓疾病的治疗上，取得科学成果。

脑髓疾病的治疗分为整体调控与局部治疗。

（1）整体调控。

脑髓空虚是机体气虚、血虚，更重要的是肾精亏虚所致。只有以任督为纲整体调控，增强机体的化生能力，才能够积聚更多的"血、气、液、神"，才有能力扭转气血不足、肾虚精亏的病理状态，使脑髓得到填充，所以通过任督为纲的整体调控，使患者从形体到精神快速发生向好的转变，是本病能够取得疗效的关键。

（2）局部治疗。

本病治疗的核心是脑髓，与脑髓相关的脏腑也需要得到治疗，才能使本病从本质上得到缓解，所以腧穴的选择除需考虑脑髓外，还要兼顾肾、肝、心、脾。

医者通过改善患者脑部的血液循环，增强神经元能量代谢，进而改善大脑的生理状态和功能，这是针灸治疗老年痴呆的根本原理。任督为纲的整体调整，在治疗中有着重要的意义，从"气"和"神"两个方面进行调控，对人体"正气"进行补充，在生命力的恢复及脑功能的改善中发挥着重要作用。本病较为顽固，故而需要坚持治疗才能逐步恢复各种生理功能。

（三）预防

1. 早期防治

本病早期的预防性治疗，有着重要的临床意义。由于本病发病过程十分缓慢，即便患者身体有些不适，短时间内也往往感觉不到病情变化，不容易引起患者的重视，但当患者感觉到病情加重时，为时已晚，即便立即开始治疗，也很难恢复到原来的状态。

2. 注意基础病

要重视基础病的检查与治疗，特别是高血压病、高脂血症、糖尿病及脑动脉硬化。定期检测血液的生化指标，将基础病指标调治在可控范围之内。患者自我感觉有任何的异常变化，都不能掉以轻心，应及时检查治疗，做到心中有数。

3. 体育锻炼

坚持体育锻炼，提高机体抗病能力。多参加集体活动，保持良好的精神状态。遵守科学的饮食及生活习惯，使体内气血运行和谐充盈，稳定有序，是避免本病发生的有效措施。

第四节　帕金森病

帕金森病又称震颤麻痹，属于中医学"颤证""振掉"的范畴。《素问·至真要大论篇》记载："诸风掉眩，皆属于肝。""掉眩"是中医早期对本病的认识，其中"掉"为震颤，"眩"为晕眩，二者是辨识本病的基本纲领，中医认为本病的发生与肝风内动关系密切。《素问·脉要精微论篇》记载："骨者，髓之府，不能久立，行则振掉，骨将惫矣。"该书认为骨骼是骨髓的居所，如果不能持久站立，行走摇晃不稳，是骨骼失养，骨髓衰竭的表现。这说明骨髓对机体的运动有重要的调控作用，脑为髓之海，脑髓不充，就有可能导致运动障碍。

一、病因病机

1. 肝风内动

凡属风、颤之症均与肝、肾有关。肝以阴血为主，赖肾阴充濡。肾精不足，肝失濡养，为根本病机。人至中年，肾精渐亏，若劳欲太过，致使肾气不足，肾精亏耗，肾水不能滋养肝木，肝血不足，筋脉失养，则肝风内生。精亏则肾水不能上济心火，水火不能既济，心神受损则不能自由收持而生震颤；亦可因忧思郁怒，气郁伤肝，气机不畅，日久化热生风，肝风内动而掉眩。

2. 髓海亏虚

精化气，气生神。因久病或年迈体弱而肾亏精少，或因思虑过度而七情内伤，应事太烦则伤心神，肾亏精少则伤元神，二者皆伤则脑髓不足，神机失养，筋脉肢体功能失常而成此病。

3. 脾阳损伤

因嗜食生冷肥甘，或思虑伤脾，或药物所伤，致脾胃受损，中焦失于运化，水谷不能化生气血，则气虚血少，阳弱阴亏。头为诸阳之会，脑为髓海，脾虚则上气不足，脑为之不满，头为之苦倾，元神之府不得充养，神机受累，筋脉肢体失司而生震颤。脾虚则水液输布失常，水聚则痰饮内生，痰饮积久则生热，热极日久则化风。痰、热、风邪善行流动，既困元神运转神机，又困玄府运行神机，筋脉失司，震颤则成。

综上所述，本病为脑髓及肝、脾、肾等脏腑受损，引起筋脉肌肉失养，虚阳浮动。本病病位在脑，病变脏腑在肝。

二、临床表现

本病以震颤、肌强直、运动徐缓为主要临床表现。病初症状仅有头摇或手足微颤，患者尚能坚持工作，生活尚可自理，随着病程的延长，头摇、手足震颤的症状会变得频繁，幅度加大，还会出现颈项强直，四肢拘急，肢体不灵，行动缓慢，甚至不能随意运动。

三、治疗

（一）治则

补益肝肾，养心安神，化痰通络，充髓息风。

（二）微通法治疗

1. 取穴

百会（四神聪）、攒竹、合谷、列缺、关元、阳陵泉、悬钟、照海、太冲。

震颤甚者配大椎、肝俞、肾俞、三阴交，以除颤。

僵直甚者配大包、期门，以缓僵。

痰浊动风者配丰隆、中脘、阴陵泉，以化痰通络。

2. 刺法

毫针针刺：各腧穴均以常规刺激，平补平泻为主。刺激程度视患者体质严格把控，随体质改善，可由弱变强。每日或隔日一次，留针30分钟。

3. 方义

本病病位在脑，病变脏腑在肝。百会（四神聪）位于巅顶部，乃局部取穴，以醒脑、宁神，并通过督脉内入脑络，充髓定痉。列缺为肺经络穴，与偏历相络，并通任脉。四总穴中，有"颈项寻列缺"之说，该穴对颈部僵直有缓解作用。合谷为大肠经原穴，通经络、行气血。太冲为肝经原穴，平肝风、行气血，与合谷合称四关穴，可调和阴阳。阳陵泉属胆经，肝藏血主筋，本穴为筋之会穴，可养血柔筋、舒筋通络。诸穴合用，养血止僵，共奏柔肝息风、宁神定颤之功。

加配大椎、肝俞、肾俞、三阴交，可散风止颤，补益肝肾；加配大包、期门，可以缓僵。大包属脾经，为脾之大络，脾主肌肉，可缓肌肉之僵；期门属肝经，为肝之募穴，肝主筋，可缓经筋之颤。加配丰隆、中脘、阴陵泉，可化痰息风，清除瘀阻经络之痰浊。中脘属任脉，为八会穴之腑会穴，可加强消化道的运化功能；丰隆属胃经，为胃经络穴，可利湿化痰，为治痰湿之要穴；阴陵泉属脾经，为脾经合穴，有健脾利湿之功，能增强津液输布。随证取穴，是针灸辨证施治的重要方法，在临床中根据辨证特点，采取有针对性的措施，是临床快速取效的主要方法。

（三）　温通法治疗

1. 取穴

督脉龟七针穴及百会、神庭、大椎、期门。

2. 刺法

火针：督脉龟七针穴，根据病情选择上督或下督或三督快针刺法。亦可用留针刺法：用1寸毫针代替，针刺督脉龟七针穴，根据病情以上督龟七针穴为主，留针20分钟。

快针与留针，两种针法可交替施用，亦可单独施用，一般以快针法为主。每日或隔日一次，十次为一个疗程。

灸疗：以悬起灸为主，灸百会、神庭、大椎、期门各10分钟。其中神庭、大椎二穴可重灸20分钟以上，使患者感到艾灸热量传导至颅内深处和颈部深处。除此之外，僵直甚者，加灸大包、中脘二穴，每穴灸疗10分钟。每日或隔日一次，十次为一个疗程。

3. 方义

温通法治疗本病的机制，与温通法治疗痴呆没有本质的不同。两个病的病灶都在脑髓，只是由于不同的病理变化，表现出不同的临床症状，用温通法可改善脑髓的内在生态环境，修复受损的局部病灶。本病与痴呆亦有不同之处，肝脑不足，肝风浮动，肢体震颤明显，是本病的主要特征，因此增加大包、期门、中脘等穴，进而达到养血平肝、健脾缓僵的治疗效果。

（四）强通法治疗

1. 取穴

百会、大椎。

2. 刺法

锋针：百会刺络，出血少许；大椎刺络，出血后拔血罐，留罐 5 分钟。每周施术二次。

3. 方义

明代李中梓在《医宗必读·痹》中首次提出"治风先治血，血行风自灭"的理论，此理论在风证的治疗中明确指出，活血化瘀、通经舒络，是祛除风邪的主要方法。刺络放血是活血息风常用方法之一。百会为三阳五会，《针灸甲乙经·头直鼻中入发际一寸循督脉却行至风府凡八穴第二》记载："百会，一名三阳五会……督脉、足太阳之会。"三阳为太阳、少阳、阳明的总称，五会为百会、胸会、听会、气会、臑会。此穴在巅顶部，是足三阳、足厥阴和督脉众多经脉交会之处；大椎为诸阳之会，《针灸甲乙经·背自第一椎循督脉下行至脊骶凡十一穴第七》记载："大椎，在第一椎上陷者中，三阳，督脉之会。"说明督脉与手、足三阳经的交会穴在大椎，故有"诸阳之会"之说，在阳气充盈的部位放血，是活血泻火，息风止颤的有效方法。

四、讨论

（一）病机讨论

本病患者多为老年，性别多为男性，症状表现为不随意运动的增多和随意运动的减少，肌肉颤抖，关节僵持，肢体运动不协调。老年男性，肾脏衰竭，天癸将尽，肾精亏耗，肝阴不足，血不养筋。如《素问·上古天真论篇》记载："七八，肝气衰，筋不能动，天癸竭，精少，肾脏衰，形体皆极。"说明本病的发生是人到老年时期，生理功能衰退的体现，既可以认为该病是病理性的疾病，也可以认为该病是生理性的疾病。如果患者发病年龄与症状不相匹配，年龄偏小，症状偏重，就是病理性的疾病。由于本病是脑部疾患，脑萎缩常与本病并发，医者在临床中要加以重视。调任健脾、荣养气血、通督充脑、养筋利节，是治疗本病的基本原则。

（二）治疗讨论

本病属疑难病，目前尚无特效治疗方法。西药不能阻止其病情进展，患者需要终身服药，由于药物副作用非常明显，导致患者生活质量下降。针灸治疗本病临床效果明显，病程较短者疗效更为明显。临证中发现患者僵直症状的改善明显优于震颤症状的改善。从病理角度分析，僵直症状的产生可能与局部因素更密切，而震颤症状的产生与脑髓因素更密切。治疗时以脑髓为中心，结合周围肢体的症状综合治疗，是本病得到好转的正确方法。需要指出的是，本病是机体功能退行性疾病，由于人体的衰老是自然规律，因此随着患者年龄的增长，病情发展是必然现象，故本病的治疗意义只是减缓病情发展的速度，提高患者的生活质量。

中医学经历漫长的发展，对本病的发病与治疗有了较全面的认识。震颤的病因与病理总以血亏、气少、精少、脏虚为主，由轻到重，由周围到中枢，是个缓慢的渐进发病过程。肾不足补之以精，体不足补之以味，血不足补之于气，气不足补之于脾，从而达到聚精充脑、恢复功能的治疗效果。针灸治疗是一种行之有效的方法，通过临床实践证明，针灸在很大程度上可以改善脑髓功能，缓解本病的临床症状，提高生活质量。

三通法的临床思维理念——整体扶正，局部通畅。该理念在本病的诊疗中得到充分的体现。根据"髓生肝"的理论，将肾亏、髓空、血虚、经络不畅、神气不足等因素，加以综合认识，相互参照。补益气血，养心安神，补肾填精，通经活络，综合调整，是治疗本病顽疾症结的根本大法。通过针方中所选诸穴的相互配合，将充髓息风与养血祛风相互结合，标本兼治，以期取得最佳临床效果。

（三）肝脑关系讨论

关于肝脑之间的关系，在中医基础理论框架内，要有明确的认识。《素问·阴阳应象大论篇》中论述了五脏的五行属性，其中有"肝生筋，筋生心""心生血，血生脾""脾生肉，肉生肺""肺生皮毛，皮毛在肾""肾生骨髓，髓生肝"的化生概念，其中"肾生骨髓，髓生肝"的相生关系与其他相生关系相比，具有独特性。《素问·五藏别论篇》记载："脑、髓、骨、脉、胆、女子胞，此六者，地气之所生也，皆藏于阴而象于地，故藏而不泻，名曰奇恒之腑。"脑、髓、骨皆为奇恒之腑，都具有类似于五脏贮藏精气的作用。这样就形成了肾、骨、脑、髓、肝五者之间的特殊关系，其中肾、脑、肝三者之间的关系更为密切。

明代李中梓《医宗必读·乙癸同源论》记载："古称乙癸同源，肾肝同治，其说为何？盖火分君相，君火者，居乎上而主静；相火者，处乎下而主动。君火惟一，心主是也；相火有二，乃肾与肝。"说明人体有君相二火，君火在上主静，为心所主，相火在下主动，为肾肝二脏所主，肾藏精，肝藏血，精聚为髓，精髓化生为血，乃精血同源之谓，由于肝肾同源于精血，故曰"肾肝同治"。

清代陈士铎《辨证录·目痛门》记载："盖目之系下通于肝，而上实属于脑，脑气不足，则肝之气应之，肝气大虚不能应脑……治法必须大补其肝气，使肝足以应脑，则肝气足而脑气亦足也。"该书提出肝脑之间相互既济，如果脑气不足，要大补肝气的观点。在这个观点的指引下，形成肝病治脑，脑病治肝，肝脑相随的"肝脑"理论。

综上所述，可知肝、脑、肾精血同源，三者之间，相互影响，一荣皆荣，一损皆损。其中督脉是联系三者的纽带，脑为髓之海，有两个大的输送通道与脑外联系，上输在其盖，为肝经络脑之处，即百会穴；下输在风府穴，为督脉入脑的通道。由于肾为先天之本，肾精盈亏对肝和脑都会产生明显的影响。肝风内动一般为肾阴不足，水不涵木，肝阳上亢所致，但如果肾精不足，就会导致脑髓空虚，由于"肾生骨髓，髓生肝"在肾精亏虚，脑髓不充的情况下，亦会导致肝阴不足，肝风内动。临床中这种情况屡见不鲜，震颤病证的发生，就是出于这样的病机。另外，在儿童多动症的病机分析中，亦可见脑髓发育迟缓导致发病的情况。根据实际情况，肝风内动的病机可分为两种演变过程，一种是水不涵木，肝阳上亢的病机演变过程，多引发高血压或眩晕等标实本虚的病证；另一种是脑髓空虚，肝阳浮动的病机演变过程，多引发震颤、拘挛、多动症等标本皆虚的病证。两种病机虽然可以引发不同的病证，但精血不足、经络不通的本质却是一样的。

（四）预防

1. 体育锻炼

适当加强体育运动及脑力活动，不但有益身心健康，还能延缓脑神经组织衰老。体育锻炼可以促进体内新陈代谢，提高机体抗病能力；脑力活动可以提高脑髓气血运行水平和脑细胞的生理活性，避免脑萎缩的发生。体育锻炼方式包括打太极拳、跳舞、骑自行车等；脑力活动包括读书、看报、下棋等。

2. 防治基础病

防治脑动脉硬化是避免本病发生的重要措施。要及时治疗高血压病、糖尿病、高脂血症等基础病，这样才能够避免帕金森病的发生。如果发现老年人有上肢震颤、动作迟缓等帕金森病早期征兆时，应及时就医，早诊断，早治疗。

3. 注意饮食

多饮水，多进食蔬菜、水果、坚果、谷物及富含纤维素的食物，营养物质的均衡摄入可以维护胃肠道的功能稳定。喝茶对帕金森病的发生有一定的预防作用。因茶水中含有丰富的茶碱，这些茶碱可以有效降低血脂和血液黏稠度，避免血液黏稠度升高导致血流速度下降，从而减少因脑髓失养而引发帕金森病的风险。

第五节　眩　晕

眩晕是自觉性的平衡感觉障碍，眩是指目眩，晕是指头晕，是头颈或耳、目功能障碍的一类病证。《灵枢·口问》记载："上气不足，脑为之不满，耳为之苦鸣，头为之苦倾，目为之眩。"《灵枢·海论》记载："脑为髓之海，其输上在于其盖，下在风府……髓海不足，则脑转耳鸣。"现代医学中的梅尼埃病、颈椎病、高血压、脑动脉硬化等，都可引发眩晕。

一、病因病机

本病病位在头部及清窍。气血亏虚，肾精不足致脑髓空虚，清窍失养，是本病的基本病机。眩晕的病性以虚者居多，张景岳曾有"虚者居其八九"之论。虽有因痰浊阻遏，升降失常，或痰火气逆，上犯清窍，或瘀血停着，痹阻清窍而成眩晕者，但其病性亦是标实本虚的表现。

1. 精神因素

素体阳盛，恼怒过度，则肝郁化火，火极生风，肝风内动，上扰清窍，发为眩晕；长期抑郁忧伤，思过伤脾，脾虚生痰，郁久化火，痰火随肝阳而动，上扰清窍，发为眩晕。本病的发生与心、肝、脾、肾诸脏关系密切。如果肝肾不足，则内风扰动；如果心血亏虚则血脉瘀阻，清窍失养；如果脾阳不足，水液停滞，则水化痰饮。以上诸病机皆可引发眩晕。眩晕的发病过程，受各种病因相互影响，病机相互转化，或阴损及阳，或阳损及阴，最终阴阳两虚。如果肝风、痰火上扰清窍的病证进一步发展，就有可能上蒙清窍，阻滞经络，从而形成脑中风，或突发气机逆乱，清窍突闭，而引起晕厥。

2. 体质因素

饮食不节，损伤脾胃，脾胃虚弱，气血生化无源，清窍失养而成眩晕；或嗜酒肥甘，饥饱劳倦，损伤脾胃，健运失司，以致水谷精微不化，聚湿生痰，痰湿中阻，浊阴不降，引起眩晕。肾为先天之本，藏精生髓，若肾精不充，脑髓失充，清窍失养，就会引发眩晕。年老者体衰肾亏，体弱者久病伤肾，房劳过度者肾亏不能生髓，或失血之后，虚而不复，气血两虚，气虚则清阳不展，血虚则脑失所养，以上种种皆可致髓海不足，上下俱虚，从而发生虚性眩晕；肾阴素虚不能养肝，肝失所养以致肝阴不足，阴不制阳以致肝阳上亢，加之痰火上逆、瘀血阻窍而扰动清窍，都会发生标实本虚性眩晕。

二、临床表现

1. 标实证眩晕

体征表现为实，体质实际为虚，是标实证眩晕的特点。本证表现为突然发生眩晕，感觉自身和周围物体天旋地转，如坐舟中。患者失去自控能力，不能站立，头稍动或睁眼可使眩晕加剧，但神志清醒。常伴有恶心、呕吐、出汗、面色苍白等症状。一般持续数分钟到数小时，很少超过数日。本病可反复发作，随病程日久，发作次数越发频繁，持续时间越发长久。

2. 两虚证眩晕

标虚本虚的眩晕，称为两虚证眩晕，是缓慢发展的病理过程。两虚证眩晕的临床表现，除头晕目眩之外，还会出现其他症状，如神疲乏力，倦怠懒言，面色淡白，纳少腹胀，少眠遗精，腰膝酸软，四肢不温，时有盗汗，视物昏花，耳鸣隐隐，动则眩晕加剧等。

三、治疗

（一）治则

标实证：镇肝息风，化湿祛痰，养心安神。
两虚证：健脾补肾，化痰通经，化精充髓。

（二）微通法治疗

1. 标实证
（1）取穴。
听宫、风池、太冲、阳辅、头维透率谷、神门、内关、中脘、丰隆、足临泣、头临泣。
（2）刺法。
毫针：诸穴行平补平泻之法，刺激量适中。留针30分钟，每日或隔日一次。

71

（3）方义。

听宫属手太阳小肠经，为手、足少阳经会穴，此三条经脉均入耳中。本穴是手、足少阳经远端取穴的首选。因手太阳小肠经与手少阴心经相表里，故听宫也是治疗神志病的主要配穴。耳部局部穴位是治疗耳病的主穴，梅尼埃病的病灶就在耳部，听宫为必取之穴。风池属足少阳胆经，为阳维脉之会穴，可散风祛邪，清眩止痛；太冲为肝经原穴，阳辅为胆经经穴，二穴配伍，可泻肝胆之火，以镇肝息风；头维属足阳明胃经，率谷属足少阳胆经，阳明经多气多血，针刺时采用头维透率谷方法，可通调阳明、少阳二经，以达清头目、止眩晕之功；神门配内关，心经原穴与心包经络穴相配，有宁心通络、安神定悸的效果，可达到养心安神之功；中脘配丰隆，有健脾强胃，利湿化痰之功，对痰饮为患发眩者，有直接的治疗效果；足临泣属足少阳胆经，为八脉交会穴之一，通带脉。足临泣与头临泣二穴均属足少阳胆经，上下相应，可治疗偏头痛、目眩、目赤肿痛等头目疾患。针刺足临泣也有引少阳之气下行之意，是降胆平肝的有效方法。

诸穴配合，上可祛风利窍，通调局部病灶气血运行，恢复清窍功能；中可豁痰开窍，养心安神；下可调补阴精，镇肝息风。三焦通调，清火化痰，眩晕得止。

2. 两虚证

（1）取穴。

百会、四白、听宫、风池、神门、内关、中脘、关元、足三里、三阴交、太溪、太冲。

（2）刺法。

毫针：诸穴行平补平泻之法。留针30分钟，每日或隔日一次。

（3）方义。

百会在头巅顶，属督脉并络脑髓，为百脉之宗，之所以称为百会，是因百会为调控脑髓功能的要穴。穴性属阳，又有阴经相会，故能通达阴阳，对调节机体阴阳平衡发挥着重要作用，对局部头痛、头晕、目眩等症，有着很好的疗效。四白穴属足阳明胃经，穴位在目下，阳明经多气血，可调补局部气血，有治疗头痛、眩晕之功。听宫、风池二穴调少阳之气下行，有疏散头风，清理神窍之功；神门、内关二穴合力调控心气，可达养心安神之效。中脘穴属任脉，为八会穴之腑会穴，是健脾强胃，利湿化痰的要穴；关元穴属任脉，为足三阴经与任脉的交会穴，亦是小肠之募穴。清代唐宗海《中西汇通医经精义·冲任督带》记载："关元穴，乃元阳元阴交关之所也。"可见该穴是元气发生之所。由于本穴又是小肠之募穴，故针刺本穴，不但有固本培元，补肾填精的作用，还有通畅消化道，增强气血化生的功能。足三里、三阴交二穴合用，是调理脾胃的常用之法，脾升胃降，中焦升降有序，气血生化有源。太溪、太冲二穴是肝、肾二经原穴，二穴联合应用，可滋补肾肝，鼓动下焦元气，是肝肾同调之法。

以上诸穴配合施用，可使肾水得补，肝木得平，痰浊得化，气血得生。通过督脉龟七针的整体刺激，清窍得充，脑髓得养，最终使患者体质渐渐增强，精神健旺，眩晕可止。

（三）温通法治疗

1. 取穴

任、督二脉龟七针穴及中脘、天枢、百会、神庭、关元。

2. 刺法

火针：标实证施用。

快针刺法：快针点刺任、督二脉龟七针穴。

留针刺法：1 寸毫针代替，四神聪、中脘、天枢、关元，根据病证酌情施用。留针 20 分钟。

快针与留针，两种针法可交替施用，亦可单独施用，一般以快针法为主。每日或隔日一次。

灸疗：两虚证施用。

以穴位悬起灸为主，百会、神庭、中脘、关元各穴悬起灸 10 分钟。其中神庭、关元可重灸 20 分钟以上，使患者感到艾灸热量传导至颅内深部和腹部深层；除此之外，僵直甚者，加灸大包、中脘二穴。每穴灸疗 10 分钟，每日或隔日一次。

3. 方义

温通法治疗本病，意在运用火针温热刺激的原理，使整体及局部病灶的气血运行得到快速的改变。以火针刺激任、督二脉，是提高机体生命系统化生与代谢的有效方法，病证不论虚实，均能得到令人满意的效果。其中火针的快针刺法与留针刺法，在本病的施用中略有不同，快针刺法补泻兼顾，标实证较为适合，留针刺法以补为主，两虚证较为适合。但不论医者施用哪种方法，对刺激量大小的控制必须与患者体质的强弱相匹配。

灸疗是有效治疗虚性病证的方法。灸疗百会、神庭可以改善脑髓内在的生态环境，使目、耳等清窍得以充养，使受损的局部病灶得以修复。灸疗中脘、关元可以改善中焦气血的化生，提高机体正气的存储能力，是治疗虚性病证的重要手段。重灸关元的另一个临床价值，是可以聚集元气，补肾填精。

（四）　强通法治疗

标实证者，肝阳有余，头目血热，眩晕乃生。强通法刺络放血，有清热泻火之功，可使头部的余热，快速外泻，达到立止眩晕的效果。

1. 取穴
耳尖、攒竹、足窍阴。

2. 刺法
锋针：诸穴刺络放血，放血 3 ~ 5 滴即可。隔日一次或一周二次。

3. 方义
耳尖在耳廓上端高点处，《灵枢·口问》记载："耳者，宗脉之所聚也。"说明耳与全身脏腑经络联系密切。肝经蕴热，火性炎上，上炎之火多熏灼在咽喉及以上的部位。因此，选择耳尖部位放血，有清热泻火、镇肝潜阳、清脑明目之功；攒竹属足太阳膀胱经，在眉梢内端，下可入目，上可络脑，本穴刺络放血，有清热明目，祛风通络的作用，对眩晕症有较好的临床效果；足窍阴穴属足少阳胆经，《灵枢·根结》记载："少阳根于窍阴，结于窗笼，窗笼者耳中也。"足窍阴为胆经井穴，所以称之为"根"。足之窍阴与头之窍阴，均属足少阳胆经，上下相应，使少阳经经气下行，以缓肝阳上亢之势，可治疗偏头痛、目眩目痛、耳聋耳鸣、失眠多梦等病。本穴放血，可泻肝胆之热，有快速缓解头晕目眩之效。

三穴配用，从头到足组合调控，通畅太阳、少阳经经气运行，调和病灶局部气血，恢复耳窍生理功能。

四、讨论

（一）病机讨论

眩晕多与心、肝、脾、肾有关，其证以虚证为多，或虚实夹杂或虚或实。

1. 两虚证

两虚证者多见于心脾两虚，中气不足，心藏神，脾统血，若劳心太过耗伤气血或大病过后气血失充，血脉不荣头目，可致头晕目眩。医者在临证中可见患者有头晕目花、心悸神疲、纳减便溏等症。两虚证亦可见于肾阴不足，髓海失荣。肾藏精生髓，若房劳过度肾精亏耗或年老肾气不足，肾阴不荣清窍而致头晕，临证时可见患者有神疲健忘、耳鸣目花、腰膝酸软、遗精阳痿等症。

2. 标实证

标实证者可见于风火上扰及阴虚阳亢。或因恼怒不解，气郁化火，损伤肝阳而致风动于上；或因久病伤阴，水不涵木而致肝阳上亢。临床上可见患者有烦躁多怒、头晕头痛或失眠多梦、头晕目涩等症。标实证亦可见于痰浊中阻，清阳不升、浊阴不降之头晕，多因脾失健运，水谷精微运化失常，湿聚于内生痰。临床上可见患者有满闷呕恶、不思饮食、身重倦怠等症。

（二）治疗讨论

由于标实证和两虚证的证候有所不同，治疗时需分证而治。本病以虚性病证为主，以任督为纲的整体调控不可缺失。结合证候标本虚实，提高脑髓通过督脉交通内外的能力，促进"血、气、液、神"的化生与输布，改善机体正气不足的状态，是治疗局部病灶的重要手段。

1. 标实证

清代叶天士《临证指南医案·眩晕》记载："头为六阳之首，耳目口鼻，皆系清空之窍。所患眩晕者，非外来之邪，乃肝胆之风阳上冒耳，甚至有昏厥跌仆之虞。其症有夹痰、夹火、中虚、下虚，治胆、治胃、治肝之分。"说明眩晕证非外邪来犯，实为内因所为。体内阴阳失调，阴虚阳亢，肝胆之阳气上逆，使人眩晕，甚则昏厥。治疗原则：发作时以平肝潜阳、运浊化痰为主；间歇期以调补气血，养心安神为主。本证治疗采用微通法配合温通法，就可以取得疗效，但在病证发作的时候，为了使症状得到快速缓解，还可用强通法中的刺络放血法进行治疗。

2. 两虚证

明代张景岳《景岳全书·眩晕·论证》记载："无虚不能作眩，当以治虚为主，而酌兼其标。"说明补虚是治疗两虚证的主要方法。肾为先天之本，需靠后天之本——脾加以濡养，健脾可以充精化痰，补肾可以化精充髓，所以本证治疗的基本原则为健脾补肾。用微通法配合温通法治疗，效果较好。

3. 任督为纲整体调控的必要性

由于本病的病机比较复杂，现代医学至今也未能找到病因。中医病机研究表明，本病的产生是多脏腑功能减退后，多种病理因素相互作用、相互影响的结果。本病的治疗需要把所有因素都考虑进去，分清主次矛盾，才能取得治疗效果。对机体的生命系统而言，维系生命基础有两个，一个是"化生"，化生的基础是脾胃运化水谷精微；另一个是"运营"，运营的基础是神机，神机的运化依靠脑髓，脑髓的根基是肝肾精血。理清维系生命活动的基础，再复杂的病机，也能分清主次证候，再难治的病证，也能找出有效治法。以任脉为纲促进水谷精微化生，用后天之精补充先天之精；以督脉为纲通调脑髓上、下二部分输布，提高肝肾精血运营，充脑填髓。把二者有机结合起来，便是治疗本病的基本原则。

（三）关于梅尼埃病

1. 概念

梅尼埃病是由前庭神经或内耳迷路水肿引起的发作性眩晕的一种内耳疾病，曾称美尼尔病。患者自觉旋转，或感觉周围景物旋转者称真性眩晕；由高血压、脑动脉硬化或中毒等引起的头晕或轻微地站立不稳，叫一般性眩晕。

2. 病因病机

现代医学认为本病的真正病因至今不明，可能与自主神经功能紊乱、代谢障碍和内分泌功能失常等有关。疲劳、焦虑、精神紧张等可能是发病诱因，大脑功能失调、内分泌功能紊乱及自主神经不稳定可能是内在发病因素。

本病病灶在耳内部，多与内伤有关，由于情志失调、饮食偏嗜、久病体虚、劳欲太过等，造成肾精亏虚，髓海不足，不能濡养耳目。病变部位在耳，气血不通是本病的根本病机，涉及肝、肾、心、脾，受多种病理因素相互影响，病理属性变化多端，有虚有实，兼杂转化。本病发作时以标实证为主，缓解时以本虚或虚实兼杂为常见。

3. 临床表现

梅尼埃病的临床表现与中医眩晕的一些证型极为相似，梅尼埃病患者可能在发作前有耳鸣症状，发作时耳鸣加重，其耳鸣一般为持续性低频音调，音调由低变高是病情加重的表现。眩晕发作时还可见眼震及平衡障碍。患者性别无明显差异，发病年龄多在 50 岁前后，多数单耳先发病，病久则双耳发病。

4. 针灸对梅尼埃病的治疗

梅尼埃病的治疗可以纳入眩晕病的辨证治疗中。

针灸对梅尼埃病有着可靠的疗效。中医认为耳是"宗脉之所聚"，手、足少阳经通过内耳与手太阳小肠经交会在听宫穴。针刺局部穴位对内耳病灶可产生直接的治疗效果。另外中医整体观念认为，内耳病灶不会独立产生，其与体内脏腑器官的功能状态有着密切联系。病因病机包括下焦肝肾不足引发肝阳上亢，进而导致少阳经过热，致使耳内室功能异常；中焦脾胃虚弱，痰饮内生，痰浊随上亢肝火上行，亦会干扰耳内室清静，引发眩晕症状；上焦心阳不足，导致头颈供血不足，直接影响耳内室代谢，亦会产生眩晕症状。针灸治疗本病之所以疗效可靠，其根本原因是在治疗中，不仅会对耳内室进行局部治疗，还会对机体进行上、中、下三焦的整体调控。因此，针灸治疗不仅可以快速缓解突发性眩晕，还可以改善恶心、呕吐、眼颤等并发症状。

针灸治疗梅尼埃病有从标与从本论治之异。发作时以治标为主，对上亢的肝阳或蒙窍的痰浊，除了采用毫针刺激之外，还可以配合刺络放血，有急救治疗之功，是治疗本病标证的有效方法；缓解期以治本为主，对亏虚的肝肾或寒湿的脾胃，除了采用毫针刺激之外，还可以配合火针或灸疗，可温补三焦脏腑，通畅痰阻清窍，是治疗本病所采用的扶元归本的有效方法。临床证明只要认清本病的标本虚实，三通法的刺法运用得当，就能获得可靠的治疗效果，因此本病被世界卫生组织推荐为针灸的适应证之一。

本病属于发作性慢性病，一般病程较长，在慢病过程中又有急性发作的可能。由于本病病因至今尚无定论，所以针灸治疗本病的疗效虽然可靠，但治疗时间较长，这就需要医者密切观察患者的病况，做好医嘱。

（四）预防

1. 加强护理

眩晕发作时，患者要保持头脑清醒，不要慌张，肢体尽量安静少动，平卧休息。如有呕吐，可手掐内关穴，家人可给予适当护理。

2. 注意饮食起居

平时应加强体育锻炼，放松心态，增强体质；注意劳逸有度，稳定生物钟，生活有规律；注意科学饮食，戒除烟酒，不过食肥甘。中老年患者应注意代谢状态，谨防"三高"，经常发作者，不宜驾驶车辆和高空作业。

3. 及时确诊

对于针灸治疗效果不佳者，要重新分析病因病机，检查是否在辨证方面有失误。如果没有，就应该到西医院，进一步检查确诊，不可贻误病情。

第六节 头 痛

头痛为临床常见的自觉症状，可见于多种急、慢性疾病之中。《素问·风论篇》记载："新沐中风，则为首风……首风之状，头面多汗恶风，当先风一日则病甚，头痛不可以出内。"清代黄元御在《素问悬解》中解释为"首风之状，风泄于上，头面多汗恶风。风在头上，遏其阳气，当先其风发之一日则病甚，头痛不可以出内室。"现代医学认为头痛可由多种疾病引起，如神经性头痛、血管性头痛、颅内其他疾病等。

一、病因病机

头为诸阳之会，所有阳经都于头部聚汇，同时足厥阴肝经在头顶入络于脑，任、督二脉也在头部交会。脑为"元神之府"，主司全身神机的发生和转运，脑髓病变会影响全身脏腑的功能状态，全身脏腑经络的病变也可能影响脑颅的功能状态。因此，外感、内伤及不内外因均可导致头痛。

（一）发病因素

1. 感受外邪

外邪内侵，气机升降失序，清阳不升，浊气上犯于头，经络脉道受阻，则发为外邪性头痛。

2. 情志饮食

精神长期紧张忧郁，气机郁结，肝失疏泄，络脉失调，拘急而头痛；或平素情绪失稳，恼怒易激，气郁化火，日久肝阴暗耗，肝阳失敛而亢，气血上逆，清阳受扰而头痛。

素嗜肥甘，暴饮暴食，耗伤脾胃，导致脾阳不振，津液运化失司，水积则痰湿内生，以致清阳不升，浊阴不降，痰湿蒙蔽清窍，则可发为头痛。若痰浊逆厥，随络入脑，脑髓痰瘀，气血痹阻，可导致痰厥性头痛；若脾胃两虚，中焦气血化生不足，气血匮乏难以充盈脑髓，亦可发为血虚性头痛。

3. 脑髓内伤

脑髓内伤性头痛，是指某种原因使脑髓受损后出现的头痛症状。脑髓主要依赖肝肾之精血濡养，精血来源于脾胃运化的水谷精微。任、督二脉，是输布气血上充脑髓的通道，特别是督脉通过风府穴与脑髓直接相连，故内伤性头痛与肝、脾、肾三脏有关。因于肝者，郁而化火，上扰清窍而头痛；因于脾者，气血不能上荣脑髓而头痛；因于肾者，髓空而致头痛。头痛病灶的产生，往往与脏腑功能状态的失常关系密切。

除此之外，若素体虚弱，或先天禀赋不足，导致脑髓失充，亦可产生头痛症状。劳欲伤肾，阴精耗损，或年老精衰，久病不愈，或产后失血，营血化生不足，精血不能上充脑髓，髓空亦可致虚性头痛。若外伤跌仆，或久病入络，导致络血不畅，脑髓络脉血瘀气滞，则可导致血瘀性头痛。

总之，头与五脏六腑的阴阳气血密切相关，凡是能影响脏腑精血化生、阳气运行的因素，都能成为头痛的病因。病因可归纳为外感与内伤两类，病位在头，风、火、痰、瘀、虚为致病主要因素。邪阻脉络，清窍不利，精血不足，脑髓失养为头痛的基本病机。

（二）　疼痛部位

头痛部位不同，其病机亦有不同。

1. 后头痛

多为太阳头痛，太阳主一身之表，以循行后背为主，外邪入侵，首犯太阳，故后头痛多为外感头痛。

2. 巅顶痛

多为厥阴头痛，机体手、足六条阴经中，唯足厥阴肝经上头至巅，足厥阴起于足大趾，易于引塞上逆，上犯巅顶而致头痛，多并发干呕、口吐涎沫症状。

3. 前头痛

多为阳明头痛，阳明头痛多为实证，外感、内伤均可导致。外感多因热结或寒凝；内伤多因湿热或热毒。阳明胃腑受纳水谷，化生气血，为六腑之主。胃主通降，以降为顺，阳明不降则上焦之气不可下行。足阳明胃经在目内眦与足太阳膀胱经交会，阳明经经气不降，必引二目及前额疼痛。

4. 偏头痛

多为少阳头痛，少阳经在半表半里，有转输内外的枢纽作用，故有"少阳为枢"之说。若气机失于枢转，则易生少阳经络之病证，临床易出现偏头痛。常因外感风寒伤及少阳而发病，亦有因情志刺激、精神紧张，导致肝阳上亢损及少阳而发病者。偏头痛的发病病机以少阳、厥阴气机不调最为常见，但亦有少阳、太阳合经而发病者，还有少阳、阳明合经而发病者，临床需审证辨经，不可执一而终。

二、临床表现

1. 外感头痛

感受外邪所致头痛，起病较急，头痛持续不解，多属实证。由于外邪性质和疾病发展阶段不同，临床症状亦有不同。感受风寒引起的头痛，其痛连背，怕风怕冷。若风寒邪重，则头痛而胀，甚则如裂，怕风发热，面红目赤；若外邪湿重，则头痛如裹，肢体困倦，甚则面肿。

2. 内伤头痛

肝阳头痛：头痛眩晕，心烦易怒，食欲不振，耳鸣胁痛。

肾虚头痛：头痛头晕，伴腰膝酸软，遗精带下，耳鸣失眠。

痰浊头痛：头痛头胀，头重如裹，口吐涎沫，恶心欲呕。

瘀血头痛：头脑空痛，耳鸣眼花，腰酸腿软，痛有定处，刺痛不移。

气血亏虚头痛：整头隐隐作痛，缠绵不断，神疲乏力，面色少华，心慌气短，用脑则痛甚。虚性头痛与少阴肾经、任脉有关，是精血不足、全脑皆空的头痛。

3. 依头痛部位分类

后头痛：头痛时作，痛连项背，遇风加重，项背酸楚，称为太阳头痛。

巅顶痛：巅顶疼痛，剧缓相移，干呕无物，口吐涎沫，称为厥阴头痛。

前头痛：前额连眉棱骨疼痛，头痛欲裂，身重，胸脘痞闷，眼睛红赤，称为阳明头痛。

偏头痛：多为头部一侧疼痛，有时剧烈发作或缠绵不断。剧烈发作则痛不可忍，兼见心烦易怒，耳鸣胁痛，睡眠不宁，称为少阳头痛。

三、治疗

（一）治则

头痛病的治疗。

《医碥·头痛》记载："须分内外虚实。"外感所致属实证，治疗当以祛邪活络为主；内伤所致多为虚证，治疗以补虚为要，但亦有内伤所致标实本虚证者，治疗需加注意。

1. 外感

祛风散寒，化湿通络。外感以风邪为主，根据邪气性质不同，分别采用祛风、散寒、化湿、清热等法。治疗以微通法为主，祛邪化痰，通经止痛。如果邪实病重，可以配合强通法刺络放血，以期快速将病邪排出体外。

2. 内伤

内伤头痛可视其虚实分而调治。风阳上亢，以息风潜阳之法治之；精血亏虚，以补气升清、滋阴养血、益肾填精之法治之；痰浊阻络，以化痰活血为治疗方法；瘀血阻络，以活血化瘀为治疗方法。虚实夹杂，扶正祛邪并举。

（1）肝阳头痛。

平肝潜阳，滋水涵木。平肝补肾，通调少阳，兼祛风邪，多用泻法，以微通法为主，配以火针温通及强通放血法，迫使肝阳之火外泻。

（2）肾虚头痛。

补肾益髓。后天充养先天，脾肾双调方能见效。以微通法为主，配以火针温通或灸疗，温阳补肾。

（3）痰浊头痛。

化痰降浊，通络止痛。健脾方能化痰，痰消经脉可通。以微通法为主，配以火针温通或灸疗，健脾利湿。

（4）瘀血头痛。

活血化瘀，行气定痛。气为血之帅，化瘀必要行气。以微通法为主，配以火针温通及强通放血法，行气化瘀；

（5）气血亏虚头痛。

益气养血，和络止痛。提高机体化生能力是治疗虚性头痛的必要措施。以微通法为主，配以火针温通及灸疗，补阳温经，活血化瘀。

（二）微通法治疗

1. 外感头痛

（1）取穴。

百会、风池、太阳、合谷、后溪、列缺、中脘。

（2）刺法。

毫针刺法，诸穴以泻法为主。每次 30 分钟，每日一次。

（3）方义。

本方旨在祛风散寒，健脾利湿，通络止痛。

百会穴为"三阳五会"之位，风池穴为足少阳胆经、阴维脉交会穴，二穴合用，可散风通络，配奇穴太阳穴，可加强祛风止痛作用。

合谷穴为手阳明大肠经原穴，其经循行上头，列缺穴为手太阴肺经络穴，是四总穴之一，"头项寻列缺"，故二穴相配可祛头颈之风。

后溪穴属手太阳小肠经，是八脉交会穴之一，通督脉。手、足太阳经相通，主一身之表，督脉循行在后背，是阳邪易侵之部位，故本穴有祛风通络、散寒利湿的作用。

中脘穴属任脉，位在中焦，乃八会穴之腑会穴，是健脾益胃、利湿化痰的要穴，有扶正祛邪之功。

2. 内伤头痛

（1）肝阳头痛。

1）取穴

四神聪、风池、合谷、阳陵泉、三阴交、照海、侠溪、太冲。

2）刺法

毫针刺法，三阴交、照海二穴用补法，余穴用泻法。每次 30 分钟，每日一次。

3）方义

肝阳上亢，多挟少阳风热循经上扰，本方旨在滋阴平肝，引少阳经经气下行，则肝阳头痛可止。四神聪穴在头顶，为肝经所络部位，合谷穴属手阳明大肠经，与肝经别通，二穴合用，有疏散肝阳风热之功；取足厥阴肝经太冲穴，可平肝潜阳；取足三阴经交会的三阴交穴，可滋阴潜阳；照海为足少阴肾经穴，八脉交会穴，长于滋养肾阴，调畅气机，三阴交与照海相配，肝经与胆经相表里，取足少阳胆经风池、阳陵泉、侠溪三穴有引少阳经经气下行之意，可缓肝阳上亢之势，息风清热，通络镇痛。诸穴相配共奏滋阴潜阳、平肝息风之功效。

（2）肾虚头痛。

1）取穴

百会、身柱、肾俞、悬钟、太溪。

2）刺法

毫针刺激，各穴用补法。每次 30 分钟，每日一次。

3）方义

脑为髓之海，肾虚则髓海空虚，治宜补肾充髓。百会穴为督脉络脑之穴，用以补益脑髓；身柱穴属督脉，为一身之"楹柱"，有补气壮阳、益智健脑之功；肾俞穴为肾之背俞穴，太溪穴为肾经的原穴，俞原相配可补肾益髓；悬钟穴属足少阳胆经，为八会穴之髓会穴，补之有益髓健脑的作用，肾俞穴、悬钟穴、太溪穴合用有补肾填髓之效。

（3）痰浊头痛。

1）取穴

头维、太阳、中脘、丰隆、合谷。

2）刺法

毫针刺法，用泻法。每次留针 30 分钟，每日一次。

3）方义

本证为痰浊阻塞经络，局部经络气血不通所致，治则为健脾利湿，化痰通络。头维穴属足阳明胃经与足少阳胆经、阳维脉之交会穴，此穴为阳明经气所发，是治疗头痛、头晕常用穴；太阳穴为经外奇穴，是治疗头部疾患的经验要穴；中脘穴为胃的募穴、丰隆穴为胃经络穴，可调理中气、化痰降浊；合谷穴为手阳明大肠经原穴，善于调气、行气，治疗头面病证，与中脘、丰隆二穴相配，可理气化痰、通络止痛。

（4）瘀血头痛。

1）取穴

头部阿是穴、中脘、合谷、三阴交。

随证选穴：眉棱骨痛，加攒竹；偏头痛，加太阳透率谷；后头痛，加天柱；头顶痛，加四神聪。

2）刺法

毫针刺法，中脘穴用补法，余穴用泻法。每次 30 分钟，每日一次。

3）方义

瘀血头痛，痛点固定，不通则痛，直接在痛点（阿是穴）处针刺，可疏解瘀阻、缓解疼痛。合谷穴为手阳明大肠经原穴，可行气止痛；补中脘穴，可调达中焦、升清降浊，为瘀阻之血打开疏解通道；泻三阴交穴，可接力中焦、引血下行，上、中、下三管齐下，可达活血化瘀、行气定痛的作用。

（5）气血亏虚头痛。

1）取穴

百会、上星、中脘、关元、足三里、三阴交。

2）刺法

毫针刺法，诸穴施用平补平泻之法，身虚体差者刺激量要适中。每次 30

分钟，每日一次。

3）方义

补益精血，养脑填髓，头部气血充盈则疼痛自止。三阴交穴通调足三阴经气血上行；足三里穴引胃气下降，助中焦气血转输；关元穴为机体阴阳之关，元气发生之所，调元气随任脉上行充盈头部；中脘穴位处中焦，调控脾阳，统领肝、肾二经气血上升充脑；上星穴属督脉，"万物之精，上为列星"，穴位在头前部，是阳精聚集的地方，泻可清热，补可聚阳，是治疗脑部疾病的要穴；百会穴在巅顶，属督脉，是养脑填髓的要穴。通过自下而上的整体考虑，疏导经气，补脾健胃，益气养血，通调气血升降，脑髓得养，头痛可止。

3. 循经头痛

（1）后头痛：天柱、至阴。

方义：后头痛乃邪客太阳之为患，故取天柱穴，以治其标。本穴属足太阳膀胱经，具有疏风通络、息风宁神功效，可治疗头痛、项强、眩晕等症。《针灸大成》记载天柱穴可治"肩背痛欲折，目瞑视，头旋脑痛，头风"等症。后头痛用本穴，可疏太阳风邪，通后头部气血。此外，针灸取穴有"越远越效"之说，故远端取至阴穴。本穴为膀胱经经气所出之井穴，可疏散太阳之风邪，调理太阳之经气，以止后头痛。

（2）巅顶痛：合谷、太冲。

方义：巅顶痛为足厥阴肝经经气上行太过所致，合谷穴为手阳明大肠经之原穴，根据"同名经"理论和"大小肠皆属胃腑"之说，本穴具有和胃化湿之功。太冲穴为肝经原穴，是肝经原气汇聚之处，可疏理肝气。二穴相配称之为"四关穴"，共有疏肝行气、降逆化浊之功，可疏散太过之肝气，通调巅顶之经络，使头痛得解。

（3）前头痛：头维、中脘。

方义：前头痛为邪客阳明经之患。头维穴属足阳明胃经，为足少阳胆经、足阳明胃经、阳维脉之交会穴，有疏风泻火、明目止痛的作用，可治疗头痛、目痛、目眩等症。《针灸甲乙经》记载头维可治"寒热头痛如破，目痛如脱"

等症，故本穴可治疗阳明胃热引起的前头痛。中脘穴属任脉，为胃之募穴，具有和胃、健脾、降逆、理气、化湿的功效，是治疗胃肠道疾病之必用穴，故泻中脘可清胃腑之热，理阳明之气。二穴合用，可通调上下，头痛当止。

（4）偏头痛：丝竹空、率谷、曲池、合谷、列缺、风池、悬钟、足临泣。

方义：本病主要与足少阳胆经相交，故通调少阳是治疗本病的根本之法，再辅以局部穴位，有事半功倍之效。丝竹空透率谷是临床治疗少阳头痛的常用之法。丝竹空穴属手少阳三焦经，率谷穴属足少阳胆经，用透刺法对手、足少阳经进行刺激，可得到强烈的刺激效果，对本病的治疗有立竿见影之效。此法来源于针灸歌赋《针灸大成·玉龙歌》："偏正头风痛难医，丝竹金针亦可施，沿皮向后透率谷，一针两穴世间稀。"一般病情仅用此法，就可使病情缓解或消失，若久病不愈，气血瘀滞明显，则需用其他穴位配合治疗。

风池、悬钟、足临泣等穴均为足少阳胆经穴，可通调少阳经经气，循经下行，既清本经上壅之热，又平肝经阳亢之风，肝升胆降，阴阳平和，疼痛自止。列缺穴属手太阴肺经，为八脉交会穴之一，通任脉，又为四总穴之一，"颈项寻列缺"，是治疗头颈病的常用穴。合谷与曲池二穴均属手阳明大肠经，合谷为原穴，曲池为合穴，二穴合用有清热解表、镇静止痛之功，是治疗头面疾病的常用组穴。

（三）温通法治疗

火针与灸疗对头痛的治疗有独特之处，依据头痛的虚实特点，辨证施用，可以取得良好的治疗效果，特别是对顽固性头痛的治疗，更能发挥其治疗优势。

1. 刺法

实证头痛：火针快针点刺阿是穴，以痛点为中心，施豹纹刺法，或依疼痛部位，循经点刺。每日一次。

虚证头痛：火针刺激任脉龟七针穴，依据患者体质，体弱者施快针刺激，体强者可随证轮流施用快针、留针。每日一次，留针 20 分钟。

灸疗：血虚头痛除火针针刺外，亦可施用灸疗刺激。刺激部位：头部神庭穴（悬起灸），腹部中脘、关元、天枢穴（灸盒灸）。每次 20 分钟，每日一次。

2. 方义

实性头痛，施以火针刺激，旨在以温热刺激活血化瘀而止痛。火针的功能既补又泻，头痛局部病灶邪实而聚，唯有火针刺激才能快速祛邪散实，使头痛得缓。豹纹刺法即在痛点正中针刺 1 针，在痛点周围针刺 3～4 针，是《黄帝内经》提出的针法。循经点刺是指病灶为循经疼痛时，可循经直接点刺疼痛部位。

虚性头痛因气血亏虚而引发，火针刺激任脉龟七针穴，利用火针的温热可快速提升中焦化生气血的能力，激发任脉气血上充清窍，脑髓得养则头痛得止。火针快针与留针相比，留针刺激量更大，疗效更为明显，但需要患者的气血较为充足，因此，体弱者不宜用火针留针法。

灸疗是体弱者补气活血的必选之法。神庭穴在头前部，是元神游行之所，灸疗本穴可提高头部气血运行能力，明显改善脑部供血，对头痛的疗效明显。腹部穴位采用灸盒灸，可以改善消化系统功能，促进中焦化生气血，是改变机体气弱血虚状态的有效方法。

（四）强通法治疗

实性头痛，包括外感头痛、肝阳头痛、少阳头痛、痰浊头痛及瘀血头痛等。以上头痛均可随证采用强通法刺络放血来治疗。强通法刺络放血，破血行气，不但能有效治疗各种实性头痛，而且疗效迅速，立竿见影。

1. 刺法

外感头痛：大椎、风门放血，为了增加出血量，可辅以拔血罐；放血量 5 mL 左右，每日一次。

肝阳头痛：百会、耳尖、大敦、足窍阴放血。放血量 2～3 滴，每日一次。

瘀血头痛：外伤或久痛不愈，脉络受阻所致，根据"以痛为腧"和"血实者决之"的治疗原则，选取阿是穴刺络放血。放血量 2～3 滴，每日一次。

2. 方义

大椎、风门是头颈部的门户，也是外邪易侵之处，取大椎、风门刺络放血，血出之际，风寒、风热、风湿诸邪均可随血外泄，头痛即缓；百会、耳尖均为头部近端取穴，二穴刺络出血，能缓肝阳头痛；大敦、足窍阴均为井穴，为远端取穴，二穴刺络放血，可泻厥阴之火，头痛可止。

瘀血是引发瘀血头痛的主要病因，祛除局部瘀血是使本病得以缓解的根本之法。对局部阿是穴刺络放血，有活血化瘀之功，是化散局部血瘀，缓解疼痛的有效方法。

四、讨论

（一）病机讨论

1. 病机总结

外感头痛：多由感受外邪引起。风寒者头痛连项，遇寒加重；风热者头痛如裂；风湿者头痛如裹。

内伤头痛：多由脏腑阴阳失调所致。肝阳者头胀痛而眩晕；肾虚者头痛而发空；痰浊者头昏如蒙，呕恶痰涎；瘀血者头痛经久不愈，痛有定处，痛如针刺；气血虚者头痛绵绵，满头皆痛。

2. 证候转化

病证如果不能及时根治，随着病情的发展就会导致证候的转化。如外感头痛未及时治愈，日久耗伤正气可转为内伤头痛；内伤头痛复感外邪，也可并发外感头痛。风寒证或风湿证，邪气郁遏化热，也可成为风热证；肾虚证水不涵木，可并发肝阳证；痰浊证因痰阻血脉，可转化为痰瘀痹阻证。

3. 疾病转归

头痛日久必由经络不通导致脏腑病变，发生疾病转归。或肝肾阴虚，或阳气衰微，或瘀血内停，或气血不足等，临床需审证辨认。风证不论虚实均有经脉不畅，经气瘀滞的病机存在，故在补益脏腑的同时，采用通经活络之法，以扶正祛邪，疏风止痛，活血化瘀。此外，头痛易出现并发症，如肝阳头痛日久，可并发或转化为眩晕、青光眼、中风等病。

不同证型头痛的预后有较大差异，外感头痛，治疗较易，预后良好。内伤头痛，虚实夹杂，治疗较难，只要辨证准确，精心治疗，也可以使病情得到缓解，甚至治愈。若头痛并发中风、心痛、呕吐等病证，则预后较差。

（二）治疗讨论

1. 治疗总结

头痛是临床常见病证，发病原因甚多。针灸治疗功能性头痛疗效可靠，即时效果非常好，尤以治疗血管性头痛、神经性头痛等效果显著，可以快速缓解疼痛症状，但头部病证的病理过程非常复杂，治疗中应注意与脑髓实质性病变进行鉴别，特别是治疗效果不佳时，应及时发现和治疗原发病。针灸对一些颅脑器质性改变亦有一定疗效，可缓解因脑瘤、青光眼、颅内压增高等引起的头痛。

治疗分为局部取穴和远端取穴。

局部取穴：辨证选取局部穴位，以百会、上星、太阳、风池为主穴。

远端取穴：按头痛部位选穴，辨别阳明、少阳、太阳、厥阴经的寒热虚实，选取远端穴位；按病证性质，分外感、内伤两类，分别选取远端穴位。外感者取合谷、后溪、列缺、大椎、风门等穴，内伤者远端取穴相对复杂，要通过辨证、辨经，选取相关经脉的相关穴位。

2. 调扶正气对头痛病的防治意义

头痛病的防治与机体的正气水平关系密切，"正气存内，邪不可干"。如果机体正气旺盛，基本不会发病，即便有轻微症状也能自愈。头痛发病与感受外邪、情志过激、劳倦太过、过食肥甘等致病因素有关，是因为这些致病因素损伤了机体的正气，导致阴阳失调。可见，治疗本病，不论外感还是内伤，只有调补正气，充盈气血，才能祛除所有病邪。即便是实证，扶正也是治疗疾病的主要方法。三通法的临床思维认为，扶正是祛邪的内在力量，祛邪与扶正是治疗病证的双刃剑。治疗实证，只泻实不扶正，体虚日久则必生病变，所以在本病治疗中，调扶正气是康复的必要手段。

以任督为纲的整体调控，是补充机体正气的有效手段。因此在治疗中，医者应根据患者正气盈衰状态，适时补充正气。具体方法：外邪者用火针刺激督脉龟七针穴，既可通调督脉，激发络脑经气，又可开门放邪，使邪气在背部得以外泄，一举两得；内伤者用火针刺激任脉龟七针穴，通调任脉，疏理中焦气机，提高脾胃对水谷精微的化生能力，补充气血化生之源。气血充盈是内伤病证好转的物质基础。

（三）预防

1. 调和情绪

平时要调和情绪，健康饮食，劳逸均衡，保持健康的身体状态。

2. 调养身体

头痛发作时应适当休息，若精神紧张，情绪波动，可卧床休息，自我疏导劝慰，稳定情绪。处于安静的环境，有助于缓解头痛。

3. 注意饮食

清淡饮食，不宜食用辛辣厚味食品。

第七节　颜面痛（三叉神经痛）

颜面痛在古籍中又称为"颊痛""两颌痛"等，指面颊皮表肌肉疼痛。以单侧面部发作多见，亦有两侧俱痛者。《素问·刺热篇》记载："脾热病者，先头重、颊痛……热争则腰痛，不可用俯仰，腹满泄，两颌痛。"三叉神经痛与颜面痛症状近似，可参照本病辨证治疗。

一、病因病机

1. 外因

颜面为手、足阳明经循行所过，颜面痛多为风气挟寒或挟热上攻于阳明经所致。风之特性，善行而数变；寒之特性，收引而拘紧；热之特性，耗气而伤津。风寒之邪痹阻经脉，气血泣而不行发为面痛；风热之邪浸淫经脉，留于面部以致气滞血瘀而发病。

2. 内因

肝经别通手阳明大肠经，肝郁化火，肝火可随经上扰头面，发为面痛；机体阴虚阳亢，虚火上炎，侵扰头面亦可发病；饮食不节，食积生热，胃火入阳明经，经内火气上冲，循经侵扰面部可导致面痛。

二、临床表现

发病者以中年人居多，疼痛仅限于面部，多为半侧面部发作，亦有少数痛在两侧，疼痛为阵发性。本病可分为原发性和继发性两种。原发性者，一般疼痛非持续性，多瞬间而过，疼痛剧烈，患者自觉面部有刀割、电击、火灼、针刺感等，痛不可忍。每次发作仅持续数秒钟或数分钟，每日可反复发作，严重者可多达数十次，对说话、进食、洗脸、刷牙等均有影响。继发性者，疼痛呈持续性，出现面部皮肤感觉障碍、咀嚼肌瘫痪、萎缩等症状，可反复发作，说话、吹风、洗脸、饮水、吃饭等常为诱因。

本病初起疼痛时间较短，发作间隔时间较长；病程日久，则疼痛程度越来越重，发作次数越来越频繁，病灶顽固，自愈者极少。

三、治疗

（一）治则

疏散外邪，通经活络。

（二）微通法治疗

1. 取穴

下关、丝竹空、攒竹、颧髎、地仓、颊车、合谷、二间、天枢、内庭、太溪。

2. 刺法

毫针刺激，下关用泻法，余穴均用平补平泻法。每次30分钟，每日一次。

3. 方义

病灶均属阳明经循行所过部位，祛除手、足阳明经之热，疏通局部经络气血，是治疗本病的有效方法。

下关穴属足阳明胃经，现代解剖学指出，下关穴解剖位置是三叉神经从颅内循行面部分叉处，刺激本穴，内可通达脑髓，外可疏导阳明经经气，因此下关穴是治疗本病的要穴；丝竹空、攒竹、颧髎、地仓、颊车各穴，均位于面部三叉神经分布区，针刺诸穴可疏通局部经气，缓解疼痛症状，即"通则不痛"；合谷穴为手阳明大肠经原穴，可清头面阳明之热；天枢穴属足阳明胃经，为大肠之募穴，本穴可统调阳明，为头面阳明之热打开疏散通道；二间穴为手阳明大肠经之荥穴，内庭穴为足阳明胃经之荥穴，二荥穴合用，有清泻阳明之火、引气下行之功。诸穴配合，既活头面气血，达到疏风止痛的目的，又可实现远端通经活络，为阳明热邪打开外散通道。太溪为肾经原穴，善于补阴，阴液充足则虚火自息，疼痛可止。

（三）温通法治疗

火针刺激，有明显止痛效果。实践证明，不管是实性疼痛，还是虚性疼痛，都可用火针治疗。

火针刺激，尤其重视面部扳机点。扳机点是引起疼痛发作的诱发部位，是三叉神经受侵分支分布区域内最敏感的部位，也是局部外在病灶的关键部位。火针刺激本部位，对局部病灶的气滞血瘀有明显的治疗作用。

1. 取穴

面部扳机点以阿是穴为主。

2. 刺法

在面部扳机点阿是穴部位，用中等粗细火针施快针点刺法。每次5针左右，不留针，隔日一次。

3. 方义

火针不但刺激量大，而且刺激效应维持时间长，有明显的止痛效果。

（四）　强通法治疗

1. 取穴

大迎穴。

2. 刺法

锋针：刺络放血，出血量 3～5 滴，不留针。隔日一次。

3. 方义

大迎穴属足阳明胃经，是阳明经在面部循行的两条分支的合并之穴，故名大迎，为胃经气血上输头部的重要通道。大迎放血，是泻面部阳明经实热的有效方法，在疼痛发作时采取刺络放血有快速止痛之效。

四、讨论

（一）　病机讨论

颜面痛指面颊抽掣疼痛，鼻翼、口唇、发际等处痛不可触的病证。病因为风寒、风热外邪侵袭颜面经络，与气血相搏，阻塞局部经络，导致气血津液瘀滞不通；或因情志不遂，肝郁化火，湿热内盛导致阳明、少阳经蕴热，热邪循经上冲颜面，使局部经络气血逆乱。颜面痛与西医的三叉神经痛相似，分为原发性与继发性两种。原发性者发病原因不明，一般不伴有感觉减退等神经受损的症状；继发性者可由多种颅内病变等引起，表现为持续性疼痛，伴有神经功能减退的症状。若病程日久，反复不已，则有入络的危险，从而形成顽固的气滞血瘀病灶，表现为局部疼痛剧烈、面色晦暗、目眶黯黑、肌肤粗糙等络脉闭阻不通的症状。

（二）　治疗讨论

1. 治疗要点

主要根据面部三叉神经分布区的疼痛部位局部取穴，再根据经络循行并结合临床表现，循经以手足阳明经为主。如感于外邪者，风寒或风热客于面部，使经气阻滞而发病，治以疏散外邪；如因胃火上冲者，或因肝火上炎，肝胃实热，循经上扰面部而发病，治以清肝泻胃；如因阴虚阳亢，虚火上炎引发者，治以滋阴清热。

由于本病发作急骤，疼痛剧烈，病势较重，需综合施用各种针法，以发挥三通法的治疗优势。取穴以面部为主，辅以远端配穴。面部多按部位取穴，远端多按病因配穴。针刺补泻相兼，刺量适度。以微通毫针为基础，配合火针针刺及强通刺络放血。挟寒者行火针以温通面部扳机点，挟热者大迎穴点刺放血以强通，可以取得较好的疗效。

三叉神经痛适用于针刺治疗，且疗效可靠。临床实践证明，本病初起，针刺对于疼痛的缓解，效果十分确切，针到痛止。如果疼痛难忍，除针刺治疗外，中西医药物的配合治疗，亦不可少。但如果病证不能得到及时治疗，随着病情迁延，病灶日趋顽固，针刺疗效会大打折扣。

2. 扶正的必要性

本病属顽固性病证，病久成为痼疾后，针灸疗效不佳。究其原因，是机体正气不足之故。因此，在治疗之初就应该注意对正气的补充与保护，尽量避免针灸治疗顽疾效果不佳情况的发生。

本病虽然病位在面部，但病因与脑髓、经络脏腑关联密切，是机体内在阴阳失调的外在表现。在治疗中，除对局部病灶施以辨证治疗外，同时要对脑髓、脏腑进行有效的调控，以增强机体的生命活力，促进局部病灶的好转。同时对脑髓的干预，可改善脑髓的生理状态，对本病的治疗有事半功倍之效。

整体扶正的方法在前面的篇章中多有讨论，在此不再赘述。值得一提的是，在治疗中需依据患者具体的脉象适时适度地进行以任督为纲的整体调控。

（三）预防

（1）饮食要规律，宜选择质软、易嚼食物。因咀嚼诱发疼痛的患者，要进食流食，忌食油炸食品，不宜食用具有刺激性、过酸、过甜及寒性食物等；饮食要营养丰富，多食富含维生素及有清火解毒作用的食品；多食新鲜水果、蔬菜及豆制品，少食肥肉，多食瘦肉，食品以清淡为宜。

（2）吃饭、漱口、说话、刷牙、洗脸，动作宜轻柔，以免刺激扳机点而诱发三叉神经痛。

（3）注意头、面部保暖，避免局部受冻、受潮；不使用过冷、过热的水洗脸。

（4）保持精神愉快，情绪稳定，避免精神刺激；起居规律，不宜熬夜，保证睡眠充足。室内环境应安静、整洁，保持空气新鲜，同时卧室不要受到风寒侵袭。适当参加体育锻炼，增强体质。

第八节　不寐（失眠）

不寐即失眠，指不能入睡，或入眠则醒，或醒后不能再眠的病证。

一、病因病机

不寐是一种全身性病证，与机体脏腑经络关系密切。《素问·逆调论篇》记载："阳明者，胃脉也，胃者，六腑之海，其气亦下行，阳明逆，不得从其道，故不得卧也。下经曰'胃不和则卧不安'，此之谓也。"胃腑是六腑之海，其气以降为顺，若阳明气逆，胃腑不和，即可导致睡眠不安，这说明不寐与消化道不畅关系密切。

《灵枢·大惑论》记载："卫气不得入于阴，常留于阳。留于阳则阳气满，阳气满则阳跷盛，不得入于阴则阴气虚，故目不瞑矣。"卫气的运行，白天在阳，夜间入阴，若卫气常留于阳，则会导致阳跷脉盛，阴气过虚，即致不寐，这说明不寐与阳盛阴虚有关。

临床中应将辨证与辨经相结合，既要从脏腑、气血津液理论出发探究其病机所在，也要从经络循行理论出发，辨识病灶，综合应用选经取穴及针刺方法。本病病机分析如下。

1. 心脾两虚

思虑忧愁，操劳太过，损伤心脾。心主血，脾生血。心伤则阴血暗耗，神不守舍；脾伤则食少纳呆，生化之源不足。营血亏虚，不能奉养于心，以致心神不安，故夜来不易入寐，入寐则多梦易醒。醒后难眠，不寐则思，思甚则进一步伤脾耗血，使病证不断加重。

2. 心肾不交

肾主藏精，肾阴不足，心肝火旺，虚热扰神，故虚烦不寐，或稍寐即醒。房劳伤肾，或素体虚弱、久病耗伤肾阴，不能上奉于心，水不济火，心肾不交；或因五志过极，心火内炽，不能下交于肾，心肾失交，热扰神明，神不守舍，因而不寐。

3. 胃热化火

胃为中土，主腐熟食物。饮食不节，肠胃受损，宿食停滞，酿为痰热，塞遏于中，痰热上扰，以致夜卧不安。

4. 肝胆郁热

胆主决断，肝主疏泄。抑郁恼怒，情志所伤，肝失条达，气郁不舒，郁而化火，火性上炎，扰动心神，以致不寐；或阴虚阳亢，扰动心神，神不安宁，以致不寐。

综上所述，不寐与心、脾、肝、肾及阴血不足有关，阳盛阴衰导致阴阳失交。另因一时情绪紧张、环境嘈杂或卧榻不适等而致失眠，不属病理范畴；因发热、疼痛、咳喘等引起的失眠，应以处理原发病为主。

二、临床表现

1. 心脾两虚

夜来不易入寐，寐则多梦易醒，面色少华，身体倦怠，气短懒言，心悸健忘或食少便溏。

2. 心肾不交

虚烦不寐或稍寐即醒，多伴头晕耳鸣，潮热盗汗，五心烦热，健忘多梦，腰膝酸软，或遗精，阳强。

3. 胃热化火

食多不化，难以入寐，入寐易醒，坐卧不宁，头晕目眩、口干舌燥，胸腑窒闷，嘈杂易饥或便结不下、或便下秽臭。

4. 肝胆郁热

头晕而痛，夜卧不宁，易于惊醒，多梦不安，烦躁易怒，肋胁胀满，口苦，目赤，耳鸣。

三、治疗

（一）治则

不寐的治疗原则为着重调治脏腑，如调补心脾，滋阴降火，化痰和胃，疏肝利胆。

1. 心脾两虚

调理心脾，养血安神。健脾以养血，养心以安神，神得血养，卧可得安。微通为主，配以温通。

2. 心肾不交

滋阴降火，交通心肾。补肾滋阴，养心降火，水火相济则卧可安。微通、温通相配施用。

3. 胃热化火

清泻胃火，通经降逆。清胃腑之火，降阳明逆热，阳明经经气得降，卧必自安。微通为主，配以温通，若胃火太甚，可强通放血。

4. 肝胆郁热

平肝泻火，利胆清热。通降胆经，可为肝胆郁热开通疏散通道，使肝胆升降有序，不寐自解。微通为主，配以温通，若胃火太甚，可强通放血。

（二）微通法治疗

1. 心脾两虚

（1）取穴。

中脘、内关、足三里、三阴交。

（2）刺法。

毫针：诸穴施补法。每次 30 分钟，每日一次。

（3）方义。

中脘属任脉，腑之会穴，胃之募穴，中焦之正位，是健脾养胃、益气养血的要穴；内关为手厥阴心包经的络穴，内通心包调心脏，外络三焦促化生，是养心安神的要穴；足三里调胃，三阴交健脾，二穴合用，一升一降，健脾胃的同时更助中焦气机运行。

诸穴配合，可促气血化生，心血得养，心神得藏，则入睡能安。

2. 心肾不交

（1）取穴。

中脘、关元、内关、神门、太溪、太冲。

（2）刺法。

毫针：诸穴施补法。每次 30 分钟，每日一次。

（3）方义。

中脘属任脉，腑之会穴，胃之募穴，是健脾养胃、益气养血的要穴，关元为阴阳交会之关、元气发生之所，二穴合用，可达化生气血、养护肾元之功；内关为手厥阴心包经络穴，神门为手少阴心经原穴，二穴合用，可对心脏产生较强的调控作用，是养心安神的重要组合用穴；太溪为足少阴肾经原穴，太冲为足厥阴肝经原穴，二穴合用，滋阴补肾，平肝潜阳，以助水火既济。

睡眠安稳的体内环境，即心肾相交。强后天化生水谷精微，济先天补益肾脏精血，养气血以护心神，滋阴液以益肾精，水火既济，即可入寐。

3. 胃热化火

（1）取穴。

中脘、关元、天枢、内关、丰隆。

（2）刺法。

毫针：诸穴施泻法。每次 30 分钟，每日一次。

（3）方义。

胃不和则卧不安，胃之所以不和，乃阳明经热甚之过。本方旨在清消化道之热，降阳明经之逆。中脘、关元、天枢三穴是消化道在腹部的募穴，三穴组合，可对消化道进行从上到下的整体调控，是调控消化系统的重要穴位组合；内关穴作为手厥阴心包经的络穴，与足阳明胃经、手少阳三焦经关系密切，有宽胸利膈之功，特别是对消化道有明显的调控作用，此处用该穴，既可和胃降火，又能养心安神，一举两得；丰隆穴为足阳明胃经的络穴，有健脾、和胃、化痰之功，可助阳明经经气下行。

4. 肝胆郁热

（1）取穴。

章门、阳池、丘墟、行间。

（2）刺法。

毫针：诸穴施泻法。每次 30 分钟，每日一次。

（3）方义。

章门穴属足厥阴肝经，脾经之募穴，脏之会穴，章门穴的穴性多样，临床使用可取得多种治疗效果。因章门穴属肝经，有明显的疏肝理气之功；与足少阳胆经交会，对胆经亦有清降之用；章门穴是脾经之募穴，又是脏之会穴，有通调五脏、平肝健脾之能。宋代王执中《针灸资生经·不卧》记载："气冲、章门治不得卧。"说明章门穴的取用，意在疏散肝胆郁热，平调脾胃功能，以达安卧入眠的效果。阳池穴为手少阳三焦经的原穴，少阳为枢转之机，肝胆郁火使少阳枢转不利。手、足少阳经相通，少阳枢转不利则三焦津液输布不足，以致肝胆郁火乏制，神明不安，失眠不寐。阳池穴为手少阳三焦经的原穴，其性善通调水道，选用此穴既可生津清热，又可助泻少阳，有解郁清热安神之功。丘墟穴为足少阳胆经的原穴，胆热者可清少阳之热，胆虚者可补胆之不足，在此可清泻肝胆郁热。行间穴为足厥阴肝经的荥穴，《难经·六十八难》记载："荥主身热。"行间穴有清泻肝火、疏肝理气、息风潜阳、制怒安神之效。

本方取穴不多，但思路独特：章门穴集多种穴性于一身，可取得多种疗效；取用阳池穴，旨在用手少阳三焦经之原穴治足少阳胆经之热；取用丘墟穴，旨在用足少阳胆经之原穴清泻本经之热，以期达到理想的治疗效果。

（三）　温通法治疗

火针在虚性不寐的治疗中多有应用。

1. 取穴

心脾两虚：心俞、脾俞。

心肾不交：心俞、肾俞。

2. 刺法

火针：诸穴快针点刺。每日一次。治疗次序：先在背部施火针温通，后在腹部施毫针微通。

3. 方义

《难经·六十七难》记载："阴病行阳，阳病行阴。"滑寿《难经本义·六十七难》记载："阴阳经络，气相互贯，脏腑腹背，气相通应。"说明经气可以由阴行阳，由阳行阴，阴阳互通，维持动态平衡。《素问·阴阳应象大论篇》记载："故善用针者，从阴引阳，从阳引阴。"提出了针灸治病取穴组方的基本原则。五脏属阴，背俞穴处阳位，在背俞穴上治疗阴脏之病，正是遵《黄帝内经》古意之举。心脾两虚，取心俞、脾俞施火针刺激，可以激发心、脾两脏的精气，改变因虚不寐的病理状态；心肾不交，取心俞穴、肾俞穴施火针刺激，可以激发心、肾两脏的精气，阳以入阴，交通心肾，改变水火不能既济的病理状态。在虚性不寐的治疗中，施用火针，不但能快速改善症状，而且还具有一定的补虚作用。

（四）　强通法治疗

锋针在实性不寐的治疗中多有应用。

1. 取穴

胃热化火：内庭。

肝胆郁热：肝俞、胆俞、足窍阴。

2. 刺法

锋针：诸穴刺络放血，出血量 3～5 滴。隔日一次。

3. 方义

内庭为足阳明胃经的荥穴，是经气所留之处，五行属水，水火相克，此穴刺络放血，有以水抑火之功，可迅速疏泄阳明之热，治疗胃热化火的不寐；肝俞、胆俞为背俞穴，二穴刺络放血，可泻郁火，以定魂魄，神有所归，睡卧得安；足窍阴为足少阳胆经的井穴，此穴刺络放血，可降胆火而除烦，烦除则卧安。

四、讨论

（一）病机讨论

睡眠是人体生理活动的重要组成部分，有睡眠障碍的人群不仅精神状态萎靡不振，还会影响体内器官组织的功能。中医对睡眠的认识，离不开机体的阴阳变化，二者和谐稳定的转化，是机体健康的前提。阳态，是消耗能量输出功能的状态；阴态，是吸收能量储备功能的状态。生命在这两种状态的不断变化中得以维续。杨上善《黄帝内经太素·寒热杂说》记载："何以称阳入阴出也？人之呼气出为阳也，吸气入为阴也。"说明机体的一呼一吸，实际是阴阳两种状态的转换，所以才有"肺主治节"，调节全身气、血、津液及脏腑生理功能。"天人合一"的理论告诉我们，人体的阴阳变化不只受机体功能的调控，更与天地阴阳的变化相联系。一日之内，昼为阳，夜为阴，人体要顺从天地阴阳的变化，如"日出而作，日落而息"之说。对于机体而言，清醒状态就是阳态，睡眠状态就是阴态。

综上所述，睡眠是机体阴态的表现形式。在阴态下，卫气入阴，神明安歇，机体内部各个脏腑器官得以"休息"补充能量，修复自身，调整失调的功能状态，同时又在积蓄能量，为机体进入阳态的功能输出做准备。可见阳态的功能输出，依赖阴态的能量积蓄，因此睡眠对机体的生理意义不言自明。

（二）治疗讨论

1. 不寐的治疗要点

虚实补泻：不寐以阳盛阴衰、阴阳失调为发病机制，临床分为四型，其中心脾两虚用补法，选穴中脘、内关、足三里、三阴交；心肾不交用补法，选穴中脘、关元、内关、神门、太溪、太冲；胃热化火用泻法，取穴中脘、关元、天枢、内关、丰隆；肝胆郁热用泻法，取穴章门、阳池、丘墟、行间。针灸治疗本病疗效可靠，特别是久服镇静剂效果不佳者，施用针灸治疗，常能收到较好的效果。

积极治疗：本病病因较为复杂，虽不至危及生命，但迁延日久，易对患者造成精神压力，影响工作和身体健康。本病除积极治疗外，还应配合精神及生活方面的调摄，适当参加体力劳动及体育锻炼，保持心情舒畅，消除顾虑及紧张情绪。

2. 不寐的整体调控

不寐有外感、内伤之别，病因不外乎气与神。夜不能寐，是机体在阴态下，不能稳定阴中之气的阴阳变化，出现气运无序的病理状态；神是调控阴阳变化的唯一因素，阴阳变化失常是神不守位的结果。因此治神调气，恢复阴中之气的运营，是治疗不寐的根本之法。治疗本病时，要依据患者正气的盈亏程度，在辨证施治的基础上，适时、适度地加入以任督为纲的整体调控。由于本病与神经系统关系密切，应注重"三督龟七针"的施用，以加强对神的调控力度。如果患者体质较弱，应尤其注重任脉龟七针的施用，增强气血化生之力。

具体施用方法，前面篇章中多有讨论，这里不再赘述。坚定执行以整体调控为基础的局部治疗，是三通法临床思维的体现，是提高疗效、缩减疗程的极佳选择。

（三）预防

1. 保持平和心态

保持平和心态有益于机体阴阳的平衡，睡前尽量不要参与使情绪激动的活动，要保持情绪稳定，减少思虑和焦虑，有益于机体阴阳平和。

2. 自我保健

睡前用热水泡脚，刺激足底穴位，促进血液循环，有助于改善睡眠。失眠患者可按摩安眠穴、照海穴，放松全身，有益于入睡。

3. 养成科学的生活方式

养成科学的生活方式，如坚持适量的运动，有助于提高身体素质；按时作息，劳逸结合，保持生物钟的稳定；注意饮食搭配，保持营养均衡，晚餐不宜吃得过饱，餐后不宜立即入睡，要有足够的间隔时间。这些都有利于提高睡眠质量。

第九节　郁　　证

郁证是情志不舒、气机郁滞引起的精神类疾病。《黄帝内经》中虽没有"郁证"之名，但对因郁致病多有论述。《素问·六元正纪大论篇》论述了五气之郁："郁极乃发，待时而作也……木郁达之，火郁发之，土郁夺之，金郁泄之，水郁折之，然调其气。"元代朱丹溪《丹溪心法·六郁》将郁证列为专篇，提出了气、血、火、食、湿、痰六郁之说，"人体气血冲和，万病不生，一有拂郁，诸病生焉。故人身诸病多生于郁"。并提出"气郁"乃六郁之首，其他五郁皆由气郁而来的学术论点。

一、病因病机

郁证是由情志因素引发的一类疾病，情志内伤与脏腑功能二者之间相互影响，因此本病病理过程曲折复杂，临床症状多种多样。从《黄帝内经》始，历代医家对本病的病机均有着广泛的讨论。虽然本病病因复杂，病变多端，但究其根本，情志内伤是发病的主要原因。但因病机差异，导致症状大不相同，从临床实际出发，本病病机有两条轨迹可循。

1. 虚性郁证（抑郁症）

水谷精微为气血生化之源，脾脏为后天之本，主运化水谷精微。《素问·

本病论篇（遗篇）》记载："人饮食、劳倦即伤脾。"《素问·阴阳应象大论篇》还有"思伤脾"之说。由此可知，饮食劳倦或思虑过度均可损伤脾脏功能。脾脏受损后，水谷精微化生减少，继而出现气弱血少，精亏神疲，痰浊阻络。杨上善《黄帝内经太素·脏腑之一》记载："心藏脉，脉舍神，心气虚则悲，实则笑不休。"气血是机体生命的物质基础，心主血脉而藏神，为神明之主。气血亏虚，心脉不足，神无所归，则心神无主，情绪悲观；心脾两虚，思则伤脾，进一步损伤脾脏。如此循环往复，最终结果就是血运乏力，气机郁滞。现代医学抑郁症的相关表现体现了虚性郁证的病机。

　　2. 实性郁证（脏躁）

　　情志平和守常，是机体健康、气立如故的重要保障。如果七情太过，情志过激，则身心俱损。如《黄帝内经太素·脏腑之一》记载："盛怒气聚，伤于肾志，故迷惑失理也。"说明怒气太盛，就会伤及肾脏的藏志功能，意志外泄不得封藏，则出现精神恍惚、闷闷不乐、行为紊乱异常的现象。又如《黄帝内经太素·邪传》记载："喜怒不节则伤脏。心主于喜，肝主于怒，二者起之过分即伤神，伤神即内伤五脏。"说明情绪易激，喜怒不节，会对脏器产生损伤。心性属火，伤于喜，发为火郁；肝性属木，伤于怒，发为木郁。心肝郁之太过，就会影响情绪而伤神，神伤又会对五脏产生不利影响。由此可以看出，情志过激可以导致心火郁而上炎，肝木郁而上逆，肾不藏志，聚而气结。三脏病理过程产生的病邪，会导致气机逆乱，情绪失常，引发实性郁证。脏躁发病的相关表现基本体现了实性郁证病机。

　　需要说明的是两条病机轨迹是由不同的病因引发的。虚者久病虚更甚，实者久病亦为虚。病性的虚实变化，说明本病的发病是缓慢积累的渐进过程。

　　综上所述，郁证最根本的病机是气机逆乱，郁而不通，由此产生气血失调、脏腑不和、精神不宁、经脉不通等各种病理表现。就病因而言，以七情内伤、气郁恼怒为主；就脏腑而言，气郁不畅，心、肝、肾、脾等脏郁而不疏最为多见；就经络而言，手、足厥阴经对本病有着特殊的病理意义。肝主血，心主脉，肝与心的生理功能对气血通行、濡养脏腑意义重大。厥阴经脉循行于胁、肋、胸、目、咽等部位，郁证病候就会在这些部位上出现疼痛、闷胀、壅堵等各种症状。

二、临床表现

1. 虚性郁证（抑郁症）

抑郁症属中医学"郁证"范围，指由情志不畅、气机郁滞所致的病证，主要表现为情绪抑郁，神志不宁，生活态度消极等。现代医学认为，抑郁症又称抑郁障碍，是一种常见的精神疾病，主要是不能正确处理工作或生活压力，表现为情绪低落，思维迟缓，缺乏主动性。本病多发于中年以后，此阶段机体体质开始下降，人群容易产生焦虑、紧张、忧郁等症状。一般女性患者数量多于男性患者数量。现代医学中抑郁症的临床症状，基本上可以认为是中医虚性郁证的综合表现。

2. 实性郁证（脏躁）

脏躁者呈五脏不安、喜悲不节之态，该证始见于汉代张仲景《金匮要略·妇人杂病脉证并治第二十二》："妇人脏躁，喜悲伤欲哭，象如神灵所作。"说明脏躁是妇女易发的精神类病证。清代陈修园《金匮要略浅注·妇人杂病脉证并治第二十二》记载："脏属阴，阴虚而火乘之，则为躁。不必拘于何脏，而既已成躁，则病证皆同。"说明此病为阴虚火旺所致，任何脏器病发为脏躁，皆有相似的症状，本病是一类具有多种临床症状的神志疾病。

本病女性患者居多，临床表现复杂多样，常有复发，每次发作症状类似，情志表现异常最为多见，如无故嬉笑、悲泣、歌唱、呻吟、缄默不语、呆坐不动等，亦可见突然失语、失聪、睁目不见、吞咽不畅、呼吸困难以及突然出现肢体疼痛、麻木、瘫痪等。

三、治疗

（一）治则

1. 虚性郁证（抑郁症）

养心安神，理气解郁，怡情易性。实证，首当理气开郁，依据血瘀、痰浊、食积的不同分别祛之；虚证，宜养心安神，补益心脾，滋养肝肾。虚实相兼，则当兼顾。微通为主，配合温通，可取得安神移性的疗效。

2. 实性郁证（脏躁）

平肝降逆，宁心安神，理气宽胸。厥阴气疏，五脏可安，调控心、肝二脏，有宽胸顺气之功。微通为主，配合温通、强通，补虚泻实，五脏可安。

（二）　微通法治疗

1. 虚性郁证（抑郁症）

（1）取穴。

风府、大椎、内关、大陵、心俞、谚语。

随证加穴：神志不清加百会、水沟；胁肋胀痛加支沟、章门；耳鸣耳聋加听会、中渚。

（2）刺法。

毫针刺激，诸穴平补平泻针法。留针30分钟，每日或隔日一次，十次为一个疗程，每疗程之间相隔一周。

（3）方义。

治疗本病应以通达气血、解郁开窍为大法。调控以治神为主，诸穴合用，既养脑神，又调心神，二神得安，抑郁可除。风府穴属督脉，是督脉入脑的主要通道，具有疏通脑络、开窍醒神的作用；大椎穴属督脉，与周身诸阳经相会，可通达阳气，调和气血。二穴合用，可调动督脉众阳，入脑充髓，激发元神之府的功能。内关穴为手厥阴心包经之络穴，与手少阳三焦经相络，与阴维脉相会，刺内关可稳心定神，解郁宽胸，条达情志；大陵穴为手厥阴心包经之原穴，主治心痛、惊悸、癫狂、痫证。二穴合用，可促进心包络气血稳定运营，提高抵抗外界因素干扰的能力，心烦郁闷可解。心俞穴为经气输注心脏之背俞穴，直通心脏，为调理心脏气血之要穴，刺心俞可调达周身气血，使气血上达于脑髓；谚语穴属足太阳膀胱经，具有通达气血、开窍安神、疏通脑络的作用。二穴合用有敛心安神、通窍定志之效。

如果症状偏多，可随证加减穴位，如醒神加水沟、肋胀加章门、耳鸣加听会等。

2. 实性郁证（脏躁）

（1）取穴。

素髎、内关、郄门、神门、合谷、太冲、中脘、三阴交。

（2）刺法。

毫针刺激，内关、郄门二穴用透刺针法，余穴用平补平泻针法。留针30分钟，每日或隔日一次，十次为一个疗程，每疗程之间相隔一周。

（3）方义。

素髎穴属督脉，位于鼻尖顶端。由于鼻通任脉，刺此一穴，督任二脉皆可贯通，周身气血亦可畅通。故本穴有醒脑开窍、息风止痉之功。本方取此穴，可清热开窍，利脑安神，稳定躁动情绪，恢复行为自律。内关、郄门二穴属手厥阴心包经，心包是心脏的外围组织，生理上代心行令，病理上代心受邪。心主血脉而藏神，透刺二穴，则心脉充盈，肝血调达，能解脏躁之郁。透刺的操作手法对疗效的发挥至关重要。具体方法：取4寸毫针常规进针后将针体卧倒，使针尖向郄门穴沿皮透刺，并根据病情的不同施以捻转补泻手法，多数患者在施术过程中就会感到胸中豁然开阔，头脑清醒，如释重负，有利于增强战胜疾病的信心。心主神明，神门穴为手少阴心经之原穴，是治疗各种神经类、情志类病证的要穴。本穴与内关配用，可调补心血，安敛心神，身心浮躁之态可缓。合谷穴、太冲穴合称四关穴。合谷穴属手阳明大肠经，太冲穴属足厥阴肝经，阳明、厥阴二经相合，四穴合用可平肝阳，调气血，通经络，宁神志。中脘穴位于中焦正位，胃经之募穴，腑之会穴，有疏利中焦气机、调理腑气之效。三阴交穴为足三阴经的交会穴，有健脾和胃、调补肝肾、行气活血、疏经通络之功。二穴配用一升一降，确保中焦气血化生之源的稳定。

诸穴合用，既调手、足厥阴二经，平复郁滞之邪，又调心脑之神，平烦躁心志，还调中焦气血、滋阴、养血、藏神，充脑神、敛心神，心脑得调，本病可痊。

（三）　温通法治疗

火针温通对中枢神经系统有明显的刺激效应，对情志病的治疗有双向调控效果。抑郁症、脏躁作为情志病，通过火针刺激均可取得良好的治疗效果。由于火针具有双向补泻功能，在临床中不必拘泥于病证的虚实，更应注重患者体质的强弱，使刺激量与患者体质相匹配。

1. 取穴

三督龟七针穴、任脉龟七针穴。

2. 刺法

火针刺激，中粗火针点刺。

3. 方义

火针刺激三督龟七针穴、任脉龟七针穴，是从"气"和"神"两方面对机体进行整体调控。"气"即水谷精微，"神"即元神与心神。火针刺激督脉是对包括心神、脑神在内的生命系统，从无序到有序的调控；火针刺激任脉能促进机体生命活力，包括气血的化生与运营。

（四）　强通法治疗

1. 取穴

素髎、中冲。

2. 刺法

锋针刺络放血，出血量 3～5 滴，不留针。隔日一次。

3. 方义

素髎穴刺络放血，有除湿降浊、利窍泻热之功。脏躁患者情绪过激，本穴放血可达泻热、通窍、止痉之效。中冲穴为手厥阴心包经的井穴，刺络放血，有清心火、泻肝热、开窍醒神之功，对情志不舒、心绪紊乱的实性郁证患者，有平静情绪、稳定行为的作用。

四、讨论

（一）病机讨论

郁证，是以情志忧郁、焦虑紧张为主要症状的疾病，"郁"是本病的核心病机，即气的升降运动失常。气的升降运动，是机体的气化过程，在这个过程中机体消耗能量，获得生理功能。因此郁证的病机就是气化受损，是以器官组织气化障碍为标志的病理现象，经络通道显现气血瘀堵、升降不畅的阻滞状态，脏腑器官呈现气血亏虚、气化不充的功能低下状态。气机逆乱与情志太过密切相关，喜怒不节则心、肝两郁，忧虑过度则脾土损伤。情志不遂，忧思恼怒，必犯气机，气病及血，气血同病，病证随经而发。不管病证从实还是从虚，气机必然郁而不畅，情志所扰，虚实夹杂，变化多端，病延日久，以虚为终。心藏神，怵惕思虑则伤神，神气不足则悲，血气不足则恐，《素问·调经论篇》记载："神有余则笑不休，神不足则悲。"在情绪极度失调的状态下，诸郁侵身而成痼疾。

（二）治疗讨论

病机的复杂性决定了治疗的多样性，郁证病机的轨迹可以决定本病的基本治疗方法。基于病机简单划分，虚证者以脾虚为主，实证者以心、肝郁滞为主，这样在治疗上就有了清晰的思路。

虚证治疗以健脾安神为法。火针针刺任脉龟七针穴，可有效促进中焦气血化生，增强机体运营能力。毫针针刺背俞穴，可调控心神、脑神，提高诸神的稳定性，其中心俞、譩譆二穴的组合使用，能疏解郁而不发的情志。中焦气血化生能力在火针的刺激下明显改善，这为毫针的情志调控提供了稳定的气血供应。

实证治疗以疏调心、肝郁滞为法，手、足厥阴经是治疗的重点经络。手厥阴心包经内关穴是治疗心血不充、心神不安的关键腧穴，再联合大陵穴可达到敛心安神的治疗效果；四关穴是足厥阴肝经与手阳明大肠经相合而成的奇穴，四穴合用可平肝解郁，再配太冲原穴，具有清泻肝阳之效。火针针刺三督龟七针穴，有通督、健脑、安神之功。火针可快速激发督脉经气，然后再施用毫针，可有效提高毫针的针刺疗效。毫针、火针的结合使用，是针灸治疗顽疾痼症的有效方法。

（三）　治疗注意事项

1. 注意沟通与鼓励

情志因素发病，是人体高级神经中枢功能失调的表现。虽然患者脑组织没有结构性异常病变，但在治疗过程中极易受到主观、客观或环境因素的影响，这使疾病的治疗效果具有一定的不确定性。在治疗中给予患者必要的沟通与鼓励，帮助患者树立战胜疾病的信心，是本病得以治愈的重要方式。

2. 创建和谐的治疗环境

为患者创建和谐的外在环境，充分利用患者的视、听、闻等感觉器官加强内外信息沟通，有助于患者重塑生活信心，从根本上治愈本病。

3. 坚持治疗是关键

针灸治疗本病有着可靠的疗效，但疗程相对较长，需要患者做好充分的思想准备。此外因治疗时间较长，在此过程中难免会出现对治疗不利的内、外因素。这种因素往往会极大地打击患者治病的信心，在这种情况下如何安抚患者继续坚持治疗，是本病能否取得满意疗效的关键。

第十节　癫　痫

癫痫属中医痫病范畴，是一种发作性的神志异常疾病。从《黄帝内经》时期中医对本病的病因、病机就有了一定认识，称本病为"癫疾""痫厥""痫瘈"等。清代刘默《证治百问·痫》记载："痫字，从病从间，以病间断而发，不若别症相连而病也。"说明此病呈间断性发作，发作时的临床症状也有不同表现。

一、病因病机

本病总病机是某些原因导致脑组织受损后，大脑神经元异常放电而出现的一系列病理表现。隋代巢元方《诸病源候论·风病诸候下·风癫候》论述了不同年龄段癫痫病机的区别，该书记载："人有血气少，则心虚而精神离散，魂魄妄行，因为风邪所伤，故邪入于阴，则为癫疾。又人在胎，其母卒大惊，精气并居，令子发癫。其发则仆地，吐涎沫，无所觉是也。原其癫病，皆由风邪故也。"提出成人癫疾是因风邪所伤，儿童癫疾是母亲在孕期受惊而致。

本病的致病因素，可分为先天因素和后天因素。

1. 先天因素

先天因素是指胎儿从母胎中到出生的全部过程中潜伏着的致病因素。元代曾世荣在《活幼心书·痫证》中说："惊风三发便成痫。"说明幼儿惊风若反复发作，对脑颅会产生一定的损伤，日久可发展为癫痫。

2. 后天因素

七情太过、情志不舒等造成气机逆乱，影响到元神之府的正常运转，就会引发本病。劳欲过度，气血不足，气滞血瘀，造成脏腑精气虚亏，出现瘀血或痰浊等病理产物，痰浊能中阻经络，并循经脉上蒙清窍，就会产生本病；瘀血会阻滞气血运营，如脑髓血瘀，局部血络受损，元神不宁，也会引发本病。

本病虽然病位在脑窍，但涉及心、肝、脾、肾诸脏。本病的病性特点是标邪为实，本正为虚。邪实者，痰浊、瘀血为主，肝风、郁火相携助虐；正虚者，素体虚弱，阳气不足，脾阳虚不能输布津液而生痰，心阳虚气血运营乏力而生瘀。痰有聚散，风有动静，气有顺逆，体有阴阳，故本病时发时止。发作时风痰上涌邪阻脑窍，血瘀壅络内扰神明，脑颅内外经络闭而不通；休止时，脏腑气血亏虚，痰浊内生，瘀血隐络，精神疲乏。本病反复发作，恶性循环，病势趋重，久病不痊，乃成痼疾。

本病的产生与脑颅损伤密切相关，如跌仆损伤致瘀血内留，开颅手术、颅内肿瘤损伤脑组织以及老年脑萎缩均可引发癫痫。

临床中最常见的为原发性癫痫，本病目前还尚未找到明确的病因病机。

二、临床表现

神志意识丧失是癫痫的首要特征。癫痫经久不愈可导致记忆力减退、精神萎靡、表情呆板、动作迟缓等。本病须与幼儿惊风病相鉴别，幼儿惊风病常由高热、电解质紊乱等引起，脑电图检查无典型的癫痫波形，发作时抽搐、昏迷、喉中无声。

1. 实证（大发作）

实证者，体质强，患病时间短，以大发作为主。大发作的特征为猝然仆倒、不省人事、四肢抽搐、口吐涎沫、喉中作声、两目上吊等，有时可能出现舌背咬伤、二便失禁。发作持续 1~5 分钟或更长，移时苏醒，饮食起居类如常人。发作间隔时间不等，有每日发作数次者，亦有数日、数周、数月发作 1 次者。

2. 虚证（小发作）

虚证者，体质较弱，患病时间较长，以小发作为主，病因多以气血两虚、肝肾阴亏为主。小发作的特征为出现短暂的意识丧失，表现为木然无知，两目直视，如无所见，或两目上翻，或口角抽动，或手中物件突然坠落，不动不语，固定于某一体位，不跌倒，无抽搐。发作时间短暂，常在数秒之内，也可瞬间而过，随即恢复知觉意识，活动正常如初。

三、治疗

（一）治则

1. 大发作

急则治标：涤痰息风，稳心安神，通调督脉，镇惊开窍。微通法与温通法结合施用。

2. 小发作

标本同治：养阴益气，健脾化痰，滋补肝肾，固本培元。微通法与温通法结合施用。

3. 幼儿癫痫

治本为主：健脾强胃，养心安神，滋补肾精，通督健脑。微通法与温通法结合施用。

（二） 微通法治疗

1. 大发作

（1）取穴。

大椎、腰奇、四神聪。常发作者，加合谷、阳陵泉。

（2）刺法。

毫针常规刺激四神聪、合谷、阳陵泉诸穴；大椎用 4 寸毫针刺入，针尖向下（尾骶方向）将针卧倒以沿皮刺法入针 3 寸半，施以"龙虎交战"手法；腰奇用 4 寸毫针刺入，针尖向上（头项方向）将针卧倒以沿皮刺法入针 3 寸半，与大椎穴形成对刺，施以"龙虎交战"手法。留针 30 分钟，隔日治疗一次。

"龙虎交战"手法：明代泉石心《金针赋》载针刺手法名称，以捻转补泻结合九六数组成的复合手法。高希言主编《中国针灸辞典》释施用方法为：在手三阳、足三阴、任脉这七条经脉上取穴时，捻针向左转九下（大指向前）行补法，称为"龙"；继捻针向右转六下（大指向后）行泻法，称为"虎"。在手三阴、足三阳、督脉这七条经脉上取穴时，先右捻六下行泻法后，再左转九下行补法，如此一补一泻，一龙一虎交替施针，故名"龙虎交战"。也可分三部施术，有疏通经气的作用，适用于疼痛性疾患。

（3）方义。

四神聪位于巅顶之上，为经外奇穴，具有清热镇惊、平复肝阳之功。大椎为督脉腧穴，位于督脉上部，是诸阳之会，有助阳通脑之功。腰奇位于督脉下部，为经外奇穴，位于尾骨尖上 2 寸，可使督脉经气通畅，气血调和。

大椎、腰奇二穴合用，有清热、镇惊、安神、通经的作用。施用"龙虎交战"手法，既补又泻，可加大作用在督脉上的刺激量，以通阳开窍。本法无论虚、实，神志意识障碍疾病，均可使用。合谷平肝，阳陵泉利胆，二穴配用有引少阳经经气下行、平降肝阳之功。

诸穴配用，以缓和标证为主，尽快使患者从昏迷状态中清醒过来，是此时针刺的根本目的。快速施术，加大刺激量，可以快速缓解患者的症状，发挥针灸刺激的临床优势，尽量减少患者的损伤。

2. 小发作

（1）取穴。

四神聪、大椎、心俞、肾俞、腰奇。

（2）刺法。

毫针常规刺激四神聪、心俞、肾俞诸穴，平补平泻手法；大椎、腰奇针刺方法同上，但要依据患者体质，适当减轻刺激量。留针 30 分钟，隔日一次。

（3）方义。

小发作的治疗以标本兼治为宗旨，故大发作穴位继续应用以治标，并在此基础上增加心俞、肾俞二穴，补心安神，滋肾填精。小发作属慢性病，治疗时间较长。久病则虚，调养气血、固本培元、标本兼治是针灸治疗小发作的基本理念。

3. 幼儿癫痫

幼儿患者的身体还处于发育期，为稚阴稚阳之体，其治疗与成人患者的治疗有着很大的不同，除在癫痫发作时给予抢救性治标外，平时则以治本为主。

（1）取穴。

四神聪、风府、大椎、身柱、心俞、谚谵、肾俞、腰奇、内关、神门、中脘、关元、天枢、足三里、照海。

（2）刺法。

毫针刺激，1 寸毫针快针点刺诸穴，不留针。背、腹部穴位每次选用 6～

8 针，四神聪每次都用。每日或隔日一次，三个月为一个疗程，间隔四周，可进行下一疗程治疗。

（3）方义。

幼儿体质娇弱，患儿的体质更虚，所以针刺以快针为主，亦称"小儿飞针"刺法。患儿处于发育期，机体在不断发育变化中，通过针灸刺激可以促进脑髓发育，从而使大脑病灶得以康复。中脘、关元、天枢、足三里健脾强胃，以增加气血化生之源；内关、神门、心俞、谚谵养心安神，以稳定神明之府；肾俞、腰奇补肾填精，以巩固命门相火；四神聪、风府、大椎、身柱通督健脑，以修复受损的脑组织。诸穴合力，共奏强身健脑、消除病灶之效。照海补肾养阴，有生发肾经气血、促进肾气上行之能。

施术中要依据患儿的体质，适当选取穴位的数量，体强者多刺，体弱者少刺；使针刺穴位均衡分布，兼顾背、腹部穴位。

（三）　温通法治疗

1. 取穴

督脉龟七针穴。

2. 刺法

火针刺激，快针点刺诸穴。大发作时及时施用，小发作或不发作时，每周不超过三次。

3. 方义

本证病灶在脑，督脉是经络系统直通脑髓的唯一经脉。火针刺激督脉龟七针穴，既调肾精，又调心神，通过督脉传导，还调元神之府，有显著的治疗效果。特别是在癫痫大发作时，火针点刺能迅速唤醒患者意识，从而减轻患者脑部损害。在小发作或不发作的状态下，火针点刺督脉龟七针穴，可以有效改善脑颅的气血运营，使机体稳定在阴阳平和状态。

（四） 强通法治疗

1. 取穴

人中、中冲。

2. 刺法

锋针刺激，诸穴刺络放血，出血量 3～5 滴。大发作时施用。

3. 方义

在大发作时患者如果神志不清，并伴有抽搐，在督脉的人中穴放血，给予强刺激，可快速缓解患者的昏迷病态，特别是在牙关紧闭的状态下，可避免咬伤舌头。如果癫痫发作症状严重，人中穴放血后神志仍然不清，可在手厥阴心包经的井穴中冲穴放血，可以泻热豁痰，清肝开窍，使患者的症状得以改善。

四、讨论

在临床辨证中，癫痫的证候多种多样。针灸治疗与药物治疗有所不同，故而对本病的认识也略有不同。

（一） 病机讨论

癫痫从根本上分为虚实两大类。

1. 实证

实证者，体质强，患病时间短，以大发作为主，病因以痰、火、风为主，治疗以大椎、腰奇、四神聪为主穴，施用泻法。神志不清，伴有抽搐者加用人中，予强刺激量；经常发作者加用合谷、太冲，予中等刺激量。

2. 虚证

虚证者，体质较弱，患病时间较长，以小发作为主，病因多以气血两虚、肝肾阴亏为主，治疗以大椎、腰奇为主穴。气血两虚症状明显者，加用中脘、足三里；肝肾阴虚症状明显者，加用肝俞、心俞、肾俞，均施以轻度刺激量；

中土虚寒、痰浊内生者，可加用中脘、丰隆。

（二） 治疗讨论

1. 大椎与腰奇

大椎、腰奇的使用，在癫痫的治疗中发挥着重要作用。此二穴合用具有镇静安神、醒脑开窍、蠲痰定志的作用，可使督脉经气通畅，气血调和，且无论病证虚实均可作为治疗癫痫的基本方穴。医者在针刺此二穴时，强调治疗成年患者需用4寸毫针先刺大椎，后刺腰奇，沿皮对刺，施以"龙虎交战"手法，具体操作前面已述。医者在施术中要把控好刺激量，偏于实证者刺激量要偏重，偏于虚证者刺激量要偏轻，酌情给予适度刺激量，正确应用大椎、腰奇，采用"龙虎交战"的操作手法，对本病的治疗具有重要的意义。

如果本病久治不愈，发作次数频繁，可换腰奇为长强，同样用4寸毫针深刺。不必施用"龙虎交战"手法，虚则补之，实则泻之，对病证的缓解有一定的帮助。

2. 任督为纲的治疗意义

本病分为实证和虚证，在临床中实证多为大发作，其他情况基本上是虚证。因此本病除大发作时需急救治疗外，大部分的治疗是针对虚证的治疗。补虚就要扶正，三通法是以任督为纲的整体调控方法。适时加用任脉龟七针穴和督脉龟七针穴，在本病的治疗中具有积极的意义。成年患者在长期病痛的折磨下，身心都处在虚弱状态，以任督为纲的整体调控可明显促进机体"血、气、液、神"的化生，提高机体与疾病抗衡的能力，改善患者的精神状态，提升患者的愈病信心。幼儿患者多因脑髓损伤而发育迟缓，先天不足导致后天失养，以任督为纲的整体调控可有效提高其生命能力，促进脑颅病灶的修复。

临床实践证明，患者正气运营水平的提高，可以明显改善癫痫发作的症状。主要表现在大发作间隔时间变长，发作时间减少，发作后体质恢复加快，幼儿患者此表现更加明显。

以任督为纲整体扶正的方法，在前面的篇章中多有讨论，在这里不再赘述，需要注意的是，医者须在治疗中依据患者具体的脉象，适时适度地进行以任督为纲的整体调控。幼儿患者在进行火针施术时，医者要特别注意对刺激量的把控。

（三）预防

（1）对于高龄初产妇，如预计生产过程不顺利，应及早进行剖宫产术，这样可以避免胎儿因缺氧、窒息、产伤引起癫痫。

（2）对于各种颅内感染引起的癫痫，首先要积极预防，其次一旦发生，应及早诊断，正确治疗，减轻脑组织损伤。在颅内感染的急性期，很多患者常有癫痫发作，这时应及时、足量地使用抗癫痫药物，以减轻癫痫发作造成的脑组织损害，也可减少日后癫痫发作的概率。

（3）预防脑外伤的发生，避免因工作、交通事故引起脑外伤，可预防脑外伤引起的癫痫。

（4）高热惊厥有15%左右会转变成癫痫，对有复发可能的高热惊厥及早地采取预防措施，可大大减少高热惊厥造成的脑损伤，从而减少癫痫的发生率。

（5）去除癫痫发作诱因，是预防癫痫复发的重要环节之一，其诱因包括饮酒、吸烟、疲劳、精神压抑、暴饮暴食、感染性疾病、受惊发热、剥夺睡眠、近亲结婚及有害的声光刺激等。

第十一节　癫　狂

癫与狂均为神志异常的表现。癫者表现为情志不悦，情绪变化无常，语无伦次；狂者表现为狂乱不安，妄作妄动，骂詈笑歌，喧扰不宁。癫证多称为"文痴"，狂证多称为"武痴"。癫狂病名出自《黄帝内经》，该书认为本病的发生与情志失常密切相关，《灵枢·癫狂》记载："癫疾始生，先不乐，头重痛，视举目赤，甚作极，已而烦心……狂始生，先自悲也，喜忘、苦怒、善恐者得之忧饥。"现代医学认为，癫、狂均属于精神疾病。

一、病因病机

1. 情志内伤

癫狂大都以七情所伤为首始，或因恼怒惊恐，或因悲喜交加，或因思虑不遂，而发此病。癫证与狂证虽临床症状不同，但病机均为痰闭心窍，神明受阻，督脉不通，脑神失聪。癫证为虚，日久郁极化火，可以出现标实证候，则为狂证；狂证为实，日久正气耗损，亦可出现本虚证候，则为癫证，故癫、狂常合并而称。

2. 先天禀赋

本病病发与先天禀赋及体质强弱也有一定关系。若禀赋充足，阴平阳秘，气立如故，虽受七情刺激也可自我调整，只有短暂情志失畅而不为病；若禀赋亏虚，阴阳偏胜，气机不稳，稍遇惊恐或情志不遂则气血逆乱，脏腑阴阳失调则易发本病。先天禀赋多与家族遗传因素有关，在患者家族遗传史中，或有此类病证发生。

二、临床表现

1. 癫证（虚证）

癫证者，多为沉默不语、呆痴少动、精神抑郁、表情淡漠；或喃喃自语、语无伦次、时悲时喜、哭笑无常。病因多为神疲气亏。

2. 狂证（实证）

狂证者，多为性情急躁、妄言责骂、亲疏不分、不知秽洁、不思饮食、毁物伤人；或弃衣而走、登高而歌。病因多为肝胆火热，痰火内结而上蒙清窍，此乃阳盛之证。

三、治疗

（一）治则

癫证：补益心脾，开郁化痰，以足太阳膀胱经为主。足太阳膀胱经循行背部，络肾上巅络脑髓；督脉之主干贯脊属肾，上通于脑，总督诸阳之气。心俞、肾俞是机体气血经气转输条达之处；风府、腰奇为督脉通脑要穴。上述是虚性精神情志之病的重点经络和腧穴，凡虚证皆可从此着手治疗。

狂证：清心泻热，豁痰平肝，以厥阴、阳明、少阳经为主。治疗此病宜从疏散痰结郁火入手，取手、足厥阴经以清泻痰火，宁心安神；取手、足阳明经以豁痰开窍，开胸解郁；取足少阳胆经以平肝疏胆，引火下行。诸经相携调控，是治疗痰浊实证的有效之法。

（二）微通法治疗

1. 癫证

（1）取穴。

风府、心俞、譩譆、筋缩、肾俞、腰奇。

（2）刺法。

毫针刺激，心俞、譩譆用补法，予轻刺激量；其他穴位用泻法，予强刺激量。每次 30 分钟，每日或隔日一次。

（3）方义。

心俞、譩譆为本病主穴。心俞通于心窍，乃心窍之门户，刺心俞可使周身气血与心窍相通，气血调达，痰浊蠲化，心窍开通；譩譆为太阳经穴，位于后背第六胸椎棘突下旁开 3 寸，此穴在临床少用，纵观经典医籍，很少有医家用此穴治癫证。临床实践证明，譩譆在治疗癫证方面具有较好的疗效，有蠲化痰浊、调达气血、开窍安神、疏通经气之功。此穴虽位于第六胸椎棘突下旁开 3 寸，但因存在个体差异，临床上医者多在此处以指按之，寻找患者的敏感点，患者出现疼痛酸楚感之处，即此穴。心俞、譩譆合用有调达气血、蠲化痰浊、醒神开窍之功，可缓解癫证患者的临床症状。

肾俞是经气输注肾脏的重要通道，针刺本穴可增加经气的转输条达。

风府、筋缩、腰奇均属督脉，分布在督脉上中下部位，同时针刺三穴，可激发督脉经气，增加脑髓气血供应，是调控周身阳气、通经开窍的有效方法。

2. 狂证

（1）取穴。

合谷、太冲、内关、大陵、丰隆、颊车、地仓、气海。

（2）刺法。

毫针刺激，以泻法为主。每次30分钟，每日或隔日一次。

（3）方义。

狂证为实证，治疗的重点在于泻实，邪实不泻，经脉难通，泻是手段，通是目的。治疗首选足阳明胃经的络穴丰隆，以化痰通络，泻热安神，配以合谷、太冲四关穴，以调达气血，宁心定志；内关为手厥阴心包经的络穴，大陵为手厥阴心包经的原穴，二穴配合善解郁宽胸，豁达心窍，养心安神；地仓、颊车为足阳明胃经穴位，是治疗狂证的经验穴。《千金翼方·小肠病第四》记载："狂风骂詈挝斫人，名为热阳风，灸口两吻边燕口处赤白际，各一壮。""口两吻边燕口处"即地仓穴。地仓、颊车在临床治疗狂证具有一定的效果。如患者体虚气弱，可加用气海以培本。气海是"元气之象，生气之源"，可加用本穴，培元固本。

由于狂证多为实证、阳证，在刺激手法上应施以泻法，给予重刺激量，使患者感受到强烈的针感。如果病情严重，可酌情加以汤药治疗，做到针药并用。

（三）　温通法治疗

火针对中枢神经系统具有双向调控的效果，情志过激者，针刺可使之平静，情志低落者，针刺可使之清醒。因此，不管是癫证还是狂证，火针针刺都能取得良好的治疗效果。

1. 取穴

督脉龟七针穴。

2. 刺法

火针刺激，中粗火针点刺督脉诸穴。每周不超过3次。

3. 方义

督脉起于下极之俞，并于脊里，上至风府，入属于脑，总督一身阳气，可促进人体精、气、神的化生与运营。火针温通法可以快速激发督脉经气，使脑府气血运营活跃，提高元神之府产生并转运神机的效率，从而改善异常的脑髓功能，对癫狂患者的行为能产生良好的调控效果。

（四） 强通法治疗

放血疗法是清除内热的有效方法，特别是对神志不清患者的临床抢救，可达立竿见影之效。狂证患者出现行为过激时，可采用本法。

1. 取穴
中冲、关冲。

2. 刺法
锋针放血，左手中冲、右手关冲刺络放血，出血量3～5滴。隔日一次。

3. 方义
中冲穴为手厥阴心包经的井穴，本穴放血能泻心、肝郁热，使受蒙清窍得醒；关冲穴为手少阳三焦经的井穴，本穴放血能疏三焦、胆经通道，导气下行，使壅滞于上的郁火得以下行。中冲、关冲取穴有左右之分，此为阴中取阳、阳中取阴之意。本法对情志不遂、行为过激的临床治疗效果明显。癫证患者出现行为过激时，亦可采取此法治疗。

四、讨论

（一） 病机讨论

本病不论虚实，产生的根本原因是痰闭心窍，神明受阻。《素问·脉解篇》记载："阳尽在上，而阴气从下，下虚上实，故狂癫疾也。"此文指出如果阳气只上不下，阴气只下不上，必定上实下虚，阴阳失调，则发本病。元代朱丹溪《丹溪心法·癫狂》记载："癫属阴，狂属阳……大率多因痰结于心胸间。"指出癫狂与"痰"有密切关系，并提出膈痰阻塞胸膈、随经上扰清窍的病机理论，为后世"从痰论治"的治则奠定了基础。治疗癫狂多从痰浊入手，以清泻痰火、豁痰开窍、宁心安神为治法。癫证多由患体虚弱、肝脾不足以致气血两亏、湿痰内阻。狂证多由素体阳盛、情志不遂、肝火炽盛、引动痰浊上闭清窍所致。

（二）　治疗讨论

首选丰隆，以化痰通络，泻热安神；配以合谷、太冲，开四关以调达气血，宁心定志；配以内关，内关为手厥阴心包经之络穴，善解郁宽胸，使心窍豁达。在毫针的基础上，适时加火针组合使用，点刺任、督二脉龟七针穴，事半功倍。本病的治疗非一日之功，需慢慢调理。此外心理上的治疗也是必要的，可针对患者发病之根源、现在之要求，进行良言劝解，并取得家属的配合。治疗宜守方而治，不可操之过急。

（三）　预防

1. 重视精神疗法

精神疗法在患者康复治疗过程中具有重要作用，可帮助患者改善情绪、思维和行为问题，这有益于患者心情愉悦。

2. 加强精神护理

注意精神护理，包括情志和谐，起居、饮食、劳逸调摄规律等。正确对待患者的各种病态表现，不应讥笑、讽刺，要关心、体贴、照顾患者。重证患者出现打人、骂人、自伤等症状，要采取防护措施，必要时可由专人照顾。

3. 注意幼儿发病

首先要注重母孕期间的卫生，避免受到惊恐等刺激，对有阳性家族史者应当劝阻其生育子女。同时，注意幼儿的发育成长，发现有精神异常表现应及早诊治。

第五章 脏 腑 病

人体五脏六腑是生命结构的重要组成部分，五脏六腑阴阳和谐健运是机体健康的保障。明代楼英《医学纲目·自序》记载："盖天以阴阳五行化生万物，其禀于人身者，阴阳之气以为血气表里上下之体，五行之气以为五脏六腑之质，由是人身具足而有生焉。"说明气血为阴阳之体，脏腑为五行之质，人体发病必是气血阴阳失调、脏腑功能受损所致。脏腑发病在经络的传导下，可以表现在多个部位和层面，把同层面病证归类表述，可使辨证更为便捷，治疗更有内在规律可循。脏腑病专指机体五脏六腑发病后，在本脏腑及其所属经脉直接表现出不适或病痛的一类病证。

脏腑病的特点有三，一是疾病产生与本脏腑及本经气血阴阳失调有直接关系。虽然发病原因可能涉及多种因素，但本脏腑始终是疾病的主要方面，也是治疗的核心目标。《难经·九难》记载："何以别知脏腑之病耶？然：数者腑也，迟者脏也。数则为热，迟则为寒。诸阳为热，诸阴为寒，故以别知脏腑之病也。"说明脏病与腑病由于阴阳属性不同，病理变化有各自的演化规律。如胃脘痛，此病可能由多方面原因导致，但胃腑损伤、胃经气血不通是疾病的主要矛盾，此病属阳，为腑病，治疗当以调控胃经、恢复胃腑功能为主。二是相表里的脏腑的脏病与腑病有内在联系，甚至可以相互转化。如长时间的胃虚会导致脾虚，长时间的脾虚也会导致胃虚，最终形成脾胃两虚的病证。因此脏腑病的治疗，要充分注意脏腑的表里关系，防患于未然，避免由腑病转为脏病或由脏病转为腑病，从而使病情扩大，同时还可充分利用这种表里关系，由此治彼，提高治疗效果。三是五行生化制克，脏与脏之间，太过或不及可以相互影响，使病证发生转化。临床上常见的如肝气太过，木旺克土，导致脾气不足，产生肝郁脾虚证；肾阴不足，则水不涵木，肝木不

125

得水济，就会导致肝火太旺，产生肝阳上亢证。

针灸在脏腑病的临床治疗中占有重要地位，多种脏腑病证通过针灸治疗都可取得良好疗效。治疗中应注意病证的虚实变化，调控气血阴阳之体、转化脏腑五行迭运之质是脏腑病治疗的根本所在。

第一节　胃　脘　痛

胃脘痛又称胃痛，是指上腹部疼痛的病证。中医医籍对本病的论述始见于《黄帝内经》，《素问·举痛论篇》记载："寒气客于肠胃之间，膜原之下，血不得散，小络急引故痛……寒气客于肠胃，厥逆上出，故痛而呕也。"本病是由多种原因导致上腹胃脘部位发生疼痛的一种胃肠病。现代医学认为，胃脘痛仅为一种临床症状，常见于急性胃炎、慢性胃炎、消化性溃疡、胃痉挛、胃神经官能症等各种疾病，当此多种疾病以上腹胃脘部位疼痛为主要临床表现时，均可参照本节辨证论治。

一、病因病机

胃脘痛的发生多与胃、脾、肝有关，胃主受纳，腐熟水谷，胃气主降；脾主运化，脾气主升；肝主疏泄，肝气条达。三者相互作用方能运化水谷，输布津液，调达气机。三者之中任一功能失调，均可致本病。

1. 寒邪侵胃

胃脘上通口鼻，与外界相通，寒邪自口鼻入，入侵胃腑；或脘腹受凉，寒邪直中，内客胃肠；或久病伤于脾胃；或素体中阳不振，也可致中焦虚寒，引发胃脘痛。正如《素问·举痛论篇》记载："寒气客于肠胃之间，膜原之下，血不得散，小络急引故痛。"寒邪积聚于胃腑，膜原之下，寒性凝滞收引。气血不得疏散，发为胃脘痛。

2. 饮食伤胃

胃主受纳，腐熟水谷，满而不实，其气以降为顺，故胃痛的发生与饮食不节关系最为密切。若饮食无度，暴饮暴食，损伤脾胃，饮食停滞，胃气中阻，不通则痛；或五味过极，嗜辛辣肥甘厚味，以及饮酒如浆，则脾胃蕴湿生热，以致胃气阻滞，不通则痛；过食生冷，久病伤于脾胃或素体中阳不振，可致中焦虚寒，寒气积聚于胃则发为胃脘痛。《素问·痹论篇》记载："饮食自倍，肠胃乃伤。"

3. 肝气犯胃

脾胃受纳运化、中焦气机升降，有赖于肝木之疏泄。《素问·宝命全形论篇》记载"土得木而达"，说明土得木助，才能得疏。如果木气旺盛，克土太过，就会对土产生损伤，病理上就会出现木旺克土或土虚木乘之变。《灵枢·四时气》记载："邪在胆，逆在胃。"若胆木失于疏泄，胆腑通降失常，胆气不降，逆行犯胃，致胃气失和，肝、胆、胃气机阻滞，也可发生胃脘痛。

4. 脾胃虚弱

脾与胃相表里，同居中焦，共奏受纳运化水谷津液之功。脾气主升，胃气主降，胃之受纳腐熟，赖脾之运化升清，所以胃病常累及于脾，脾病亦常累及于胃。素体不足，或思劳太过，均可引起脾胃受损，致中焦虚寒，胃失温养，发生胃脘痛；热病伤阴，或胃热火郁，耗伤胃阴，胃失濡养，也可引起胃痛；肾为阴阳之根，脾脏之阳全赖命门相火温煦，若肾阳不足，火不暖土，可致脾不足，胃失温养而致胃脘痛。

引起胃脘痛的原因众多，病机变化也很复杂，究其特点有二：一是胃脘痛为经脉气血郁滞、运行不畅所致；二是胃脘痛部位均在胃腑，部位明确。同时许多胃脘痛与厥阴肝木联系密切。因此，胃脘痛的治疗应以通其经脉、调其血气为主导方针，体现了"以通为顺"的学术思想。

二、临床表现

本病的部位在上腹部胃脘处，症状表现为疼痛。疼痛常因病因病机的不同而异，其中尤以胀痛、隐痛、刺痛为常见，或伴有压痛，按之痛感或增或减，但无反跳性痛感，痛有呈持续者，也有时作时止者，常因寒暖失宜、饮食失节、情志不舒、劳累等诱因而发作或加重。本病常伴有食欲不振，胃脘痞闷胀满，恶心呕吐，吞酸嘈杂等胃气失和的症状。

本病虚证多见，表现为胃脘部隐痛，窜痛，喜按，喜暖，嗳气，吞酸。实证表现为胃脘部灼痛、刺痛、拒按、恶热。疼痛剧烈时，要警惕急腹症的发生。

通过现代医学检查，有助于诊断胃病、十二指肠黏膜炎症、溃疡等。

三、治疗

（一）治则

理气和胃，通经止痛。以微通法为主，胃脘虚寒者可与温通法结合施用。

（二）微通法治疗

1. 取穴

内关、足三里、中脘。

2. 刺法

毫针：实证泻法，虚证补法。每次30分钟，每日一次。

3. 方义

内关、足三里为首选腧穴。内关穴为手厥阴心包经之络穴，络于手少阳三焦经，少阳为气机之枢纽，气机通利，可助胃气下降、脾气上升，而达到疏调脾胃气机、通经活络、和胃止痛之效。足三里穴为足阳明胃经之合穴，合主逆气而泄，施以适当手法可通调经气，和胃止痛。二穴合用具有疏通经脉、通调气机、运行气血、降逆止呕、和胃止痛之功。中脘穴为胃经之募穴，可辅助内关、足三里发挥调胃止痛之功。

（三）温通法治疗

1. 取穴

上脘、下脘、关门。

2. 刺法

火针：中粗火针施快针点刺；或 1.5 寸毫针火针留针。每次 20 分钟，隔日一次。

3. 方义

火针有针与灸的双重治疗功效。上脘穴属任脉，下脘穴为任脉与足太阴脾经的交会穴，关门穴属足阳明胃经。诸穴均在胃脘部位，穴性均与脾胃有关，火针刺激诸穴，虚寒性胃脘疼痛可立即缓解。火针刺法的选择，视患者体质强弱而定，体质弱者宜用快针刺法，体质强者宜用留针刺法，两种刺法可轮换施用。

四、讨论

（一） 病机讨论

引起胃脘痛的原因颇多，病机变化也相对复杂，但究其病理共性有以下三个特点。

1. 病灶性质

疼痛均为经脉气血郁滞、运行不畅所致。但需注意气滞病灶的性质，大部分情况病灶以虚性为主，也有实性病灶的存在，辨证中要警惕急腹症的发生。

2. 病灶位置

疼痛部位均在胃，部位明确。警惕由于胃与心脏的解剖位置相对较近，唐宋时期及以前医家对胃痛与心痛的分辨并不十分清楚，现代中医学亦如此，所以辨证中应分清胃脘痛与真心痛，避免误诊。

3. 胃脘痛与足厥阴肝经联系密切

肝主疏泄，喜条达，若经脉不畅，肝脏疏泄失调，则必发胃脘疼痛。如肝郁不舒，情绪低落，则应加强疏肝理气、解郁安神的调控力度。

（二）治疗讨论

1. 急则治标

胃脘痛为急症范畴，治宜遵循"急则治标"的原则，待疼痛缓解后，再依据病之寒热虚实、体之强弱不同选用不同的治疗原则和方法，继续调治，以达到治愈疾病的目的。

2. 肝郁调肝

肝郁不舒、情绪低落者，可加章门、太冲等以理肝，加神门以安神。

3. 体虚补阳

体质阳虚、脾胃虚寒严重者，可配用火针温通刺激。在胃脘局部施用火针、快针刺法或留针刺法，可激发机体阳气，迅速改善胃脘局部气血运营，具有明显的扶正止痛的效果。

（三）预防

1. 养成科学的生活习惯

生活起居要规律，睡眠时间要充足，根据气候变化增减衣被，注意胃脘保暖，防止外邪侵入引发本病。

2. 保持平和心态

保持情绪稳定，心态平和，避免因忧思郁怒而伤肝、伤脾。

3. 注意饮食

饮食定时定量，进食不宜过量，忌食辛辣、生冷食物，以保护胃黏膜不受损伤，这是预防胃脘痛的有效方法。

4. 提高体质

加强锻炼，坚持适量健身运动，可有效增强机体抗病能力，减少胃脘痛的发病。

第二节　胃　下　垂

胃下垂是现代医学疾病名称，相当于中医学的"胃缓"。《黄帝内经》最早提出"胃缓"病名，并从胃腑结构及功能状态入手，对本病进行病因病机方面的分析。《灵枢·本脏》记载："脾应肉，肉䐃坚大者，胃厚；肉䐃么者，胃薄。肉䐃小而么者，胃不坚；肉䐃不称身者，胃下，胃下者，下管约不利。肉䐃不坚者，胃缓。"

一、病因病机

1. 脾阳不足

禀赋不足，命门相火衰，导致脾胃虚弱，中阳不振；也可因思虑劳累，饮食不慎，日久气血不足，脾脏受损，固定脏器功能减退，导致中气下陷。

2. 肝气不疏

因肝主筋，长期忧思恼怒，肝气郁结，致筋失濡养，维系固定胃腑的功能减弱，导致胃腑下垂；肝气郁结，亦致脾胃气机不畅，胃腑失于和降，胃脘痞满，导致胃腑下垂。

3. 肾精不固

肾脏亏虚不但可引发脾阳不足，输布功能低下，而且对胃腑的功能也有负面影响。肾为胃之关，胃腑降浊功能赖于肾的气化作用。肾气亏虚导致胃浊不降，滞留于胃，长时间则会引起胃腑形态结构改变，引发下垂。

本病的产生，脾阳不足是病机的主要因素，同时肝肾不足对病机的演化也有一定的内在影响。

二、临床表现

本病表现为不同程度的上腹部饱胀感，特别是进食之后即感胃脘不适，并伴有胀满，嗳气，厌食，便秘，腹痛等。

三、治疗

（一）治则

补中益气，健脾和胃，疏肝补肾。微通法、温通法二法合用，共同取得疗效。

（二）微通法治疗

1. 取穴

中脘、章门、内关、足三里、照海、太冲。

2. 刺法

毫针：诸穴平补平泻手法。留针30分钟，隔日一次。

3. 方义

中脘为胃经之募穴，又为腑之会穴，是腑之经气集聚之穴，故中脘为胃腑主穴，可使经气充盛、胃气得以鼓动，胃气盛则具升提之功，从而使胃腑复位。章门为脾经之募穴，又为脏之会穴，是脏之经气集聚之穴，故章门为健脾主穴，可使经气充盛、脾气可以鼓动，脾气盛则可行阳助胃腑提升，从而使其复位。内关为手厥阴心包经之络穴，有宽胸理气、消胀止呕、消食导滞之功。足三里为足阳明胃经之合穴，可促进内腑调和，有充补中气、通利胃肠腑脏之功。照海属足少阴肾经，为八脉交会穴，通阴跷；太冲为足厥阴肝经的原穴。二穴合用，可达疏肝补肾之效。

本方旨在以脾胃为中心，有针对性地对本病的致病因素进行分类调控。中脘补气强胃，章门健脾助阳，太冲疏肝养筋，照海补肾壮火，诸穴合用中气得补，肝肾平和，胃气得疏，下垂之病得以康复。

（三）温通法治疗

1. 取穴

肝俞、脾俞、肾俞。

2. 刺法

火针：中粗火针快针点刺诸背俞穴。隔日一次。

灸疗：气血不足、体质虚弱者可在毫针针刺时加灸疗，用艾灸盒灸中脘穴。隔日一次。

3. 方义

背俞穴是经气转输之穴，且背部为阳，火针刺激背俞穴，是激发阴脏阳气、提高脏腑功能的有效之法。取肝俞可温通厥阴之气，疏肝理气，缓解木郁克土，脾胃之气得以畅通；取脾俞可温通太阴之气，温补脾阳之虚，使本经气血充盈，使下陷中气得以升举；取肾俞可温通少阴之气，以火补土使脾胃阳气得充，中焦阳气充盛，升降有序，内陷之腑得以提托。

灸疗有补气活血、助阳散寒之功。灸疗的温热治法能协助针刺治疗效果。不管是中气下陷，还是胃腑气机不疏，都可以得到有效的调治。

四、讨论

（一）病机讨论

胃下垂多属中医腹胀、嗳气范畴。脾胃虚弱、中气不足为主要病因，同时与肝郁肾虚有关。杨上善《黄帝内经太素·脏腑应候》记载："肉䐃不称其身者胃下，下者下管约不利。肉䐃不坚者胃缓，谓䐃颗累与身大小不相称也。胃下逼于下管，故便溲不利。"说明胃体薄弱、筋肉结聚颗粒与身体不相协调，就会出现胃下垂症状。

（二）治疗讨论

由于本病多为虚证，且患者病程较长，后天之本亏虚，机体阳气多弱，故在治疗中要密切关注患者的气血盈亏。患者的气血是支撑病证好转的基础，如果气血亏虚太过，病证就无法得到有效恢复，所以在治疗上以选用升阳举陷、鼓舞中气的穴位为主，同时再以疏肝补肾的穴位为配穴。本病病程较长，病势顽固，采用一般方法多难取效，故选用火针刺激以温通经脉，灸疗以补气活血，升阳举陷与温补相火并举，临床常可奏效。任督为纲的整体调控，有助于从气和神两方面加强机体水谷精微的化生，促进病灶局部气血运营，提高机体愈病能力，是改善患者体质、治愈疾病的有效方法。

（三）预防

1. 饭后不宜立即运动

进食后胃部存留大量食物，胃腑需要一个安静的环境以消化传导，故饭后不宜立即运动，要休息 20 分钟左右，再进行散步等运动。

2. 控制进食量

胃腑以降为顺，注意控制进食量，不宜过饱，从而避免胃中食物滞留时间过长，减轻胃腑负担，预防本病的发生。

3. 综合调控

保持良好心态，避免情绪过于波动，调配饮食，营养均衡，保持中气旺盛，可减少胃下垂的发生概率。

第三节　腹　　泻

腹泻又称泄泻，是排便次数增多，粪便稀薄，或泻下如水样的一种疾病。古典医籍中称腹泻为"濡泻""飧泄""洞泻""下利""溏泻"等，《素问·阴阳应象大论篇》记载："清气在下，则生飧泄。"《素问·脏气法时论篇》记载："脾病者……虚则腹满肠鸣，飧泄食不化。"

现代医学认为，腹泻通常可分为急性腹泻与慢性腹泻，且引起腹泻的原因很多。急性腹泻多见于某些中毒和某些感染，如食物中毒、肠道感染、细菌性肠炎等；慢性腹泻多见于慢性肠炎、吸收不良、全身性疾病等。

一、病因病机

腹泻的病因是多方面的，如感受外邪、饮食内伤、情志失调、命门火衰等，这些病因导致脾虚湿盛，胃失健运，大、小肠传化失常，升降失序，清浊不分，最终引发本病。

1. 感受外邪

外邪引发腹泻一般为病证初起，多数为实证。引起腹泻的外邪以暑、湿、寒、热最为常见，其中以感受湿邪而导致发病者最多。脾脏喜燥而恶湿，湿邪最易困阻脾土，以致升降失调，清浊不分，水谷杂下而发生腹泻。湿邪是腹泻病证产生的基础病因。

2. 饮食内伤

饮食内伤引发本证，多为食物长期积累于脏腑，致使脏腑受损而成。饮食过量，停滞肠胃；恣食肥甘，湿热内生；过食生冷，寒邪伤中；或误食腐馊不洁，食伤脾胃、肠道。以上诸因，皆可导致脾脏运化失职，升降失调，清浊不分，而发生腹泻。

3. 情志失调

烦恼郁怒，肝气不舒，克脾失运，肝实脾虚，虚实夹杂导致脏腑功能失调。忧郁思虑，脾伤气弱，胃降无束，升降失司。郁怒进食，脾脏更伤，湿困脾土，进一步导致脾失健运，清浊不分，而成腹泻。

4. 命门火衰

命门之火，助脾升清运化，助胃腐熟水谷。若肾气不足，肾阳受损，命门火衰，诸因必致脾失温煦，运化失职，水谷不化，升降失调，清浊不分，而成腹泻。并且肾为胃之关，主司二便，若肾气不足，关门不利，则可发生大便滑泄、洞泄。

二、临床表现

腹泻的临床表现以大便清稀为主要特征，或大便次数增多，粪质清稀；或便次不多，但便质清稀，甚至如水状；或大便清薄，完谷不化，便中无脓血。腹泻之量或多或少，腹泻之势或缓或急。常兼有脘腹不适，腹胀，腹痛，肠鸣，食少纳呆，小便不利等症状。起病或缓或急，常有反复发作史。常由外感寒热湿邪、饮食内伤、情志失调、脏腑功能低下等原因诱发或加重。

根据临床常见的典型病证，将腹泻分为以下证型。

1. 湿热互结

腹泻初发，本证为实。热邪与湿邪互结于脾胃肠道，导致运化乏力，清浊不分而腹泻。表现为胃脘不适，腹胀厌食，嗳腐吞酸，腹痛即泻，秽臭难闻。如果病证延绵日久，导致脾肾两虚，可由实变虚。

2. 木郁克土

本证为虚实夹杂。忧思郁怒引发肝郁不舒，横逆犯脾，肝实脾虚。症见遇怒则泻，泻前肠鸣，胁肋胀满，嗳气吞酸，食谷不化。

3. 脾肾两虚

本证为虚。肾阳不足，命门火衰，导致脾胃阳虚，升降失司，清浊不辨。症见精神萎靡，纳食不佳，胃脘隐痛，趋温喜按，大便稀溏。或五更起厕，泻后痛减。

三、治疗

（一）治则

根据病证不同，选用不同的止泻之法。

1. 湿热互结

清肠利湿，消导止泻。以微通法为主，祛除胃肠道病邪，恢复脾胃功能。

2. 木郁克土

理气柔肝，健脾止泻。以微通法为主，清肝泻胆，强健脾胃。

3. 脾肾两虚

温补脾肾，固涩止泻。微通法结合温通法，温补脾肾，强胃涩肠。

（二） 微通法治疗

1. 湿热互结

（1）取穴。

中脘、天枢、气海、曲池、足三里。

（2）刺法。

毫针：诸穴平补平泻手法。每次 30 分钟，每日或隔日一次。

（3）方义。

腹泻分虚实，认清虚实是治疗本病之要，实证病程短，病在胃肠，取阳明经及任脉穴位，以微通法为主。中脘穴为胃经之募穴，属任脉；天枢穴为大肠经之募穴，属足阳明胃经。二募穴合用，可直接祛除胃肠道湿热病邪，分清降浊，则腹泻得止。气海穴属任脉，为"肓之原"，有培补元气、益肾固精之功，取用本穴可达泻中有补的治疗效果，对损伤的消化道有修复之功。曲池穴为手阳明大肠经的合穴，具有清热除滞、通经止痛止泻的作用，可调畅肠腑经脉；足三里穴为足阳明胃经的合穴，具有通调胃腑之气、通经止痛止泻的作用。二穴合用，可加强通经止痛止泻的作用，同时酌情施用平补平泻手法，病证偏实则偏重用泻法，病证偏虚则偏重用补法，临床每用必效。

2. 木郁克土

（1）取穴。

合谷、内关、中脘、天枢、曲池、足三里。

（2）刺法。

毫针：泻合谷、内关，补中脘、天枢，平补平泻曲池、足三里。每次 30 分钟，每日或隔日一次。

（3）方义。

木郁克土为虚实夹杂证，治疗既要疏肝解郁，又要健脾安神、强化胃肠道功能。合谷为手阳明大肠经的原穴，取本穴既有强化肠道之功，又有平肝解郁之能；内关为手厥阴心包经的络穴，取本穴既有解郁安神之功，又有疏解厥阴肝气之能。二穴合用，可达安神、解郁、平肝之效，从而减轻肝气对脾胃的克制。中脘、天枢二穴用补法，可调控中焦气机，健脾和胃，恢复肠道升清降浊的功能，以达到止泻的目的。病变部位在肠胃，故选用曲池、足三里，二合穴合用可发挥通经止泻的作用。

3. 脾肾两虚

（1）取穴。

中脘、天枢、气海。

（2）刺法。

毫针：诸穴均用补法。每次 30 分钟，每日或隔日一次。

（3）方义。

中脘、气海为任脉在腹部循行的穴位，天枢为足阳明胃经在腹部循行的穴位，通过补法针刺中脘、天枢，可增强脾胃、肠道的阳气运营，从而提高脏腑的生理功能，达到补虚止泻的目的；气海为"肓之原"，有培补元气、益肾固精之功，选用本穴可以温补脾肾阳气，提高机体气化功能。

（三）温通法治疗

1. 取穴

长强、中脘、天枢、气海。

2. 刺法

火针：火针快针刺激诸穴不留针。长强火针刺法：患者取跪姿，伏胸抬臀，显露长强穴，火针刺之。中脘、天枢、气海三穴，先施火针刺激，后施毫针刺激。

灸疗：中脘、天枢、气海在毫针针刺的同时，加用灸盒悬起灸。每次 30 分钟，每日或隔日一次。诸穴火针与灸疗可轮换施用。

3. 方义

久病顽病，病至下焦，属阳气不足，阴寒内生，可选用温通法，火针配灸疗以增强疗效。温通法主要适用于本病的虚性腹泻，虚证病程长，病在中、下二焦，可取任脉、督脉、阳明经之穴，用火针刺法针刺长强、中脘、天枢、气海。长强为督脉之首穴，有温阳固脱、涩肠止泻之效，可以快速改善腹泻症状；火针刺激中脘、气海，可补益中气，培补元气，起到温补脾肾、固元止泻之用；天枢为大肠经的募穴，火针刺激可激发阳明经气，固脱止泻。诸穴合用，相得益彰，可快速取得疗效。

在实性病邪郁结难解的情况下，只要患者体质尚可，依据"郁则发之"的理论，依然可施用火针，以达到激发脏腑经气、打破郁滞"围垒"、消散互结病灶的治疗效果。

灸疗在本病的治疗中亦可取得良好疗效。灸疗具有温补气血、活血化瘀的功能，在体弱患者腹部穴位施用灸盒悬起灸，可以有效改变中焦虚寒的病理状态。针与灸并用是治疗体虚腹泻的有效方法。

温通法治疗腹泻具有明显的临床优势，既可治虚证，又可治实证，特别是治疗五更泻及腹泻年久不愈，可以取得事半功倍的效果。

四、讨论

（一）病机讨论

腹泻是临床常见症状，也是针灸临床疗效较好的病种之一。腹泻是以大便次数增多、粪质稀薄甚至泻出如水样为临床特征的一种胃肠病证，临床上应注意与痢疾、霍乱相鉴别。引起腹泻的原因甚多，其分类也不尽相同。就病因而言，有七情内伤，外感寒、热、湿邪，以及饮食无度、摄食不洁等因素。就脏腑而言，有肝、脾、胃、肠、肾等病变。急性腹泻病在胃肠，病多为实，慢性腹泻病在脾胃，命门火衰。就经络而言，与手阳明大肠经、足阳明胃经、足太阴脾经、足少阴肾经、足厥阴肝经等受邪有关，致脾虚湿盛，脾失健运，大、小肠传化失常，清浊不分，而成腹泻。就病证性质而言，有寒、热、虚、实之分，病发有急、缓、新、旧之别。只有全面了解腹泻形成的内在机制与外在表现，才能掌握治疗的主动权。

（二）治疗讨论

由于本病病因众多，病机复杂，且长时间的腹泻对机体的负面影响较大，因此本病的治疗具有一定的难度。针灸治疗本病须抓主要矛盾：首先是根据病变部位抓住中焦胃肠与下焦肾脏的关系；其次是抓住与病变部位相关的经脉，如阳明经、少阴经等；最后是抓住病证的虚实变化。抓住以上三点，腹泻则治疗有望。与此同时还要酌情选用针灸三通法的不同刺法。

治疗应以运脾祛湿为原则。急性腹泻重用祛湿，辅以健脾，再依寒湿、湿热的不同，分别采用温化寒湿与清化湿热之法。慢性腹泻以脾虚为主，宜温补脾阳，并辅以祛湿之法。根据不同证候的虚、实、急、缓，分别施以祛邪除湿、健脾强胃、温肾提托等法，则本病得以康复。

（三）预防

本病是由多种致病因素逐渐积累而成，因此对本病的预防尤为重要。

1. 养成良好的饮食习惯

养成良好的饮食卫生习惯，不饮生水，忌食腐馊变质食物，少食生冷瓜果及冷饮，优化饮食结构，健脾益胃。重度腹泻者，应注意及时补充体液。急性腹泻者，可暂时禁食，以利于病情的恢复。

2. 选择适宜的居住环境

居处冷暖适宜，避免风寒入侵。

3. 保持平和心态

保持健康向上的精神状态，可有效提高抗病能力。思虑过度则伤脾，脾阳不足即可引发腹泻，因此积极面对生活与工作，保持身心健康，有利于防治本病。

第四节　便　　秘

便秘是指大肠传导功能失常导致的以大便排出困难、排便时间或排便间隔时间延长为临床特征的一种大肠病证。便秘既可以是独立的病证，也可以是在多种急、慢性疾病过程中出现的症状，本节仅讨论单纯性便秘。

一、病因病机

便秘的病因是多方面的，主要有外感寒热之邪、饮食内伤、情志失调、病后体虚、阴阳气血不足等。本病病位在大肠，与脾、胃、肺、肝、肾密切相关。病因病机有多种，脾虚运化无力，糟粕内停，而成便秘；胃与肠相连，胃积食热，耗伤津液，下传大肠，燥便内结，则成便秘；肺与大肠相表里，肺热下移大肠，则大肠传导不降，而成便秘；肝主疏泄气机，若肝气郁滞，则腑气不能畅通而成便秘；肾主五液，司二便，若肾气不足，则肠道失润，传送无力，而致便秘。临床常把便秘的病机加以归纳，分为食伤与内伤两部分。

1. 食伤便秘

饮酒过多，过食辛辣肥甘厚味，可致肠胃积热，耗伤津液，肠道干涩失润，下降传导功能失司，粪质缺少水分而干燥，难于排出，形成实性"阳结"。《景岳全书·秘结·论治》记载："阳结证，必因邪火有余，以致津液干燥。"

恣食生冷，胃肠气血凝滞难以运行，阴寒积滞，直接影响胃肠消化传导功能，而成便秘；或外感寒邪，通过口鼻直中胃肠，致胃肠蠕动减慢，而成便秘。各种寒性病邪均可导致阴寒邪盛，凝滞胃肠，传导功能失常，糟粕不行，形成"阴秘"。清代尤怡《金匮翼·便秘》记载："冷秘者，寒冷之气，横于肠胃，凝阴固结，阳气不行，津液不通。"

2. 内伤便秘

胃与肠道共同构成了人体消化系统，其中胃腑是受纳水谷的器官，肠道是传导、排泄糟粕的器官，机体内部稳定的环境是消化道正常运行的基础。

（1）气血因素。

消化道运行所需的动力要靠气血供应。气虚则消化道运转乏力，血虚则津液不能滋润消化道。因此，素体虚弱、年老体衰、产后血虚者，极易出现阳气不足、血少津亏、消化道传送迟滞，导致大便秘结不通，排出困难。

（2）五脏因素。

便秘病位在消化道，病因却与五脏密切相关。胃与脾相表里，小肠与心相表里，大肠与肺相表里，大肠与肝脏别通，肾主五液、开窍于二阴。五脏气血阴阳的任何异动，都会影响到消化系统的功能状态，其中以脾、肾二脏对消化系统的影响最为明显。脾主中焦，负责消化道的入端，肾主二阴，负责消化道的出端。脾输布津液，是后天之本，肾为水脏而藏精，是先天之本，脾肾的气血阴阳直接影响排便功能。脾虚则胃腑受损，中气不足导致消化道降浊无力；肾虚则消化道不得滋润，蠕动力衰，便浊难下而成便秘。

内伤便秘一般表现为本虚标实的症状，胃肠气虚降浊乏力，导致水谷在胃肠内存储时间过长，耗失水分，导致大便干燥难以排出。胃肠阳气不足、功能下降，此为本虚，水谷在胃肠内滞而生热，则为标实。水谷停留在胃则表现为胃热，停留在肠则表现为肠热。热是假象，虚是本质，因此内伤性便秘的治疗必须辨清病证的寒、热、虚、实。

二、临床表现

1. 食伤便秘（热秘、冷秘）

食伤多为饮食无度，过食寒热厚味，刺激损伤胃肠。胃肠积热，粪质干燥坚硬，便下困难，并伴有肛门灼热，腹胀腹痛，嗳气频作，面赤口臭，舌苔黄燥或垢腻，属热证，称为热秘。阴寒积滞，肠道僵涩，蠕动缓慢，排便艰难，舌淡苔白滑，多属寒证，称为冷秘。

2. 内伤便秘（虚秘）

内伤多为脾肾两虚，血少精亏，胃肠阳衰液少，宿食内积。年老体弱、久病不愈、产妇失血者等为易发人群。表现为粪质不干，欲便不出，便下无力，心悸气短，腰膝酸软，四肢不温，舌淡苔白；或大便干结，潮热盗汗，舌红无苔，脉细数，多属虚证，称为虚秘。

三、治疗

（一）治则

润肠通便是治疗各种便秘的基本法则。在此基础上，依据病证寒、热、虚、实的不同，施加不同穴位治疗。热秘宜泻热导滞，润肠通便。冷秘宜温里散寒，导滞通便。虚秘宜健脾升阳，补肾养阴。治疗中以微通法为主，辅以温通法，共奏通便之效。

（二） 微通法治疗

1. 取穴

（1）基础穴。

中脘、天枢、关元、支沟、丰隆。

（2）辅助穴。

热秘：合谷、曲池。

冷秘：灸疗（温通法治疗中详述）。

虚秘：肓俞、章门。

2. 刺法

毫针：基础穴用平补平泻法，热秘辅助穴用泻法，虚秘辅助穴用补法。每次 30 分钟，每日或隔日一次。

3. 方义

本方的基础穴是治疗各种便秘都要使用的基础穴位。中脘为胃经之募穴，天枢为大肠经之募穴，关元为小肠经之募穴，各穴组合使用实现了对消化道的整体调控，体现了消化道系统从入到出的整体调控理念。支沟属手少阳三焦经，三焦为通行元气、运行水液之腑。本穴五行属火，有调节人体气机、促进水液运行、通利三焦之功，是治疗各种便秘的常用穴。丰隆为足阳明胃经的络穴，可通脾经。本穴有健脾和胃、补益气血、利湿化痰之功。古今医家公认本穴为化痰要穴，痰为水之聚，化痰的本质就是化解积聚的水液。本方选取此穴既有健脾强胃，助胃肠气机下行之功，又有利湿运水，滋润胃肠之用，可以达到一取两用的治疗效果。

曲池、合谷分别为手阳明大肠经的合穴及原穴，热秘加此二穴可直接清除大肠腑热，提高肠道的蠕动强度，促进大便的排泄。

健脾补肾、增液润肠、通畅消化道是治疗虚秘的基本方法。肓俞属足少阴肾经，是肾经气血上行至中焦的部位，并与冲脉相会，有理气止痛、润肠通便的功用。此穴可助肾气作用于中焦，以改善胃肠降浊功能，促进大便排出。章门为脾经之募穴，是脾脏经气汇聚之穴，又为脏之会穴，为脏之经气集聚之穴，故章门为健脾主穴，可使经气充盛，鼓动胃肠受纳传导，促进水谷的吸收与糟粕的排泄。

（三） 温通法治疗

1. 取穴

中脘、天枢、关元。

2. 刺法

火针：快针点刺诸穴。

灸疗：诸穴毫针针刺的同时，加灸盒悬起灸。

3. 方义

火针具有双向治疗的作用，既可驱寒，又可散热，既能祛邪，又能补虚，因此火针在便秘的治疗中发挥着重要的作用。火针适用于各种类型的便秘，特别是对顽固性便秘，疗效可靠。中脘、天枢、关元三穴组合应用，可以大幅度地提高胃肠受纳传导功能，使肠道中的宿便得以外排。在施术中要注意根据患者的体质，选取适度的刺激量。

灸疗有补气活血、温中散寒的功效。寒邪积滞肠道是冷秘产生的主要原因，因此温中散寒、通肠排便是治疗冷秘的主要方法。在毫针刺激的同时，加灸盒悬起灸中脘、天枢、关元诸穴，可取得速效。

四、讨论

（一） 病机讨论

便秘是一种常见病，以大便排出困难、排便时间及排便间隔时间延长为临床特征。便秘的病因主要有外感寒热之邪、饮食内伤、情志失调、病后体虚、阴阳气血不足等。便秘的病机有虚、实之分，实证是由于邪滞大肠，腑气闭塞不通，导致大肠传导功能失常而便秘；虚证是由于气血亏虚，脾肾阳气不足，肠道失于温润，传导无力而便秘。本病病位在大肠，但与脾、胃、肺、肝、肾密切相关。机体是一个统一的整体，消化道是机体重要的组成部分，也是机体能量来源的唯一提供者。消化系统一旦出现障碍，就会影响机体的健康，排便的正常与否可直接反映机体是否健康。大肠是消化道系统的组成部分，一旦排便发生不畅，会直接影响消化系统功能的正常发挥。因此不能轻视便秘病证，长时间便秘可引起肛裂、痔疮等其他肠道疾病，更甚者可引发结肠癌。

（二）　治疗讨论

本病辨证以寒、热、虚、实为要，实证以祛邪为主，虚证以养正为先。三通法治疗便秘有其独特的优势，火针刺激对胃肠功能的调控有独到的效果，毫针与火针结合施用，更能取得快速缓解便秘症状之功。针灸治疗早期便秘有可靠的临床优势，特别是实证便秘，很快就能取得满意的疗效，虚性便秘疗效的取得相对较慢，特别是习惯性便秘，习惯性便秘又称功能性便秘，是指自身没有其他原发性病变，而排便每周少于三次，或者排便非常困难。治疗需要的时间较长。习惯性便秘产生的主要原因是肠道蠕动功能低下，引发大便在肠道中存留时间过长，影响肠道微生物种群的寄生与分布，从而导致习惯性便秘。三通法治疗本病，应从整体调控入手，进行系统治疗。

以任督为纲对机体进行整体扶正的调控，提高气血化生水平，平抚浮躁情绪，保持充足睡眠，是治疗虚性便秘的基础。在此基础上，针灸的局部治疗可以快速改善排便不畅。只要树立信心，坚持治疗，慢性、顽固性便秘就能取得良好的疗效。

（三）　预防

本病发生是多种致病因素逐渐积累的结果，因此平时应注意调节饮食均衡，不时不食，顺时而食，同时要适当多食富含纤维素的食物，如粗粮、蔬菜、水果等，避免过食辛辣厚味；加强体育运动，避免久坐；保持心情舒畅，戒忧思恼怒；养成定时睡眠、排便的习惯。

第五节　咳　　嗽

咳嗽是呼吸系统疾病的临床特征，古籍多有论述。《素问·咳论篇》记载："皮毛者肺之合也。皮毛先受邪气，邪气以从其合也。其寒饮食入胃，从肺脉上至于肺，则肺寒，肺寒则外内合，邪因而客之，则为肺咳。"历代中医将有声无痰称为咳，有痰无声称为嗽，有痰有声称为咳嗽。

一、病因病机

1. 外感咳嗽

外感六淫损伤机体的途径有两条，或从口鼻而入，或由皮毛所伤。肺卫受邪，肺失宣肃，肺气上逆不降则发为咳嗽。肺主气，通调水道，肺气不利，津液失布，故咳与痰浊同在，寒则痰浊清稀，热则痰浊黄黏。肺为娇脏，喜润恶燥，若燥邪伤肺，耗伤肺阴，肺失清润，气机不利，可致干咳，痰黏不易出。若痰饮内伏，脾失健运，水液运化无权，积聚而成痰饮，阻遏肺气，肺气不降，则咳甚而痰多。

2. 内伤咳嗽

内伤病因包括饮食不当、情志内伤及肺脏自病。

（1）饮食不当。

嗜烟好酒，内生火热，熏灼肺胃，灼津生痰；或饮食生冷不节，嗜食肥甘厚味，损伤脾胃，痰浊内生，上牵于肺，阻塞气道，致肺气上逆而作咳。

（2）情志内伤。

情志不舒，肝失条达，气机不畅则郁而化火，循经上逆犯肺，致肺失肃降而生咳嗽。

（3）肺脏自病。

肺系疾病日久，迁延不愈，耗气伤阴，肺不能主气，肃降无权而致肺气上逆作咳；或肺气虚不能布津而成痰，肺阴亏虚，虚火灼津为痰，痰浊阻滞，肺气不降而上逆作咳。

内伤咳嗽病性为邪实与正虚并见。他脏损及肺者，多由邪实导致正虚；肺脏自病者，多由正虚而生实邪。内伤咳嗽的病理因素主要是"痰"和"火"，痰有寒热之别，火有虚实之分，痰与火可以相互转化，痰可郁而化火，火能炼液为痰。

综上所述，咳嗽的病位主要在肺，无论外感六淫或内伤所生的病邪，皆侵及肺而致咳嗽。

二、临床表现

1. 外感咳嗽

多为新病，起病急，病程短，常伴肺卫表证。风寒束肺咳嗽者，症见咳嗽，鼻塞流涕，痰稀色白或伴头痛发热恶寒。风热袭肺咳嗽者，症见咳之不爽，痰黄而稠，口干咽痛。外感咳嗽以风寒，风热，风燥为主，均属实证。

2. 内伤咳嗽

多为久病，常反复发作，病程长，可伴有他脏病证。痰湿咳嗽者，症见咳嗽，痰多色白，胸脘胀闷，饮食减少等。内伤咳嗽中的痰湿、痰郁化火多为邪实正虚，虚实兼杂。

3. 阴液亏耗咳嗽

属虚证或虚中夹实证。痰少成块，黏稠不易咳出，或痰中带血，或干咳无痰，鼻咽干燥等，都是阴液不足、阴火虚旺的病理表现。临床表现咳声响亮者，多为实证；咳声低怯者，多为虚证。脉搏有力者，属实证；脉搏沉细者，属虚证。

三、治疗

（一）治则

以通调经络、宣通肺气为本。通过辨证，选用散寒、清热、润燥、利湿等止咳化痰之法。微通法、温通法、强通法三法参合而用。

（二）微通法治疗

1. 取穴

（1）基础穴。

肺俞、大杼、风门、定喘、秉风。

（2）辅助穴。

风寒咳嗽：列缺。

风热咳嗽：列缺、曲池。

痰湿咳嗽：脾俞、复溜。

阴液亏耗：阳池、照海。

2. 刺法

毫针：基础穴用平补平泻法；风寒咳嗽、风热咳嗽辅助穴用泻法，痰湿咳嗽、阴液亏耗辅助穴用补法。每次30分钟，隔日一次。

3. 方义

肺俞是经气输注肺脏的背俞穴，肺俞通畅，可使太阴经经气旺盛，肺脏充实，卫外坚固，则可行宣肃之功，咳嗽得消。风门、大杼二穴为足太阳膀胱经之穴，太阳经主一身之表，经气充盛可司卫外固表之能，以祛风散寒，与肺俞相伍，有驱散风邪、宣肺定喘之能，可使腠理充实，则咳嗽得止。定喘为经外奇穴，主治呼吸系统疾病，有定咳止嗽之功，配合肺俞穴可增强止咳疗效。秉风属手太阳小肠经，为手三阳经与足少阳胆经之会穴。明代《循经考穴编》记载秉风穴"主肩胛疼痛，项强不得回顾，腠理不得致密，风邪易入，咳嗽顽痰。"本方取此穴，有平咳化痰之功。

咳嗽无论哪种证型，均为手太阴肺经经脉气血郁滞，肺气失于宣肃而致。首先组织基础穴对病灶部位进行基础性治疗，再根据具体证型有针对性地给予不同辅助穴，则此病得以根治。

列缺属手太阴肺经，是八脉交会穴，通任脉，亦是络穴。本穴能通行表里阴阳之气，邪气在表可宣散肺气，以祛风解表；邪气入里可借皮毛之道，引邪外出。故本穴具有疏风解表、宣肺理气、止咳平喘之效，是治疗外感寒、热病邪之要穴。曲池为手阳明大肠经之合穴，可疏风解表，清热宣肺。

脾俞是经气输注脾脏之地，脾俞气机疏利，可使足太阴脾经经气旺盛，脾脏输布津液的能力提高，水湿得控。复溜为足少阴肾经的经穴，有补肾益阴、温阳利水之功。肺为华盖，是水之上源，本穴可助肺脏肃降，配合脾俞具有利水燥湿、化痰通经止咳之效。

阳池为少阳三焦经原穴，三焦为水液通道，本穴有清热通络、通调三焦、益阴增液的作用；照海为足少阴肾经之穴，为八脉交会穴，通阴跷脉，有滋肾清热、通调三焦之功。二穴合用有养阴增液之功，对阴虚咳嗽有润燥止咳的作用。

（三）温通法治疗

1. 取穴

肺俞、大杼、风门、定喘。

2. 刺法

火针：快针点刺诸穴，各证型根据咳嗽状态，可参合施用。隔日一次。

灸疗：灸盒悬起灸诸穴，寒性咳嗽者重用。每次30分钟，隔日一次。

3. 方义

火针及灸疗均有温经散寒、通络活血的功效，对寒性咳嗽有明显的疏解作用，实寒咳嗽用火针，虚寒咳嗽用灸疗。火针有温补气血、祛除病邪的功效，可使肺气充盛，津液得布，病邪得出，痰浊得化，各种证型的咳嗽施用火针均能取得可靠的疗效。

肺俞、大杼、风门、定喘诸穴所处部位，是咳嗽病灶所居之所。火针及灸疗诸穴，可将温热之阳气直接输送至气管及肺部病灶，可快速提升局部气血，通畅受阻气道，宣发上逆肺气，对顽固的咳嗽有积极的治疗效果。

（四）强通法治疗

1. 取穴

肺俞、大椎、风门。

2. 刺法

刺络放血：诸穴用锋针刺络放血，加拔血罐，出血量 5 ~ 10 mL。隔日一次。

3. 方义

刺络放血有祛风散邪的作用，同时放血局部腧穴拔血罐，可增强疗效。风热咳嗽在肺俞、大椎、风门锋针刺络放血加拔罐放血，疗效显著，能快速祛除风热外邪。风寒咳嗽除用火针点刺或灸疗外，风邪重者也可在上述诸穴，不放血直接拔罐，以散风邪。

四、讨论

咳嗽又称"咳逆"，虽有"五脏六腑皆令人咳"的理论，但咳嗽的最终发生，与肺、脾两脏及太阴经气血阴阳的失调关系密切。

（一）病机讨论

咳嗽分外感咳嗽与内伤咳嗽。外感咳嗽系外感六淫致肺气壅遏不宣。内伤咳嗽或由肺脏自病，肺气亏虚不能主气，肃降无权而致；或因肝、脾、肾等脏腑功能失调，水液积聚成痰，痰火犯肺而致。无论外感咳嗽或内伤咳嗽，其共同病机是肺失宣肃，肺气上逆。外感咳嗽属实证，内伤咳嗽为虚实兼见。

（二）治疗讨论

咳嗽的治疗应分清邪、正、虚、实。外感咳嗽，为邪气壅肺，多为实证，故以祛邪利肺为治疗原则。且根据外邪风寒、风热、风燥的不同，分别采用祛风寒、散风热、除风燥的治法。内伤咳嗽，多属邪实正虚，故以祛邪扶正、标本兼顾为治疗原则，分清邪实与正虚的治疗主次，酌用祛痰、清火、健脾、补肺、益肾等治法。

咳嗽是人体驱邪外出的一种病理表现，治疗应从整体出发，根据机体气血盈亏水平，调理脏腑器官，维护正气的化生与运营。以任督为纲的整体调控在咳嗽的治疗中，有着积极的意义。肺主一身气机，正气不足是肺失肃降、气逆咳嗽的根本原因。"邪之所凑，其气必虚"，实邪发病之处也是正气不足之处。因此在本病的治疗中适时加用以任督为纲、调控气神的治疗思路，可取得良好的治疗效果。

（三） 预防

1. 提高免疫力

咳嗽的预防，重点在于增强机体卫外之力，提高皮毛腠理适应气候变化的能力。遇有感冒症状时要及时检查治疗，不能掉以轻心。

2. 注意保护

预防感冒，并应戒烟，避免接触烟尘刺激，空气污染严重时应戴口罩，这对预防咳嗽具有重要的意义。咳嗽发生时要注意观察痰的变化，咳痰不爽时，可轻拍背部以促痰液咳出，保护气管黏膜，以免损伤。

3. 注意饮食

慎食肥甘厚腻之品，忌食辛辣动火之品，以免伤脾，助湿生痰。

4. 调和情绪

保持良好心态、情绪乐观，防止肝郁伤脾，酿生痰浊。

第六节 哮 喘

哮喘是两种病证的合称。哮是以呼吸急促、喉中痰鸣如哨为特征的临床证候；喘是以呼吸急促、自觉气不接续为特征的临床证候。由于临床中两症常并见，故合称为哮喘。《素问·阴阳别论篇》记载："阴争于内，阳扰于外，魄汗未藏，四逆而起，起则熏肺，使人喘鸣。"现代医学称之为支气管哮喘，是一种常见、反复发作的肺部疾患，受遗传和环境多种因素的影响。

一、病因病机

本病外因为风寒之邪侵内以致肺卫不宣，内因为痰热阻肺、阳虚水泛、痰湿阻肺及肾不纳气等。肺主出气，脾布水津，肾主纳气，本病常与肺、脾、肾三脏相关。

哮病是由于痰浊伏于肺脏，受到刺激或感触病邪而阻塞气道，肺失肃降，痰气相搏，引起发作性痰鸣气喘的疾患。喘病是外感或内伤，导致肺失宣降，肺气上逆或气机阻滞，肾失摄纳，引起气道闭塞、呼吸困难的疾患。哮喘病是一种常见的慢性疾病，可由多种急、慢性疾病转化而成。针灸对本病的病机理论有系统的认识，治疗方法较为成熟，在临床的实际应用中，有着显著的治疗效果。

二、临床表现

由于哮、喘二者常同时举发，故辨证中合并叙述，以一病而论之。本病以呼吸急促、喉间哮鸣，甚则张口抬肩为主要临床表现。常见证型如下。

1. 风寒阻肺
内生寒痰、喘急胸闷、喉中哮鸣、痰白清稀；或头痛恶寒、无汗不渴。

2. 痰热壅肺
肺气不宣、喘急烦闷、喉中哮鸣、痰黄黏稠；或汗出恶风、口中干渴。

3. 脾阳亏虚
寒痰内生、喘咳气急或喉中哮鸣，动则尤甚，面白汗出、痰多胸闷、小便频数、腰肢冷凉。

4. 肾不纳气
哮喘日久、呼多吸少、憋闷喘息，动则尤甚，甚则面黑肢冷、神疲乏力、呈无望之状。

三、治疗

（一）治则

以宣肺补气为主，依证不同，酌情加用疏风散寒、清热化痰、温阳健脾、补肾纳气之治法。微通法、温通法参合而用。

（二）微通法治疗

1. 取穴

（1）基础穴。

肺俞、风门、大杼、定喘、秉风、曲垣、膏肓。

（2）辅助穴。

风寒阻肺：列缺、风池。

痰热壅肺：脾俞、曲池。

脾阳亏虚：脾俞、公孙。

肾不纳气：肾俞、太溪。

2. 刺法

毫针：基础穴用平补平泻法；风寒阻肺、痰热壅肺辅助穴用泻法，脾阳亏虚、肾不纳气辅助穴用补法。每次30分钟，隔日一次。

3. 方义

本病作为慢性病，治疗中应以"未发以扶正气为主，既发以攻邪气为急"为原则。以肺脏病灶为核心，依据不同证型酌情辅助治疗，是本方的基本旨意。

肺俞、风门、大杼三穴是治疗肺部病证的基础组方。肺俞作为背俞穴，是经气输注肺脏之地，肺俞通畅，肺气充实，卫外坚固，宣肃之功健运，则哮喘得消。风门、大杼二穴为足太阳膀胱经之穴位。风门为督脉、足太阳膀胱经的交会穴，为祛风要穴，《会元针灸学》记载："风门者，风所出入之门也。"大杼为督脉别络、足太阳膀胱经与手太阳小肠经的交会穴及八会穴之骨会。二穴合用有充盛太阳经、宣通内外、卫外护肺之能，与肺俞穴相伍，可通行卫气，补肺降浊，充实腠理，因此哮喘可缓。定喘穴为经外奇穴，主治呼吸系统疾病，有定息止喘之功，配合肺俞穴可增强止咳疗效。秉风穴属手太阳小肠经，为手三阳经与足少阳胆经之会穴。《循经考穴编》记载秉风穴"主肩胛疼痛，项强不得回顾，腠理不得致密，风邪易入，咳嗽顽痰。"本穴有降气化痰平喘之功。曲垣穴属手太阳小肠经，位于肩胛部、冈上窝内侧端点，是治疗咳嗽、哮喘的经验要穴，与秉风穴合用可通畅肺气，平逆止喘。膏肓穴属足太阳膀胱经，是补虚要穴，可治疗咳嗽、气喘、肺痨等。取用本穴可发挥其补虚强体之能。《千金翼方》记载："膏肓俞……主诸羸弱瘦损虚劳，梦中失精，上气咳逆。及狂惑妄误，皆有大验。"

列缺穴为手太阴肺经之络穴，是八脉交会穴，通任脉，能通行表里阴阳之气，邪气在表可宣散肺气，以祛风解表；邪气入里可借皮毛之道，引邪外出，故本穴具有疏风解表、宣肺理气、止咳平喘之效，是治疗外感寒、热病邪之要穴。风池穴属足少阳胆经，是足少阳胆经、阳维脉之会穴，为风邪积聚之所，是驱逐风邪的必用之穴，与列缺配用有驱散风寒外邪之功，配伍基础穴可达到补气宣肺、驱风散寒、止哮平喘的效果。

脾俞穴是经气输注脾脏的背俞穴，是健脾充阳、利湿化痰常用之穴，脾俞气行通畅，可使足太阴脾经气血旺盛，提高脾脏输布津液的能力，化解肺中之痰。曲池穴为手阳明大肠经之合穴，有清除大肠热邪、通畅气机、疏通经络的作用，与脾俞配用有清热化痰、健脾和胃之功，配伍基础穴，有补气宣肺、清热化痰、止哮平喘的作用。

公孙穴为足太阴脾经之络穴，八脉交会穴之一，通冲脉。冲脉为气血之海，可以涵养十二经气血。本穴又通胃经，具有健脾和胃、补充气血的功能，与脾俞配用可达健脾充阳、燥湿化痰之效，配伍基础穴，有补气宣肺、蠲饮化痰、止哮平喘的治疗效果。

肾俞穴是背俞穴，是经气输注肾脏之地，肾俞穴输注气旺，可促进足少阴肾经阳气的恢复，补充命门相火的不足，提高肾脏纳气的能力。本穴是温补肾精、强健先天的要穴。太溪穴为足少阴肾经之原穴，是机体十二原穴之一，有滋阴益肾、壮阳强身的作用，可用于治疗各种肾虚引发阴阳失调的病证，与肾俞合用，可达补肾填精、强肾纳气之效，配伍基础穴，有补气宣肺、通调气机、补肾纳气、止哮平喘的治疗效果。

（三）温通法治疗

火针治疗本病具有效力强、生效快、用穴少等特点，寒、热、虚、实各证均可使用。

1. 取穴

组穴一：定喘、大杼、风门、肺俞、膏肓、曲垣、秉风。

组穴二：天突、膻中、列缺、气海、丰隆、太溪。

2. 刺法

火针：快针点刺诸穴，两组穴位轮换施用。每次留针 30 分钟，每日一次或隔日一次。

两组穴位可依据证之虚、实、寒、热，酌情轮换选用毫针微通或火针温通。

3. 方义

火针刺激背部穴位（组穴一）对本病有特殊的治疗效果，特别是背俞穴的火针刺激，针刺部位距病灶部位较近，火针的温热刺激可直接导入肺部，临床治疗可达立竿见影之效。

腹部穴位（组穴二）是另一组治疗哮喘的针方。天突、膻中、气海为任脉之穴位，可通畅气机，平喘纳气。天突在喉部，火针刺激可对气管产生直接的治疗效果；膻中为八会穴之气会，可止喘生津，通畅肺气，镇纳止喘；气海为下焦先天元气汇聚之处，有调脏腑之气、行瘀滞之用，主治肾气不纳之虚喘。丰隆穴为足阳明胃经的络穴，又通脾经。选取本穴有健脾强身、化痰平喘的功效。

众穴配合，可通调三焦通道，起到补气宣肺、健脾化痰、强肾纳气的作用，对哮喘的治疗可取得良好的效果。

组穴一与组穴二是机体背、腹两面治疗哮喘的基础穴，二者的最终治疗部位皆为肺脏及其周围。治疗时可根据需要，轮换选取两组穴，温通与微通两种针法亦可轮换施用，以使治疗效果达到最大化，这是临床应用三通法的最终目的。

四、讨论

（一） 病机讨论

哮喘为常见病，迁延日久多成沉疴旧疾，较难治愈。本病多由病邪反复刺激上焦气道，肺脏气血长期亏虚演化而来。气机厥逆与痰浊阻滞是本病产生的两个主要病机，且病证有寒、热、虚、实之分，主要为肺、脾、肾三脏。哮病的主要病机是痰浊阻肺，气道不通，气痰相搏，导致阵发性呼吸不畅，喉中痰鸣如哨。喘病的主要病机是肺失肃降，肺气上逆，气道阻滞，导致呼吸困难，张口抬肩，不能平卧。历代医家多认为"喘可无哮，哮必兼喘"，说明哮证与喘证常可并发，因此辨证时需充分诊查痰浊与气逆之主次轻重，并辨析主次病证，以痰浊为主则健脾宣肺，以气逆为主则补肾宣肺。

（二） 治疗讨论

本病的治疗是辨证施治。哮喘的病机多样，肺弱气亏是根本。若肺气充盛，气血调畅，即便风寒外侵，机体也可自行调节而愈，脾湿所生之痰也会因肺气充盈、气血调畅而化解。因此本病的治疗必须以宣肺补气为第一原则，再依证型，随其所偏而调之。

本病治疗的原则是有针对性的祛邪扶正，治疗的重点是痰浊与气逆，调控的脏腑是肺、脾、肾，治疗的方法是毫针、火针参合使用，这有利于发挥两种针刺的治疗优势。

温通法火针在本病治疗中具有重要意义。火针刺激具有效力强、生效迅速、用穴少等特点，虚证、实证均可使用。背部腧穴施用火针刺激，对病证的治疗发挥着关键作用，可使肺脏气血得以迅速改善，闭塞气道得以迅速疏通。治疗后患者呼吸得畅，胸闷得舒。

在本病的治疗中，除对肺、脾、肾三脏进行调控外，对机体整体的气血水平及精神状态也要有明确的认识。本病以虚为主，病证向好转归的基础是患者自身的正气充盈，精气神旺盛者病证易愈，神疲乏力者病证向好无望。因此治疗中适时采用以任督为纲的整体调控，是本病得以取穴的重要保障。

如果只以辨证结果为唯一法则，治疗只顾及肺、脾、肾三脏，不顾其他脏腑，往往不能取得满意的疗效。

（三） 预防

哮喘是反复发作性疾病，稍不注意就会诱发。平时做好调养保护，可以降低本病发作的频率。

1. 注意饮食

忌食生冷、过咸、过甜及辛辣刺激性食物。少食油腻食物，以免助火生痰。多食温肺、健脾的食品，如海带、紫菜、百合等。

2. 劳逸结合

长时间劳作或剧烈运动等均可诱发哮喘，因此要劳逸结合，保持稳定的作息时间，维持体内脏腑阴阳的稳定。

3. 调控情绪

情志波动可诱发哮喘，如恼怒、悲伤、过度兴奋等。因此要注意保持情绪的稳定，遇事不急不躁，这是预防本病的措施，也有助于强壮身体。

4. 注意保暖

气候因素也是影响本病发作的重要原因。寒冷季节或天气剧烈变化时均可引发哮喘发作。因此平时要注意保暖，避免遭受外邪侵扰，预防感冒的发生。在缓解期加强调摄养护是哮喘的预防重点。

第七节　心　悸

心悸是指心脏急剧跳动，惊慌不安，甚则不能自主的心脏病证。《素问·举痛论篇》记载："惊则心无所倚，神无所归，虑无所定，故气乱矣。"明代张景岳《景岳全书·怔忡惊恐·论怔忡》记载："怔忡之病，心胸筑筑振动，惶惶惕惕，无时得宁者是也。"现代医学各种原因引起的心律失常，凡以心悸为主要临床表现者，均可以心悸加以辨证论治。

一、病因病机

心悸是心脉搏动异常的病证，常与心虚胆怯、心血不足、水饮内停、瘀血阻络有关。临床中心悸分为惊悸和怔忡两种病理状态。

惊悸发病，多与情志有关，可由骤遇惊恐、忧思恼怒、悲哀过极或过度紧张而诱发，多为阵发性，病来迅速，病情较轻，实证居多，可自行缓解，不发时一如常人。惊悸日久不愈，亦可形成怔忡。实证常由痰饮、瘀血等所致；虚证则为气虚血衰，心神不安所致。

怔忡由内伤心血不足所致，无精神因素亦可发生，表现为终日自觉心中悸动不安，稍劳尤甚，全身情况较差。由脏腑气血阴阳亏虚、心神失养、宗气外泄所致者，虚证居多，有痰饮内阻或瘀血阻络者，可见虚实夹杂的病理状态。

二、临床表现

1. 惊悸

多由外因引起，受精神因素影响较大，阵发性发作，不发时一如常人，是心悸较轻的病证。发作时心动惊悸、胸胀气喘、恍如邪气突袭，兼头晕目眩、脘腹痞闷，瘀血阻络则兼有心下疼痛如刺。

2. 怔忡

因久病体虚，心脏受损，心脉血亏，而心中躁动不安，是心悸较重的病证。本病不时而作、坐卧不宁、心血不足、面色萎黄、头晕乏力、稍劳即发。

三、治疗

（一）治则

益气补血，活血化痰，通脉利胆，定悸安神。微通法结合温通法可扶正祛邪，通利血脉。

（二） 微通法治疗

1. 取穴

（1）基础穴。

内关、神门、膻中、中脘、足三里。

（2）辅助穴。

瘀血阻络：巨阙。

水饮内停：丰隆。

心虚胆怯：丘墟。

2. 刺法

毫针：基础穴用平补平泻法；辅助穴巨阙、丰隆用泻法，丘墟用补法。留针30分钟，每日或隔日一次。

内关针刺用3寸毫针卧针，针尖向郄门穴沿皮刺，进针2.8寸，不施手法。

3. 方义

内关穴为手厥阴心包经之络穴，是治疗本病所有证候的主穴；神门穴为手少阴心经之原穴。二穴有养心安神之功，是治疗惊悸、失眠、抑郁症的常用组合。膻中穴属任脉，为心包经之募穴，八会穴之气会。《黄帝内经》中有"宗气积于胸中"之说，可见膻中所会之气即宗气，宗气司呼吸而贯心脉。本穴在心悸的治疗中具有重要的意义，有募集心包经气血、改变心气不足之功。中脘穴在中焦，为胃经之募穴，八会穴之腑会，可明显改变机体气亏血衰的状态；足三里穴是足阳明胃经的合穴，为补虚要穴，胃经与心包经二经别通，足三里与中脘配合有补益气血、疏理心气、宁心定悸的作用。

巨阙穴为心经之募穴，有募集心经气血、活血化瘀、疏通心脉之功，是治疗胸痛、心悸、心绞痛的常用穴，可辅助基础穴，化解瘀血实邪，并防止宗气外泄，稳定心脏脉律。丰隆穴为胃经络穴，专攻水湿，可利水行气，是利湿化痰的常用要穴，能清除瘀堵心脉的痰浊，畅通心脉，配合基础穴，可清除实邪，恢复心脏的正常功能。丘墟穴为胆经原穴，胆经与心经别通，胆虚者心神亦不安。本穴可生发胆经原气，是治疗心绞痛的有效穴位，与基础穴配合可以利胆安神，平缓惊悸。

（三）　温通法治疗

1. 取穴
厥阴俞、心俞、膈俞。

2. 刺法
火针：快针刺法，施术次序为先火针刺激，后毫针刺激。隔日一次。

3. 方义
厥阴俞是背俞穴，为经气输注心包的部位；心俞是背俞穴，是经气输注心脏的部位。火针刺激二穴可以促进心经及心包络的气血输注，改善心及心包内部的气血运营，稳定心脏的功能状态，配合微通法基础穴，可以使紊乱的脉率得到快速平稳，是提高本病治疗效果的重要方法。膈俞为八会穴之血会，火针刺激本穴可以提高血液的化生能力，活血化瘀，通畅血脉，促进血液流动，配合微通法基础穴，能达到生血、活血、通脉、稳定心脉的治疗效果，可明显改善心悸症状。

四、讨论

（一）　病机讨论

心悸为常见多发病，表现为心慌、胸闷、气憋、气喘等症状。以虚证为多，实证为少。发病原因多为心及心包经气血不足，心阳不振，精神紧张。心主血脉，宗气是血脉运行的推动力量，宗气不足或外泄，是引起心脉失常、发生心悸的根本原因。

《灵枢·邪客》记载："五谷入于胃也，其糟粕、津液、宗气，分为三隧。故宗气积于胸中，出于喉咙，以贯心脉，而行呼吸焉。"说明水谷入胃，经过腐熟，分别通过三个通道来传导糟粕、运化津液和输布宗气。宗气抟而不行，积于胸中，行呼吸之能，贯心脉之动。心脉的血液运营要靠宗气的推动来濡养全身脏腑器官。

《素问·平人气象论篇》记载："胃之大络。名曰虚里，贯鬲络肺，出于左乳下，其动应衣，脉宗气也。"胃为"水谷之海"，其大络名虚里，"贯鬲络肺，出于左乳下"，肺行呼吸，将天地精气纳入胸中，与胃之大络提供的水谷精气相结合形成宗气。其脉出于左乳下，脉动可以应衣，说明宗气要靠肺之呼吸和胃之大络的养护，才能在胸中稳定运行。

《素问·平人气象论篇》记载："乳之下，其动应衣，宗气泄也。"杨上善释："乳下虚里之脉，若阳气盛溢，其脉动以应衣，是为宗气泄溢者也。"说明虚里脉动剧烈而应衣，是宗气外泄的表现。宗气外泄必然引起心脉搏动紊乱。由于手厥阴心包经提供气血濡养心脏，心包脉气血的任何异常都会导致心脏功能失调，脉律失稳。心主神明，脉中藏神，心脉异常必然导致心神不稳，紧张胆怯，抵抗外界干扰能力降低，从而引发心悸。

综上所述，心悸的病机是气血亏虚，厥阴心包络气血不通，而脉律失稳。宗气泄溢可加重本病。本病在临床上迁延不愈可导致心中惕惕不安等症状产生。

（二）治疗讨论

本病以治疗厥阴心包络为主，辅以补益气血，毫针、火针结合施用可助机体恢复。内关穴作为手厥阴心包经的络穴，又是阴维脉的交会穴，对治疗本病有稳定而可靠的疗效，特别是本穴的针刺手法，对疗效的影响极大。实践证明，采用3寸毫针卧针透刺内关的方法，可以取得良好的效果。在针刺内关的同时加配神门穴，可对心经进行调控，养护心君以安神，有助本病的治疗。

火针针刺背俞穴对治疗心悸亦有积极意义。由于厥阴俞、心俞距心脏较近，火针刺激二穴起到了针和灸的双重作用，可以快速将刺激作用到病灶局部，与毫针刺激相结合，可使心悸症状快速缓解。

在治疗中除对心脏本身进行重点调控外，还应对脾胃等脏腑进行调控，以补益气血。如果患者体质总体欠佳，则可考虑以任督为纲的整体调控，一方面强化机体的化生能力，另一方面通过对任脉龟七针穴的刺激，促进宗气的充盈与运营，防止外泄，稳定心脉，这对本病的治疗有事半功倍之效。

（三）预防

1. 保持平和心态

保持心情愉快，精神乐观，情绪稳定，避免大喜大悲，避免惊恐等不良刺激。

2. 饮食有节

饮食有节，进食营养丰富、易消化的食物，忌过饱、过饥，戒烟酒，忌饮浓茶，忌食生冷油腻、辛辣食物。

3. 养成科学的生活方式

生活规律，注意休息，避免剧烈运动及强体力活动。本病常与心脏器质性病变并发，如果出现发作症状异常，要及时就医检查心脏功能状态，避免贻误病情。

第八节　胁痛（胆囊炎）

胁痛是以胁部疼痛为主要表现的肝胆病证。胁，指侧胸部，腋以下至第十二肋的统称。明代张景岳《景岳全书·胁痛·论证》记载："胁痛之病，本属肝胆二经，以二经之脉皆循胁肋故也。"胁部主要为少阳经脉循行所过，胆位于胁肋之下，胆腑经脉发生病变均可引起胁痛。

现代医学认为，胆囊炎可由多种原因引起，可单独发作，常与胆结石并发。胆囊炎的临床症状与中医胁痛证候类似，可按胁痛对胆囊炎进行辨证施治。

一、病因病机

胁痛主要病因责之于肝胆。厥阴脉虚，外感湿热风邪，驻而不去，引发胁肋胀满疼痛；或太阳伤寒内传，郁于少阳，使少阳枢机不利，导致局部气血瘀堵，经脉循行部位不通则痛，可引发胁痛。情志不舒，饮食不节，久病耗伤，劳倦过度，伤及肝胆，疏泄不利，即可引起胁痛；若肝郁化火，胆气上逆，或肝阴不足，络脉失养，亦可引发胁痛；气郁日久，血流不畅，瘀血积聚，或强力劳作，胁络受损，瘀血停留，皆使脉络不畅，病灶局部不通则痛。气滞与瘀血可同时存在，亦可先后出现。总之，胁痛的病机是肝胆经脉气滞血瘀，不通则痛。

二、临床表现

临床多见右上腹、胁下疼痛，有时可向右侧肩角放散，进食油腻食物后疼痛加剧，常伴呕吐、恶心。急性发作可伴有恶寒发热，皮肤、巩膜黄染，尿少色黄，大便秘结。辨证分型如下。

1. 邪在少阳
胁痛、往来寒热、胸胁苦满等。

2. 肝气郁结
胁痛、痛无定处、善太息等。

3. 瘀血阻络
胁痛、痛有定处、入夜则重等。

4. 肝胆湿热
胁痛满胀、口苦心烦、胸闷纳呆等。

本病实证为瘀血停着，胁络阻塞，不通则痛；虚证为精血亏损，血不养肝，胁络失养而痛。胆囊炎是胆囊局部发炎而成，一般以实证为多，临床多见阵发性绞痛。

三、治疗

（一）治则

清利肝胆，疏理气机，调和气血。

（二）　微通法治疗

1. 取穴

曲池、丘墟、照海。

2. 刺法

毫针：曲池施捻转泻法；丘墟、照海施透刺法，3 寸毫针刺入，以透至照海皮下为度。留针 30 分钟，每日一次。

3. 方义

由于胁痛病机以胆经不通为主，所以本病治疗均以疏通少阳经脉为根本。以足少阳胆经之原穴丘墟穴为基本穴位，清理胆腑热邪，疏降少阳之气。操作上采用"一针两穴"的透刺法，即由丘墟透向对侧足少阴肾经的照海穴，达到疏通少阳经经气、充濡少阴经血气的效果。少阴气血通畅，可助肝脏疏泄，则胁痛可止。

曲池穴为手阳明大肠经之合穴，善主周身气血运行，为治疗胆囊炎的辅助腧穴。肝气郁结、气滞不畅、瘀滞内停明显者，取用本穴，具有清热化滞、疏肝行气的作用。

四、讨论

（一）　病机讨论

胆囊炎为现代医学病名，其临床症状与中医胁痛相对应。胆囊炎所致胁肋疼痛在临床上辨证虽多，但病灶均为胆腑，足少阳胆经均为辨证的主要对象。少阳为转枢之机，胆腑为中正之官，与肝脏互为表里。肝升胆降，为机体阴阳升降和谐之态，肝升太过或胆逆不降，皆可破坏机体的气机升降。胆囊炎由胆腑湿热引发，胆腑湿热会导致胆经气滞血瘀，胆气不降，甚至气逆于上，则引发胁肋疼痛。

就经络而言，胁肋为足少阳胆经和足厥阴肝经所过部位，但以足少阳胆经为主，胆囊炎病灶又在胆腑，所以辨证施治的对象首选足少阳胆经。

（二）治疗讨论

针灸治疗本病应抓住经络主体，认清胆囊炎性胁痛病证的经络所主，确定疏通足少阳胆经在本病治疗中的主导作用，以利病证治疗。取足少阳胆经之原穴丘墟为基本腧穴，并采用透刺法透向足少阴肾经照海穴，使少阳经经气疏通，以利转枢通畅，并通过充盈肾经血气，反疏肝经，以利胆经。丘墟透照海为治疗胆囊炎等胆系疾病的重要针刺手法，临床施用有即刻缓解胆绞痛的效果，其操作手法多采用先补后泻的捻转手法，以达到通经活络、行气活血、解疼止痛的目的。

若肝气郁结，经脉气滞不畅，瘀滞内停明显，可加用双侧曲池穴。曲池为手阳明大肠经之合穴，具有清热化滞的作用，凡有以上症状者均可使用，为治疗胆囊炎的辅助腧穴，其手法操作采用捻转之泻法，以利结滞之经脉气血通畅。

（三）预防

慢性胆囊炎指胆囊慢性炎症，胆道由于结石、蛔虫、肿瘤等堵塞，老年人胆固醇代谢失调易受细菌感染等均可引发。此病属于中医“胁痛”范畴。

1. 保持平和心态
戒郁怒，保持心情舒畅。

2. 注意卫生
注意饭前便后洗手，蔬菜、水果清洗干净，以防蛔虫感染。

3. 注意饮食
戒烟酒，多饮水。如伴肝脏功能改变或并发黄疸时，应避免高糖、高蛋白饮食。饮食以清淡、易于消化、低脂、低胆固醇、高维生素为好。平时可服些药茶等。

第九节　阳　痿

阳痿是指青壮年男子阴茎痿弱不起，临房举而不坚，或坚而不能持久的病证，《黄帝内经》多有论述，认为体衰气弱、邪热内侵、情志不遂和房劳太过均可引起本病。《灵枢·经筋》记载："足厥阴之筋……阴器不用……伤于热则纵挺不收。"《素问·痿论篇》记载："思想无穷，所愿不得，意淫于外，入房太甚，宗筋弛纵，发为筋痿。"将此病称为"筋痿"。

现代医学认为，阳痿是以男子性功能障碍为主要临床表现的疾病，可由多种原因引起，主要分为功能性阳痿和器质性阳痿两类。

一、病因病机

经脉气血不足或气滞不通，均可导致宗筋失养。其中肝主筋，本病与足厥阴肝经有关；肾主二阴，本病与足少阴肾经有关；任脉起于胞中，循行前阴，本病与任脉也有关系。因此肝经、肾经、任脉3条经络与本病的发生关系最为密切。

1. 色欲过度

肾主前后二阴，主生殖。肾气不足，命门火衰，宗筋不得荣养则阴茎不举；房室不节，或先天肾气不足等均可引起本病。其中，以命门火衰引起阳痿者最为多见。

2. 劳心过度

劳心太过，暗耗心脾，气血不足以致肾精亏虚，此亦为常见病因。忧愁思虑不解，饮食不调，过食肥甘厚味，湿热内生，损伤胃腑，气血化生乏力而致体虚宗筋失养，而成阳痿；损伤心脾，病及冲任，以致气血两虚，宗筋失养，而成阳痿。

3. 肝郁不疏

肝主筋，肝经环绕阴器循行，所以阴器为宗筋之汇。情志不遂，忧思郁怒，肝失疏泄条达，不能疏通血气，畅达前阴，宗筋所聚失养，则发此病。

4. 惊恐伤肾

惊恐伤肾，惊则气乱，恐则气下，气机逆乱则经脉不能荣养宗筋，惊恐不能及时缓和，反复日久则阳道不振，举而不坚，导致阳痿。

二、临床表现

阴茎痿而不举或举而不坚，无法行于房事，常伴有阴茎冷缩、腰膝酸软乏力，甚则耳鸣耳聋，牙齿松动，形寒肢冷或心悸气短，失眠多梦，形瘦神疲等。本病辨证以寒、热、虚、实为总纲。

1. 辨证寒热

阳痿而兼见面色苍白，形寒肢冷，阴囊、阴茎冷缩或阴部冷湿、精液清稀冰凉，舌淡、苔薄白、脉沉细者，为寒性阳痿；阳痿而兼见烦躁易怒，口苦咽干、小便黄赤、舌质红、苔黄腻、脉弦数者，为热性阳痿。本病的寒热辨证中，应以脉象为辨别的主要依据。

2. 辨证虚实

恣情纵欲、思虑忧郁、惊恐所伤，多为脾肾亏虚，命门火衰，属脏腑虚证；忧思郁怒、肝郁化火、横伤脾胃，水液输布不利、湿热下注、宗筋受热弛纵不收，属脏腑实证。实证的本质为标实本虚，即实证的产生是本虚的结果。

三、治疗

（一）治则

温阳通络，滋补肝肾，祛邪扶正，强阳助坚。微通法配温通法调治。

（二）微通法治疗

1. 取穴

（1）基础穴。

环跳、关元、中极、大赫、三阴交。

（2）辅助穴。

内热炽盛：合谷、太冲。

气血不足：中脘、内关。

湿热下注：曲池、丰隆。

2. 刺法

毫针：环跳穴用4寸毫针刺入3寸深，针尖指向阴部，施用补法，针感传至小腹及阴茎，则效佳；余穴用1.5寸毫针施用补法。留针30分钟，每日或隔日一次。治疗期间忌房事，避食辛香之味。

3. 方义

通调少阴经、任脉为常规治疗大法。选取关元、中极、大赫，并据气血虚实酌情选用三阴交、环跳等腧穴。

关元穴属任脉，为阴阳元气交会之关，善补下焦元气，有填精补阴、温阳通脉之功，针刺时强调针感要传导至会阴或阴茎，则效佳。中极穴属任脉，为足三阴经与任脉之会，膀胱经之募穴，是任脉的重要穴道，可治前阴病，在此能辅助关元增加治疗效果。大赫穴属足少阴肾经，冲脉与足少阴肾经之会，可治月经不调、痛经、带下等妇科病证，及遗精、阳痿等男科病证，在此与任脉穴位配伍，治疗阳痿效果较好。

三阴交穴属足太阴脾经，为足太阴、足厥阴、足少阴之会，可涵养阴血，鼓舞后天脾胃，使气血得充，五脏得养，为强身要穴，与关元等穴配伍，可引导气血输注宗筋，改善宗筋失养的病理状态，提高综合疗效。

环跳穴属足少阳胆经，为足少阳、足太阳之会，有枢转阴阳之气、调和诸脉之功。本穴之所以能治宗筋病，与足少阳胆经在体内的循行有关。《灵枢·经脉》记载："胆足少阳之脉，起于目锐眦……下颈合缺盆以下胸中，贯膈络肝属胆，循胁里，出气街，绕毛际，横入髀厌中。"阐述了胆经在体内的循行路线。临床实践也证明针刺环跳穴，针尖指向阴部，针感可传导至阴茎，取得明显的治疗效果。

内热炽盛者可加合谷、太冲，二穴均为原穴，合谷泻阳明热，太冲泻厥阴热，与基础穴配伍，可清理内热，治疗热性阳痿。

气血不足者可加中脘、内关，二穴具有补虚扶正之功。中脘为胃经之募穴，位于中焦任脉，内关为阴维脉之会，是手厥阴心包经的络穴。二穴配用具有明显的补虚作用，可增强机体气血化生能力，与基础穴配伍，可以快速增强机体气血运营，治疗因虚而致的阳痿。

湿热下注者加曲池、丰隆，二穴可清利湿热。曲池为手阳明大肠经之合穴，可清理大肠湿热，丰隆为足阳明胃经之络穴，可清理脾胃湿热。二穴合用可疏通经脉，促使湿热从阳明经通道排出，与基础穴配伍，可输布水液，燥湿清热，治疗宗筋弛纵不收而致的阳痿。

（三）温通法治疗

1. 取穴

关元、大赫、中极。

2. 刺法

火针：诸穴快针刺法，先火针，后毫针。每日或隔日一次。

灸疗：诸穴灸盒悬起灸，与毫针针刺同时施用。每次 30 分钟，每日或隔日一次。

3. 方义

寒性阳痿者，用火针快针刺激关元、大赫、中极诸穴，可将火针纯阳之热注入穴道之中。由于针刺部位均在下焦，距病灶部位较近，火针之热可以直接传导至气血运行薄弱的宗筋局部，快速改善宗筋的气血运行，祛除局部之寒。关元穴为元气之会，火针刺激亦可激发机体元气的化生与运营，改善整体阳气不足的状态，对阳痿的治疗有积极的作用。

虚性阳痿者，温灸关元、大赫、中极诸穴，可补益元气，壮阳强肾，荣养宗筋。虚证患者体质较差，灸疗刺激温和，适合施用于体弱者。针、灸并用，补益而不伤身，在逐步恢复机体正气中治疗阳痿，可以取得理想的疗效。

四、讨论

（一）病机讨论

阳痿是男性常见病，也是针灸治疗的优势病种。本病的基本病机为命门相火不足，宗筋失养而不能举坚。导致本病发生的原因有二：一是命门火衰，与肾脏有关；二是气血运营不足，与心、脾二脏有关。其中尤以命门火衰、周身阳气不足者居多；其次是劳于心脾，气亏血少，宗筋荣养不足。因此本病以虚证居多，特别是肾精不足，命门火衰，是主要的病机因素；实证偏少，虽有湿热内生、积聚下注的实证表现，但此实证也只是标实，其本亦为虚。辨别病证的寒、热、虚、实，对本病的治疗有积极的指导意义。

（二）治疗讨论

本病的治疗以心、脾、肾为治疗重点，针灸治疗以调控相关经络为重点。足三阴、任脉等经脉得到相应的调控，才能达到治疗相关脏腑的目的。本病虽以虚证为多，实证较少，但治疗上并不能完全将虚、实病证截然分开，这是因为针灸治疗具有双向调控的特点。治疗穴位多选用关元、中极、大赫，并据气血虚实酌情选用三阴交、内关、环跳等腧穴。

关元穴善于填精补阴，温阳通脉，针刺本穴，不但可以将针感传导至会阴或阴茎，直接调控宗筋，而且能固精培元，补充全身元气。中极、大赫为局部用穴，辅助关元增加效力。三阴交可养阴血，鼓舞后天脾胃，使气血得充，五脏得养。内关、环跳可枢转阴阳之气，调和诸脉，使宗筋得养，阳痿可得康复。

器质性阳痿多有原发病灶，在临床治疗中，也要积极治疗原发病。

（三）预防

1. 房事适度

由房劳过度引起者，应清心寡欲，调整心态，适度房事，积极规划生活和工作。

2. 强身健体

由全身衰弱、营养不良或身心过劳引起者，应适当增加营养，注意劳逸结合，加强体育锻炼，强身健体。

3. 养精安神

由精神因素引起者，应调节好精神情绪，平心静气，切忌忧思郁怒。

本病并非不治之症，患者在治疗中要树立战胜疾病的信心，对本病要有清醒的认识，房事是机体本能，身体健康是人体发挥本能的基础条件。因此，要树立科学的治病观，即健康第一、房事第二的原则，体质强壮后机体本能则可正常发挥。适当进行体育锻炼，夫妻暂时分床和相互关怀体贴，这些都有辅助治疗作用。

第十节　泌尿系结石

泌尿系结石属于中医淋证中石淋的范畴。隋代巢元方《诸病源候论·淋病诸候》记载："诸淋者，由肾虚膀胱热故也……又有石淋、劳淋、血淋、气淋、膏淋。诸淋形证。"临床上常见有肾结石、输尿管结石、膀胱结石等。

一、病因病机

本病的形成与肾、脾、肝三脏及膀胱水液代谢通道关系密切，病位在肾与膀胱，且与肝脾有关。

1. 膀胱湿热

湿热久蕴，煎熬尿液，日积月累，结成砂石，则发为石淋。

2. 肾脾肝亏虚

肾气不足，精亏液耗，以致气化不利，开阖失司，不能温化水湿，致使浊物沉积于膀胱而成淋证；脾失健运，水湿不化，蕴久化热，结于下焦，尿液受热煎熬而成淋证；肝郁气滞于内，气机升降失序，则三焦气化不利，水液通道失常，肾虚开阖无权，膀胱气化失约而成淋证。

二、临床表现

若结石较大，不能自由移动，则表现为肾区或上腹部隐痛或钝痛；若结石较小，尤其是结石自肾盂或输尿管向下移动时，可引起剧烈疼痛且发作突然，此为肾绞痛；若结石停止移动，疼痛可随之缓解，则疼痛表现为阵发性，每次发作数十分钟至数小时，常伴恶心、呕吐，有时可有尿频、尿急或肉眼可见的血尿。本病有虚有实，初病多实，久病多虚，初病体弱及久病者，虚实并见。

三、治疗

（一）治则

补肾疏肝，通利水道，标实清利，本虚补益。微通法调治。

（二）微通法治疗

1. 取穴

（1）基础穴。

中封、蠡沟、水道、归来、京门。

（2）辅助穴。

虚证：中脘、关元。

实证：曲骨、阴廉。

2. 刺法

毫针：基础穴施用"龙虎交战"手法，先补后泻；辅助穴虚证用补法，实证用泻法。留针30分钟，每日或隔日一次。

3. 方义

中封穴属足厥阴肝经，主前阴、泌尿、生殖之病。蠡沟穴属足厥阴肝经之络穴，别走少阳，与三焦相通，主治水道不利之证。二穴为本病治疗主穴，具有疏调气机、排石止痛、利尿之效。水道穴、归来穴属足阳明胃经，行于少腹，具有通利水道、消肿散结之功，辅助中封、蠡沟以疏调气机、排石止痛。京门穴属足少阳胆经，为肾经之募穴，有益气壮阳、健脾通淋、温阳益肾之功。诸穴配伍有通利小便、排石止痛的治疗效果。有实验表明，基础穴有解除泌尿系平滑肌痉挛并使之扩张的作用，治疗前多饮水，增加尿液张力，以利结石排出体外。

虚证多为脾肾气血亏虚，取用中脘、关元二穴以补虚。中脘补中焦，强健脾胃，生化气血；关元补下焦，补益元气，充填肾精。二穴合用可辅助基础穴共奏补益脾肾、通利尿道、排石止痛之效。

实证多为膀胱湿热、肝郁化火，取用曲骨、阴廉泻邪。曲骨穴属任脉，为足厥阴肝经与任脉之会，有通利小便、通经止痛之功；阴廉穴属足厥阴肝经，有清宗筋湿热、通利下焦之功。二穴合用可祛除湿热，通利下焦，与基础穴配伍能祛邪补虚，通利小便，达到排石止痛的治疗目的。

（三） 温通法治疗

1. 取穴

水道、归来、关元。

2. 刺法

灸疗：诸穴灸盒悬起灸，与毫针针刺同时施用。每次 30 分钟，每日或隔日一次。

3. 方义

虚性淋证，一般为沉疴旧病。气血不足，脾肾双虚，是此类疾病的共同特征。灸疗是温性调补气血、强身健体的有效方法，特别是对久病体衰患者，疗效可靠。温灸下焦，既能补充元气，又助排石利尿，在毫针刺激的基础上，复加灸疗温补，对本病的治疗颇有益处。

四、讨论

（一）病机讨论

泌尿系结石属中医石淋。石淋为五淋之一，其病机与肝、肾、脾、膀胱有关。历代医家对发病的主要因素做了精辟的总结，即"诸淋者，由肾虚膀胱热故也"。由此可知本病的主要病变脏腑在肾和膀胱。肾虚则气化不利，水道不通，水湿不得温化，膀胱湿热则尿道损伤，排尿开阖失利而成淋证。本病的发生是个复杂的病理演化过程，除肾和膀胱外，肝、脾自身的病变也会引发淋证。本病发生后如不能及时治愈或治疗不当，还会进一步发展，导致难以治愈。

（二）治疗讨论

本病的针灸治疗，有可靠的临床效果，特别是对剧烈疼痛有立竿见影之效。针灸治疗本病不同于其他方法，共分为两个层次：一个是排石，直接治疗病灶；另一个是扶正祛邪，对机体进行调控。

从排石层次来讲，气机不畅，水道失疏是结石产生的根本原因，如能使气机调畅，水道通利则结石可下。因此，治疗中以中封、蠡沟为主穴，辅以水道、归来，可达扩张尿道、促使结石外排的效果。需注意的是，针灸所排的结石大小有一定的范围，一般直径在 1 cm 以下的可用本法，若直径大于 1 cm，则应考虑用他法治疗。

从扶正祛邪层次来讲，根据病证的寒、热、虚、实进行精准调控，这是针灸治疗本病的特色。如用肾经之募穴京门以补肾通经，尽量提高肾脏功能，以助本病的治疗。如果病证本虚明显可加中脘、关元以补虚，亦可用灸疗的方法温补下焦以强身；如果病证标实明显可加曲骨、阴廉清泻膀胱及肝经湿热，以助基础穴通利尿道，排石止痛。

治疗中应重视患者整体的气、血、精、神，从三通法临床思维的角度来看，患者整体的气、血、精、神对本病的康复发挥着至关重要的作用。针灸的功能就是调控，而调控的对象就是患者的气、血、精、神，疗效的产生要依靠患者的气、血、精、神。如果患者的气、血、精、神不能维持较好状态，针灸治疗就不能取得良好的效果，在这种情况下，就需要进行以任督为纲的整体调控，提高患者气、血、精、神的充盈水平，这对本病的治疗有着重要的临床意义。

（三）预防

增强体质，防止情志内伤。避免各种外邪入侵机体；避免各种酿生湿热的有关因素。经常憋尿、过食肥甘、纵欲过劳、外阴不洁等，都是引发本病的重要因素。保持良好心态，锻炼身体，科学饮食，增强体质，是预防淋证发病及病情反复的重要方面。

淋证发生后要多喝水，饮食宜清淡，忌食肥腻香燥、辛辣之品，禁房事，注意适当休息，这些有助于早日恢复健康，避免不必要的导尿及泌尿道器械操作，也可减少本病的发生。

第十一节 泌尿系感染

泌尿系感染属于中医淋证中气淋和血淋范畴。《素问·气厥论篇》记载："胞移热于膀胱，则癃、溺血。"现代医学认为，泌尿系感染是由各种病原体（细菌、真菌、病毒）入侵泌尿系统引起的疾病。

一、病因病机

1. 气淋

气淋病机主要是肾虚膀胱热。肾脏阳气不足，气化减弱，尿液贮留膀胱，开阖无权难以排泄，导致膀胱郁而湿热内生，热淫尿道，则气淋发生。气淋发生有气滞不通和气虚无力之分，前者为实证，后者为虚证。

2. 血淋

血淋病机主要是膀胱湿热。阴部不洁，秽浊外邪侵入膀胱，导致湿热内生，热盛伤络，迫血妄行，故小便涩痛有血而成血淋；久淋不愈或房事不节，皆可导致脾肾两虚，若肾阴不足，虚火伤络，迫血离经，则尿中夹血而成血淋。湿热下注，热伤血络而成淋者属实证；阴虚火旺，阴热灼络而成淋者属虚证。

二、临床表现

本病可见于各个年龄段，以女性多见。临床中以尿痛、尿急、尿频为主证。

1. 气淋

实证表现为小便涩痛，淋沥不宣，小腹胀满疼痛，并伴有尿道灼热感，腰痛，少腹坠胀，全身症状可见发热，烦躁，口干不喜饮或喜冷饮等，舌质红，苔黄或腻，脉滑数。虚证表现为尿时涩滞，小腹坠胀隐痛，尿有余沥而尿频，全身症状可见头昏目花，面白无华，不欲饮食，神疲乏力，舌淡苔白，脉沉细。

2. 血淋

实证表现为小便热涩刺痛、尿色深红或夹有血块，疼痛满急加剧，或见心烦、舌苔黄、脉滑数。虚证表现为尿色淡红，尿痛涩滞不明显，腰酸膝软，神疲乏力，舌淡红，脉细数。

三、治疗

（一）治则

补肾健脾，通利膀胱，调和气血。实证：清利湿热。虚证：补气滋阴。

（二）微通法治疗

1. 取穴

（1）基础穴。

关元、中极、大赫、水道、三阴交。

（2）辅助穴。

实证：天枢、丰隆。

虚证：中脘、内关。

2. 刺法

毫针：基础穴施泻法，关元、中极二穴针感以传导至会阴部为好；辅助穴实证用泻法，虚证用补法。留针 30 分钟，每日一次。

3. 方义

本方取穴以腹部穴位为主。关元穴、中极穴属任脉，居于下焦，与膀胱相邻。关元为手太阳小肠经之募穴，元气汇聚之所，中极为足太阳膀胱经之募穴，因手、足太阳经相连，故二穴合用有补肾、填精、益气之功，可以疏利膀胱气机，促进水液气化，达到利水、排尿、止痛的治疗作用。水道穴属足阳明胃经，大赫穴属足少阴肾经，二穴合用可疏导气机、通利水道、促进排尿。另选足太阴脾经之三阴交穴，通调足三阴经，激发各经气血，以运化水湿。诸穴配合有补肾健脾、通利膀胱之功，可达通畅水道、排尿止痛之效。

实证多因湿热内存而成，所以取天枢、丰隆二穴利湿清热，以除实邪。天枢为手阳明大肠经之募穴，丰隆为足阳明胃经之络穴，二穴合用，有清利湿热之功，配合基础穴，可祛除实证产生的湿热内邪，通利水道，止痛排尿。

虚证多因气血亏虚而成，所以取中脘、内关二穴补益气血，滋阴清热。中脘位在中焦，为腑之会穴，胃腑募穴，是气血之海的代表穴位，可以增加气血的化生；内关为手厥阴心包经之络穴，有行气活血、通利三焦水道之功。二穴与基础穴配伍，有补气滋阴、清除湿热、消炎止痛、利水排尿的治疗作用。

四、讨论

（一）病机讨论

泌尿系感染属中医气淋、血淋范畴。泌尿系感染是局部病灶发炎的疾病，中医认为是由局部湿热淫浸所致。肾虚膀胱热是本病的基本病机，其中肾虚是发病的本质，膀胱热是发病的原因。泌尿系感染所生湿热，实则为膀胱内热。湿热的产生与体质有关，素体阳盛易生湿热；湿热的产生与饮食有关，过食肥甘厚味则湿热内生；湿热的产生与情绪有关，忧思郁怒肝火逆行则湿热下注。任何引发机体产生湿热的病理因素，都有可能导致膀胱湿热。膀胱湿热在临床中的不同病理表现，对应着不同的病证类型。本病一般新发为实，久病为虚，湿热结于膀胱是其主要病理表现，本病多见于女性。

（二） 治疗讨论

针灸治疗本病效果可靠，特别是对于新发淋证，针灸可以发挥其独到的临床疗效，使症状得到快速缓解。本病的辨证分型虽有气淋和血淋的不同，但二者在临床治疗中的区别并不明显，均以清泻膀胱湿热、通利尿液通道为基本治疗原则。因此治疗中不区分气淋还是血淋，只根据病证的虚实进行有针对性的调控。实证以祛除膀胱湿热、通利尿道为主要目的，取天枢、丰隆泻热利湿；虚证以补益气血、通调三焦为主要目的，取中脘、内关补气利水。由此可以看出，临床虚实辨证的准确性是本病治疗的关键，对本病的治疗有重要的指导意义。

本病的发病不论虚实，肾脏亏虚为基本病机，膀胱湿热的发生，与肾虚有着千丝万缕的联系。因此本病旧病复发时，应更加注意肾脏气血的盈亏状态，治疗中应更加注重对机体正气的补充，必要时要施用以任督为纲的整体调控，提高机体气血化生能力，健脾补肾，才能取得明显的治疗效果。

本病治疗尽量保证每日一次，若为新病且患者体质尚可，则可每日治疗二次，以期疗效最大化。施术中要注意针刺手法的运用，补泻施用得当，并取得良好的针感。医嘱患者治疗期间多饮水，忌食辛辣。

（三） 预防

本病作为多发病，平时的预防十分重要，不但可以避免本病的发生，还可预防已发病证的复发。

1. 注意卫生

注意阴部清洁，避免外邪内侵；注意多饮水，不憋尿；妇女在月经期、妊娠期、产后更应注意外阴卫生，以免虚体受邪。

2. 生活规律

养成良好的饮食起居习惯。饮食宜清淡，忌食肥甘辛辣之品；起居规律，注意强身健体。

3. 调畅情志

保持心情舒畅，恬淡平静，避免纵欲过度，提高机体抗病能力。

第十二节　慢性前列腺炎

前列腺炎多属中医淋证中劳淋和膏淋范畴，隋代巢元方《诸病源候论·淋病诸候·劳淋候》记载："劳淋者，谓劳伤肾气，而生热成淋也……小便不利，劳倦即发也。"明代张景岳《景岳全书·淋浊·论证》记载："膏淋，溺如膏出。劳淋，劳倦即发，痛引气冲。"本病是男性生殖系统的一种常见病。

一、病因病机

中医脏腑系统中没有前列腺的概念，因其解剖位置紧邻膀胱，并对排尿有一定的控制作用，所以将其作为附属纳入膀胱系统，成为水道气化、生殖排精、尿液排泄的组成部分。

慢性前列腺炎的病因多为膀胱湿热，病机包括两方面；一是正气不足，气化艰难；二是精道、尿管气滞血瘀，开阖无序。本病虚实错杂，病发多端。

1. 劳淋

劳淋病机以肾气不足为本，膀胱湿热为标。脾肾素虚，复逢劳累，致中气不足，清阳下陷，肾虚气化乏力，水湿下迫膀胱，膀胱开阖失常，发为劳淋。发作期以膀胱湿热为主，兼有肾气不足，虚实相兼；缓解期以肾气不足为主，兼有膀胱余热，虚实相兼。

2. 膏淋

膏淋病因的外因为外感邪毒，内因为内伤情志，基础病机均为湿热蕴结下焦，肾与膀胱气化不利，病位在肾与膀胱。湿热蕴久，阻滞经脉，脂液不循常道，小便浑浊不清，而为膏淋；肾虚下元不固，不能摄纳精微脂液，亦为膏淋。

二、临床表现

1. 劳淋

腰部酸痛，身体疲倦，小腹坠胀，拘急疼痛，阴囊胀痛，排尿疼痛或痛不显著，小便频数，淋沥不尽，缠绵难愈，反复发作。发作期表现为尿痛，尿急，尿频。缓解期表现为尿痛减轻，尿缓加剧，尿等待明显，腰膝酸软，神疲乏力。

2. 膏淋

小便浑浊如米泔或如脂膏之物，尿时阻塞不畅，重者尿中有黏液成丝，可伴有性欲减退，遗精阳痿等。尿道热涩而痛者属实证，不热不痛者多属虚证。

三、治疗

（一） 治则

补益脾肾，通利膀胱，清热利湿，分清泄浊。微通法配合温通法补虚泻实。

（二） 微通法治疗

1. 取穴
（1）基础穴。
中封、蠡沟、列缺、关元、大赫。
（2）辅助穴。
湿热互结：天枢、丰隆。
标本两虚：中脘、内关。

2. 刺法

毫针：基础穴施用补法；辅助穴实证施用泻法，虚证施用补法。留针 30 分钟，隔日一次。

3. 方义

中封穴属足厥阴肝经，善主前阴、泌尿、生殖之病，为通调足厥阴肝经气血的常用腧穴。蠡沟穴为足厥阴肝经之络穴，别走足少阳胆经，有通利三焦、疏调阴部气机、化气行滞之功效。《灵枢·经脉》记载："其别者，经胫上睾，结于茎。"二穴合用可疏调经脉气血，通淋化滞，是治疗前阴、泌尿等疾病的重要组方。列缺穴为手太阴肺经之络穴，是八脉交会穴之一，通于任脉。手太阴肺经病候可主"小便数而欠""溺色变"。针刺列缺能通畅肺气，使肺气得以肃降，津液得以调畅输布。任脉"起于中极之下，以上毛际，循腹里，上关元"，针列缺可使任脉通畅，三焦通利，缓解尿意频频、排尿疼痛症状。尿液气化充分，尿道通利，则分清泄浊，尿液清澈，白浊可消。列缺与中封相伍，是治疗排尿障碍的重要组方，再配伍蠡沟可使疗效更为可靠，诸症皆消。关元穴属任脉，为元气发生之所，又为小肠经之募穴，是治疗下焦元气亏虚、水液气化不足的常用穴位。大赫穴属足少阴肾经，为冲脉之会。冲脉起于胞中，针刺本穴有促进下阴通畅之功。本穴与关元配用，既可补肾充阳，通畅水道，又可清利膀胱湿热，止痛排尿。

发作期湿热互结可采用清热利湿的治疗方法。取天枢、丰隆二穴，借助大肠泻热利水，通过足阳明胃经健脾化湿，既泻湿热，又利水湿，与基础穴配伍，用于发作期的治疗效果较好。

缓解期标本两虚可采用补虚为主的治疗方法。取中脘、内关二穴，借助胃腑化生气血以强身，通过手厥阴心包经养血化滞，通利三焦。调补后天以补先天，是本病缓解期针灸治疗的重要方法。肾精为先天之本，靠后天气血奉养，二穴合力，与基础穴配伍，可达以后天养先天的目的。

（三）　温通法治疗

1. 取穴

肾俞、关元俞、秩边。

2. 刺法

火针：快针点刺诸穴。先施火针刺激，不留针；后施毫针刺激，留针。每日一次。

3. 方义

肾俞穴是肾脏经气输注之背俞穴，火针刺激可将火针阳气输注穴位，并快速导入肾脏，补充肾阳之不足，增加气化；关元俞穴为腹部关元穴元气在背部输注之部，火针刺激本穴有补益元气、通利膀胱水道、利尿止痛之功；秩边穴属足太阳膀胱经，火针刺激可激发太阳经经气，通利水湿之气散热降冷，由此注入膀胱经，循经下行，可治疗小便不利。

四、讨论

（一）　病机讨论

慢性前列腺炎属于中医淋证之劳淋、膏淋范畴，多由急性前列腺炎治疗不当而致。久病不愈，导致身体正气耗损，抵抗力下降，每逢劳累、外感易复发。尿频、尿急、尿等待，或尿液呈浑浊状，称为"白浊"尿。

本病的产生与脾肾不足、下元亏虚、膀胱经脉湿热、足厥阴肝经气血郁滞不通有关。病灶在膀胱，发作期表现为病灶局部病邪为患，并引发足厥阴肝经气滞不通；缓解期表现为脾肾阳虚，气化减弱，下焦阴寒，尿道不畅，足厥阴肝经失养而不通。不同疾病阶段，病性虚实不同，辨证施治应依病证虚实进行。

（二）　治疗讨论

本病以标本兼治为治疗的基本法则。从脏腑层面来看，以补肾健脾、通利膀胱尿道为主，改变脏腑功能失调的病理状态，既补又泻，如选取肾俞、关元、关元俞、内关等穴，对相关脏腑进行调控，火针刺激背俞穴，对脏腑功能改变有明显的治疗效果。从经络层面来看，以足厥阴肝经为主，足厥阴肝经环绕循行前阴，本病又为前阴疾患，因此治疗本病多选用足厥阴肝经穴位，并佐以补益下焦、通经活络、调达气血之法，共奏消炎止痛、利水排尿之效。

（三）预防

本病是由急性前列腺炎转化而来的慢性疾病，平时做好保健预防十分必要。

1. 坚持治疗

治疗期间不要随意更换针灸治疗方法，治疗中宜守方而治。症状的缓解需要一定的时间，如果治疗时缺乏耐心，往往会导致治疗不彻底。

2. 养成科学的生活方式

不吃辛辣刺激性食物，忌烟酒，多喝水，勤排尿，保持大便通畅。避免久坐及长时间骑车，坚持适当健身锻炼，避免剧烈运动。坚持热水坐浴或热水袋敷会阴部，对疾病的恢复颇有好处。

3. 保持良好心态

正确认识本病，保持良好的心态，减轻心理压力，增强战胜疾病的信心。避免因情绪抑郁、态度消极而产生头晕、记忆力下降、焦虑、多疑、失眠等症状。

第十三节　痛　风

痛风是现代医学病名，又称痛风性关节炎，属于中医历节风病或痹证范畴，隋代巢元方《诸病源候论·风病诸候下·历节风候》记载："历节风之状，短气，白汗出，历节疼痛不可忍，屈伸不得是也。"汉代张仲景《金匮要略·卷上·中风历节病脉证并治第五》记载："盛人脉涩小，短气自汗出，历节疼，不可屈伸，此皆饮酒汗出当风所致。"本病是由嘌呤代谢紊乱所致的疾病，高尿酸血症是导致痛风发生的根本原因，以反复发作的小关节红肿、疼痛、结晶为主要临床表现。

一、病因病机

本病发病既有外感因素，又有内伤因素。其中机体正气亏虚是重要原因，外部病邪之所以能够侵伤机体，根本原因还是机体内部正气不足。

1. 外感病邪

本病初起与外邪侵入有关。风邪善携寒或热，共同入侵，形成风寒或风热浸淫机体。外邪入侵必定对脏腑经络产生病理损伤，这种损伤即本病的诱发原因。

2. 内伤脏腑

在机体正气不足状态下，酒后出汗当风，腠理大开，卫气不固，外邪乘虚入侵，循经络游走，损伤四肢百骸。

二、临床表现

1. 风湿热痹

湿热内盛，风邪外侵，湿热稽留脉中，经络不通，发为风湿热痹。症见趾关节红肿热痛、喜凉恶热，皮肤可见红斑，触之有热感，关节屈伸不利，可伴有全身发热、汗出、乏力、心烦口渴、尿黄便干等，属湿热实证。

2. 寒湿阻络

机体阳虚，外感风寒，水湿驻留脉外，压迫络脉，致寒凝气滞，经络不通。症见趾关节酸胀疼痛，局部怕凉，喜温恶寒，关节屈伸不利，可伴有形寒肢冷，面色少华，口淡不渴，舌淡或有齿印，苔薄白而腻，脉濡缓，属标实本虚证。

3. 痰湿阻滞

脾胃虚弱，痰湿内生，湿浊阻滞络脉渗灌，致络脉不通，经脉不行。症见趾关节刺痛，入夜尤甚，痛点固定不移，关节呈梭形肿胀，甚则畸形改变，屈伸不利，关节周围筋肉僵硬，皮色紫暗，压之痛甚，属标实本虚证。

三、治疗

（一）治则

健脾补肾，清热，化痰，温阳，通经止痛。微通法治脏腑，温通法、强通法治局部病灶。

（二）微通法治疗

1. 取穴

（1）基础穴。

太白、太冲、中脘、关元、肓俞、复溜。

（2）辅助穴。

湿热内盛：曲池、上巨虚。

痰浊内生：章门、丰隆。

2. 刺法

毫针：基础穴施平补平泻手法；辅助穴施泻法。留针 30 分钟，每日或隔日一次。

3. 方义

太白穴为足太阴脾经之原穴，有健脾利湿、开发脾经气血之功，是利湿健脾的要穴；太冲穴为足厥阴肝经之原穴，有平肝息风、清热利湿、通络止痛之功。二原穴合用有健脾利湿、清肝和络、止痛的疗效。中脘穴为胃经之募穴，关元穴为小肠经之募穴，二穴属任脉，有调控中焦、通利下焦、利水燥湿的功能。肓俞穴属足少阴肾经，为冲脉、足少阴肾经之会穴，故可补肾益气，调理冲脉气血，冲脉为气血之海，调控冲脉可充盈十二经脉。诸穴配合使用，有益于补充脾肾气血，调节下焦水液的气化及代谢。复溜穴属足少阴肾经，有补肾益阴、温阳利水的作用，可促进水液气化，缓解因代谢障碍而产生的湿浊聚集，与诸穴合用可达健脾补肾、通经止痛的治疗功效。

湿热内盛者，加用曲池、上巨虚二穴以清热化湿。曲池为手阳明大肠经之上合穴，上巨虚为大肠的下合穴，二穴均作用于大肠腑，可有效地清理大肠湿热，从而清除体内湿热，与基础穴配伍治疗湿热型痛风，可取得良好的治疗效果。

痰浊内生者，加用章门、丰隆二穴以化痰通经。章门穴属足厥阴肝经，为脾经之募穴，又为脏会，有健脾充阳、输布津液、通利水道、补益五脏的作用。丰隆为足阳明胃经之络穴，有健脾强胃、化痰通经的作用。二穴合用是强健脏腑、利湿化痰的优化组方，与基础穴配伍治疗痰湿内盛型痛风，可取得良好的治疗效果。

（三） 温通法治疗

1. 取穴

病灶局部。

2. 刺法

火针：快针刺法。隔日一次。

3. 方义

红肿热痛最明显处即病灶局部。经络不通，气血瘀滞，是局部病灶的主要特征。火针刺激可快速激发局部阳气，活血化瘀，湿热病邪可随火针针孔直接排出体外，有扶正泻实、开门祛邪的治疗效果。活血化瘀，消炎止痛，效如桴鼓。

寒湿阻络型痛风，局部水肿不红，多为水湿压迫性冷痛。火针刺激病灶局部，火针的纯阳之热可温化寒湿经脉，使局部病灶气血循环得以恢复，有温阳通经的作用。

（四）强通法治疗

1. 取穴

病灶局部。

2. 刺法

锋针：刺络放血，依病灶部位刺 3 针左右，适量出血。每周一至二次。

3. 方义

如果局部病灶气血壅滞严重，红肿热痛剧烈，可采用刺络放血的方法治疗。以有形之血调无形之气，是刺络放血的主要目的。通过瘀血外放，可使局部病灶的气血运营通畅，则疼痛症状立止。

治疗时要先施火针，如果火针出血较多，则不必刺络放血；如果火针后没有出血或出血不多，则可施用刺络放血法。无论施用何种针法，出血均为治疗的关键。

四、讨论

（一）病机讨论

本病是外邪与内伤共同作用的结果。病机虽然复杂，但概括起来不外三条：一是外邪侵袭，即酒后汗出当风；二是脏腑受损，即脾胃肝肾亏虚；三是经络不通，即病灶周围经络不通。病证性质多以脏腑虚亏为本，局部病灶肿胀为实。本病为间歇性发作，过食肥甘厚味等病证表现为实，精神紧张或劳累过度等病证表现为虚，亦有虚实兼杂者，临证需仔细分辨。

（二）治疗讨论

本病治疗分为治标与治本两个方面。治本以毫针调控脏腑为主，重在调控脾胃与肝肾；治标以火针治疗病灶为主，重在疏通局部气血。标本兼治是针灸治疗本病的基本法则。由于本病病机演化复杂，机体多正气不足，治疗中虽然止痛效果显著、症状改善明显，但病证较难彻底治愈。因此治疗本病要采取强有力的措施，使脾、胃、肝、肾的功能得到明显提升，才能取得满意疗效。以任督为纲的整体调控是提升脏腑功能的有效措施，通过对气和神的调控，促进机体的气血化生，改善脏腑气化功能，才能使本病稳定在一个较好的状态。

（三）预防

1. 注意休息

急性期应卧床休息，抬高患肢，以利血液循环。冷敷可以缓解疼痛，休息 3 天以后，方能恢复活动。

2. 注意饮食

不吃高嘌呤类食物，如动物内脏、骨髓、鸡汤、鱼卵、海鲜、豌豆及菠菜等。戒烟酒及肥甘厚味，避免发胖，引起代谢综合征。

3. 多饮水

平时应多饮水，以增加尿量，每日饮水量 2 000 mL 以上，以利尿酸排出。

4. 鞋子大小适宜

穿鞋不宜过紧，尽量避免足趾关节的损伤，减少诱发因素。

第十四节　痿证（脊髓炎）

脊髓炎归属中医痿证范畴，症见四肢痿软无力、缓纵不收、肌肉萎缩或伴麻木等。《黄帝内经》称之为"痿躄"，《金匮要略》称之为"枯"，后世医家称之为"痿证"。现代医学认为脊髓炎是一种多为细菌、病毒、螺旋体、寄生虫和真菌等感染后导致脊髓损害的脊髓炎症性疾病，主要表现为运动障碍、感觉障碍及自主神经功能障碍。

一、病因病机

痿证多由外感温热、内伤脏腑、筋骨皮肉失养而发。病性以虚为本，或虚实夹杂，标实本虚。因感受温热毒邪或湿热浸淫者，发病急，病程发展较快，属实证，因热邪最易耗气伤津，故疾病早期就常见虚实夹杂之证。内伤积损或久病不愈，主要为肝肾阴虚和脾胃阳弱，多属虚证，又常兼湿热、痰浊、瘀血等病理因素，致使病证虚中有实。

1. 热邪伤肺

温热外邪袭肺，热邪聚积肺脏，灼焦肺叶，津液耗伤而引发本病。肺为五脏之长，肺脏受伤则五脏所主失养，都可发生痿证。脊髓炎为肾脏所主病证，肾主骨生髓，肾痿发病，则筋骨不得濡养，产生运动障碍的痿证。

2. 阳明损伤

湿热内蕴，浸淫阳明，阳明不能濡养宗筋，宗筋迟缓，诸骨关节约束失司，发为痿躄；或脾胃久虚，气血化生不足，以致经脉失于荣养，诸节不收而致痿证。

3. 体质虚弱

素体阳虚、精血津液化生不足、精神紧张或忧思苦闷，导致肝肾精血亏耗，筋脉失荣而致痿证；或久病体衰，脏腑功能低下，脾肾两亏，营卫不足，经脉因虚而滞，气血失濡筋骨肌肉关节而致痿证。

痿证病变部位在筋脉、肌肉、关节，其病因为五脏虚损。上述各种致病因素，耗伤五脏精气，导致五脏功能失调，精血津液化生乏源，筋脉、肌肉、关节因失养而弛纵不收，发为痿证。

二、临床表现

1. 热邪伤肺

痿证初起，症见发热，咳嗽，咽痛或在热病之后出现肢体软弱不用。

2. 阳明损伤

四肢痿软，纳呆腹胀，食少便溏，面浮无华，下肢微肿。

3. 体质虚弱

下肢痿软无力，甚则不能站立，腰脊酸软，头晕目眩，遗精阳痿，月经不调。

三、治疗

（一）治则

通调阳明，补益气血，活血祛瘀。以微通法调脏腑，温通法治病灶。

（二）微通法治疗

1. 取穴

中脘、天枢、关元、髀关、伏兔、足三里、阳陵泉、三阴交。

2. 刺法

毫针：伏兔用 3 寸毫针，余穴用 1.5 寸毫针，均施用平补平泻手法。留针 30 分钟，每日或隔日一次。

3. 方义

中脘为足阳明胃经之募穴；天枢为手阳明大肠经之募穴；关元为手太阳小肠经之募穴，关元又是下焦元气生发之地，为元气通畅之关守要穴。三穴合用可对胃肠道进行整体调控，从而摄取更多水谷以化生气血，荣养脏腑筋脉。髀关、伏兔、足三里三穴均为足阳明胃经之穴，阳明多气多血，自古即有"治痿独取阳明"之训，取此三穴可通调阳明经，充盈经脉气血。其中，足三里为足阳明胃经之合穴，是强身健体的要穴；伏兔有通经活络、祛风除湿之功，可畅通阳明经脉，且本穴在膝关节之上，针刺需长针深刺，这对下肢痿软病证有强劲的治疗作用；髀关穴在大腿上端、气冲穴之下，是胃经经气从腹部注入下肢的关口，以此得名，针刺本穴可引导经气下行，保证下肢运动之需。三穴合用可通畅阳明气血，提高脾胃荣养脏腑筋脉的能力，以诠"独取阳明"之意。阳陵泉属足少阳胆经，为八会穴之筋会针刺本穴可增加气血对筋脉的荣养，恢复筋脉束骨功能，缓解痿软症状。三阴交为足三阴经之交会穴，针刺本穴可调和肝、肾、脾气血的升降平衡，促进各脏所主筋、骨、肉功能的发挥，配合诸穴，恢复痿软病灶的运动功能。

（三）　温通法治疗

1. 取穴

痿软病灶阿是穴、脊髓炎（督脉）病灶阿是穴。

2. 刺法

火针：快针点刺阿是穴，每个病灶针刺4～8针。隔日一次。

3. 方义

火针刺激有扶正祛邪之功，可激发气血运行，迅速改变病灶局部气血瘀滞的病理状态。痿软病灶是指筋骨痿软、运动障碍明显的部位。一般脊髓炎患者下肢运动障碍较多，每一条腿为一个病灶，两条腿为两个病灶，可循阳明经火针点刺，每个病灶刺4～8针。以阳明经多气多血为依托，促进病灶局部气血运营。

脊髓炎病灶在脊柱之中，为督脉循行部位，在病灶局部施以4～8针的火针刺激，这不仅可促进病灶的恢复，而且随着局部脊髓神经功能的改善，还可促进痿软病灶运动功能的恢复。

总之，火针刺激在痿证的治疗中，发挥着至关重要的作用，尤其是对督脉病灶的治疗，火针的纯阳之热传导能力强大，可透过脊柱传导至脊髓，改善脊髓神经功能，一般针刺很难达到此效果。

四、讨论

（一）　病机讨论

脊髓炎是常见的神经系统病变，多由感染引起，以下肢痿软无力、感觉缺失为主要表现，属于中医痿证范畴。痿证病机虽然复杂，总结发病原因有三点。其一，外感病邪，入侵肺卫，肺热叶焦，津液亏耗，筋骨损伤废而发病；其二，阳明经受损，精血津液亏虚，宗筋失养，筋骨废而不用；其三，体质衰弱，气血化生不足，五脏空虚，筋骨皮肉失荣，废而成痿证。本病早期外邪内侵发病为实，导致阴亏火盛；后期五脏精亏为虚，导致气血津液化生不足。无论虚实，筋骨皮肉损伤不用是本病的基本特征。

（二）治疗讨论

本病早期由外感温热之邪侵袭肺金，津液耗伤所致。病证发展日久，或因治疗不当，或为体质虚弱，由新发演化为慢性痼疾，导致脾胃正气损伤，机体气血不足，故治疗中重取足阳明胃经穴位，依托其多气多血的经脉优势，化生精血津液，濡养筋骨经脉，恢复受损肌肉关节，使病证得以康复。

本病病在脊髓，为督脉受损，故选用督脉病灶阿是穴，以通畅督脉经气，恢复脊髓神经功能。火针刺激病灶局部，可激发调动气血，提高局部病灶的恢复能力，与阳明经穴相伍，可使气血阴阳调达充盛，诸脉通畅，疾病可愈。

本病是慢性病，虽有医治方法，但坚持治疗也是治愈病证的重要因素。同时治疗中不可速攻，只能慢取，审证守方而治，不要轻易改变穴法，如此坚持治疗必有成效。

（三）预防

1. 选择适宜的居住环境

痿证的发生常与居住环境有关，环境潮湿、感受温热湿邪容易引发本病。因此，避免居住湿地，防御外邪侵袭，有助于痿证的预防和康复。

2. 注意护理

本病症状为肢体痿软，卧床不起，因此要常翻身拍背，鼓励排痰，防止痰湿壅肺和褥疮的发生；注意肢体保暖，避免冻伤或烫伤的发生。

3. 保持平和心态

注意精神调整与饮食起居。本病迁延难愈，容易引起情绪低落，要注意调整情绪，保持积极向上的心态，这有助于病证的恢复。

4. 注意饮食

饮食宜清淡并富有营养，忌食油腻辛辣厚味，以保护脾胃。

5. 体育锻炼

进行适当体育锻炼，生活规律，有助于本病康复。

第十五节　消　　渴

消渴是以多饮、多食、多尿、身体消瘦或尿有甜味等为临床特征的病证。消渴病名首见于《黄帝内经》，又称消瘅、肺消。明代王肯堂《证治准绳·杂病》杂门篇记载："渴而多饮为上消。经谓膈消。消谷善饥为中消。经谓消中。渴而便数有膏为下消。经谓肾消。"现代医学的2型糖尿病与中医消渴极为相似，故糖尿病的中医治疗，可参照消渴辨证施治。

一、病因病机

先天禀赋不足，脏腑亏虚，精血津液化生匮乏，是引起消渴的重要内在因素；长期过食肥甘、醇酒厚味、辛辣香燥之品，损伤脾胃，致脾胃运化失职，积热内蕴，化燥伤津，消谷耗液；或长期情绪不畅，忧思郁怒，肝脏失于疏泄，气机郁结；或劳心思虑，营谋思强，郁久化火，消灼肺胃阴津；或房室不节，劳欲过度，致肾精亏损，虚火内生，甚则火盛水竭，精血津液耗损，导致肾虚、肺燥、胃热，阴火内生，发为消渴。

消渴病变的脏腑不同，症状表现亦不相同。在肺为上消，为肺受燥热所伤、内热炽盛之证；在胃为中消，为胃热炽盛之证；在肾为下消，因肾阴亏虚、肾失固摄发病。消渴虽有病在肺、胃、肾，但三者常常互相影响，最终导致肺燥、胃热、肾虚。

消渴病久，易发两种病变：其一，是阴损及阳，阴阳俱虚。消渴虽以阴虚为本，燥热为标，但由于阴阳互根，阳生阴长，病程日久，阴损及阳，则致阴阳俱虚，其中以脾肾阳虚多见。其二，是久病入络，血脉瘀滞。消渴病累及多个脏腑经络，影响气血正常运营，且阴虚内热，耗伤津液，液亏必伤阴血，使血脉瘀滞，血行不畅，甚则离经出血。可见，血瘀是消渴重要的病理因素之一，同时消渴引发的多种并发症亦与血瘀关系密切。

二、临床表现

消渴临床症状多表现为多食易饥，口干，头晕，多饮尿多，大便干结，病甚则尿浑浊如脂膏，尿甜，形体消瘦。

1. 上消
烦渴多饮，口干舌燥，尿多，食多，舌边尖红，苔薄黄，脉洪数。

2. 中消
多食善饥，脘腹嘈杂，烦热，多汗，形体消瘦，大便干燥，舌苔黄，脉滑实有力。

3. 下消
尿频、量多，浑浊如脂膏而甜，口干，唇燥，头晕，目眩，虚烦，善饮而食不多。久病阴虚损阳，则见面色发黑，畏寒肢冷，尿量特多，男子阳痿，女子闭经。阴虚者舌红，脉沉细数；阴阳两虚者，舌淡苔白，脉沉细无力。

三、治疗

（一）治则

本病的治疗大法是滋阴以治其本，清热以治其标。上消清热润肺，生津止渴。中消清热调中，健脾润燥。下消补肾平肝，益阴降火。

（二）微通法治疗

1. 取穴
（1）基础穴。
背部腧穴：肺俞、膈俞、胰俞（胃脘下俞）、肝俞、脾俞、肾俞。
腹部腧穴：中脘、天枢、气海、大横、章门。
四肢腧穴：支沟、地机、三阴交、照海、太冲。

（2）辅助穴。

上消：鱼际、少府、合谷。

中消：公孙、曲池、内关。

下消：太溪、复溜。

2. 刺法

毫针：背俞穴向内斜刺，余穴直刺，太溪、复溜补法，余穴平补平泻法。留针30分钟，每日或隔日一次。

3. 方义

肺俞、肝俞、脾俞、肾俞是脏腑之气输注的背俞穴，可调节内脏的功能。《素问·阴阳应象大论篇》曰："故善用针者，从阴引阳，从阳引阴。"背俞穴多用于治疗内脏病或与内脏有关的疾病。

膈俞为八会穴之血会。具理气、和血之功，可助机体"血、气、液、神"的化生与疏布。

胰俞（胃脘下俞）为治疗消渴病的经验穴，《备急千金要方》卷二十曰："消渴，咽喉干，灸胃脘下俞三穴各百壮。"

中脘为胃经之募穴，有调理脾胃的功能。脾胃为后天之本，气血生化之源。该穴又为八会穴之腑会。根据中脘腧穴的特性，与其相关的脾胃生理功能、脏腑的关系和经脉的联系，该穴可用于多种病证。

天枢为足阳明胃经穴，六腑皆禀赋于胃，胃为六腑之长，六腑的生理功能和病理反应均为胃所概括。天枢又是大肠经的募穴，是大肠经经气汇集之处，为调理胃肠气机之枢纽。

气海为任脉穴，任脉为诸阴之海。气海穴位于任脉之小腹，是"元气之聚，生气之源"之处，为下焦的气会穴，主治脏气虚惫、真气不足和下焦气机失畅所致病证，贺普仁教授认为气海是治疗一切气病的要穴，具有培元固本、补益虚损和疏理气机的功效，故临床上适用于气机不利、脏气虚惫之诸症。

大横为足太阴脾经穴，为足太阴、阴维交会穴，主治多种腹部病证。此穴为贺普仁教授治疗糖尿病的经验用穴。

章门为足厥阴肝经穴，脾经之募穴，脏之会穴，足厥阴肝经、足少阳胆经之会穴。足厥阴脉行此，与五脏之气盛会，为脏气出入之门户。由于本穴的穴性丰富，临床使用可取得多种治疗效果，故为治脏病之要穴。因该穴属肝经，对肝脏及肝经有明显的疏肝理气之功，与少阳胆经交会，对胆经亦有清降之用，有通五脏，平肝健脾，输布津液，通利水道，补益五脏的作用。

支沟为手少阳三焦经穴，三焦主气，有调理气机、主气化作用，五输穴之经穴，配五行属火，该穴可清泻三焦相火，梳理三焦气化功能，可治疗气血阻滞、三焦火盛引起的病证。

地机为足太阴脾经郄穴，为足太阴气血深聚之穴，具有健脾渗湿的作用，可增强脾经运化，升清濡养诸脏。

照海为足少阴肾经穴，八脉交会穴，为阴跷脉所生，长于滋养肾阴，消瘀散结，调畅气机，有生发肾经气血、促进经气上行之能，可治疗肾、膀胱、肝、心、肺的病变。

太冲为足厥阴肝经原穴，是肝脏原气经过和留止的部位，所以是肝经穴中的重要穴位。泻可疏肝，补可养血。具有镇静安神、健脾养肝、理气养血、扶正培元之功，是调控整体气血的常用腧穴。

三阴交为足三阴经交会穴，有滋肝补肾、益脾布津之功；根据足三阴经的循行和脾、肝、肾三脏的生理、病理，三阴交可治疗肝、脾、肾三脏功能失常诸病。

上消：鱼际穴属手太阴肺经，有清肺泻热、利咽止痛之功；合谷穴属手阳明大肠经，因大肠与肺相表里，通过泻大肠热达清上焦热以润肺的目的；少府穴属少阴心经，二穴合用有清泻心火之功。通过泻心火的方法清泻上焦之热，达到泻肺热的目的；诸穴配合可达清利肺热、保护津液的目的。

中消：公孙穴为足太阴脾经络穴，八脉交会穴之通冲脉，有健脾益胃之功。曲池穴为手阳明大肠经的合穴，通过泻大肠热，以泻中焦之火；内关穴为手厥阴心包经络穴，通三焦经。厥阴别通阳明，可泻脾胃之热，通利三焦，可畅通水液气化通道；三穴配用，有补脾胃、生津液之功，是治疗中消的重要组合。

下消：复溜、太溪二穴均属足少阴肾经，复溜是补肾利水的要穴，太溪是肾经原穴，补充肾元。二穴配用有补肾、滋阴、纳气之功；可治疗阴火内生、下焦亏虚之消渴病。

四、讨论

（一）病机讨论

本病为多发常见病，致病因素由外及内，病情演化缓慢而复杂，并发症广泛而多发，而且发病趋于年轻化，是较难治愈的疾病。

本病发病因素主要包括以下几点。先天禀赋不足，五脏亏虚，精血津液化生不足，尤以阴虚体质者易发；饮食不节，长期过食肥甘、醇酒厚味，致使脾胃运化失职，积热内蕴，化燥伤阴，酿为本病；长期思虑过度，情绪不安，导致气机郁结，进而化火，消灼肺胃阴津，而发为本病；素体阴虚，复因房室不节，劳欲过度，损耗阴精，导致阴虚火旺，上蒸肺胃，发为本病。

本病病机分为三消。上消，多因于肺热津伤，肺热炽盛，耗伤津液，多饮多尿。中消，多因于胃热炽盛，胃火炽盛，腐熟水谷力强，故多食易饥，脘腹嘈杂。下消，因肾阴亏虚，无以约束小便，故尿频、量多，肾失固摄，水谷精微下注，故小便浑浊如脂膏而甜。

本病总的病机是以阴虚为本，燥热为标；或阴阳俱虚，气阴两伤。消渴后期病证的变化常与瘀血有关，并可由此产生各种并发症。

（二）治疗讨论

本病的治疗从相关脏腑给予相应的调控，滋阴清热为主要治法。上消在肺，清热护液为重点；中消在胃，益脾胃、润燥为重点；下消在肾，补肾滋阴为重点。临床中三消的症状分界并不十分明确，这就需要医者仔细分辨症状表现，透过现象看本质，以最本质的证型表现施以治疗。

上消、中消的症状表现基本上可以归属于西医的糖尿病前期。下消的症状表现有尿有甜味，因此基本上可以归属于西医的糖尿病。治疗中可用西医的化验指标作为辨证参考施以治疗，也可通过指标变化检验施治疗效。消渴若能早期治疗，合理调治，预后多良，可如健康人一般工作生活；若久病延误病情，或至晚期，阴阳衰竭，他病丛生，则难以治愈。本病易并发感染，施术时须严格消毒。

（三）预防

1. 发病即治

出现多饮、多食、多尿、体重减少等症状时，应及时到医院就医，明确诊断；已确诊为消渴时，要立即治疗，以免延误病情。老年人消渴症状常不明显，应定期检查尿糖、血糖。

2. 规律生活

消渴属慢性病，生活规律非常重要，尽量按时起居，这有利于糖代谢。每周按时测量体重，作为计算饮食热量和观察疗效的依据。

3. 科学饮食

少进糖食、根茎类蔬菜、动物内脏类食物，适当食用水果，多食含粗纤维、精蛋白的食物，选食植物油等。

4. 坚持运动

适当规律的运动，可以有效提高机体新陈代谢的水平，是预防糖尿病的重要手段。患者可根据自己的身体情况与爱好，选择运动方式，长期坚持能取得良好的防病治病效果。

第六章 周 围 病

　　周围病是指发生在远离脏腑的局部病变。相对于脏腑病而言，周围病是在脏腑外围产生的气滞病灶，发病虽与脏腑经络有一定的关联，但病灶的形成具有相对独立性，是以局部气血瘀滞或气血不荣为主要病机的一类病证。

　　此类病证的形成分为内因和外因。内因一般为素体阴阳不调、先天禀赋不足或后天饮食不节，导致机体总体气血运营失衡而发。素体虚弱者，水谷精微化生不足，气血不能充养周身，容易出现脱发等病证；素体阳虚者，不耐寒热，免疫功能低下，中气下陷，容易形成面瘫、脱肛等病证；素体阴虚者，营卫气血失调，血虚风燥，从而易引发肛裂等病证；饮食不节，损伤脾胃，脾胃运化失调而生湿，湿聚化痰，痰阻经络，易形成皮下肿瘤等病证；外因为外伤损折，或感受寒热外邪，使机体局部经脉受损而发。外伤损折局部筋骨，或寒热相兼损伤下肢血脉，易形成浅静脉曲张等病证。总之，周围病的形成是机体内部产生特定环境，在气血运营的薄弱部位产生的气血瘀滞病灶。

　　周围病的病灶虽然是相对独立的，但由于病灶的形成有着各自的病理因素，故治疗应以病灶为核心，辨明病因，察清体状，循证治疗。气血亏虚者，补益气血；阳气不足者，充阳托陷；阴虚火旺者，调营育阴；痰湿阻络者，利湿化痰。三通法参合施用，达到疏通局部经络、充盈病灶气血的目的。

第一节 面 瘫

　　面瘫即面肌瘫痪，是由多种原因导致的面神经受损的病证，包括周围性面瘫和中枢性面瘫。本证系指周围性面神经麻痹所引起的面瘫。有关面瘫这一病名，中医文献中有多种名称，《黄帝内经》称"卒口僻""口歪"。唐代以前称"偏口风"等，宋代以后"口眼歪斜"这一病名逐渐多见，并沿用至今。《灵枢·经筋》记载："卒口僻，急者目不合，热则筋纵，目不开，颊筋有寒，则急引颊移口；有热则筋弛纵缓不胜收，故僻。"明代张景岳《类经·疾病类·十二经筋痹刺》记载："僻，歪斜也。"

一、病因病机

本病的主要病变部位是面部足阳明经筋和手、足少阳经筋，其中以足阳明经筋为主。

本病病因虽有外感、内伤之分，但二者之间关联密切，常互为因果。内伤则虚是发病之本，外感则实是发病之因。不同性质的外邪，引发的病证亦有不同，可分为两种类型：其一，风邪中络，多由风寒之邪侵犯阳明、太阳经络，邪气壅滞，经气阻塞，经筋失养而拘紧不放发为本病；其二，热邪滞络，素体阳盛或五志过极，气郁化火，湿热内蕴，壅滞阳明、太阳经筋，使筋肌纵缓不收而发为本病。

二、临床表现

本病发病突然，每在睡醒时，发现一侧颜面部板滞、麻木、瘫痪，不能作蹙额、皱眉、露齿、鼓颊等动作，口角向健侧歪斜，睁眼流泪，额纹消失，鼻唇沟变浅或消失，少数患者初起有耳后、耳下及面部疼痛，严重者可出现患侧舌前部2/3味觉减退或消失、听觉过敏等。

风邪中络表现为神疲乏力，耳后多不痛，病灶局部水肿明显，多为标本两虚证。热邪滞络表现为口干舌燥，情绪焦虑，耳后疼痛，可并发带状疱疹，多为标实本虚证。

三、治疗

（一）治则

扶正祛邪，疏风活络，通调气血。微通法以通调气血，温通法以散风通络，强通法以祛风散邪。根据病证的不同阶段，应给予不同的治疗重点。

1. 急性期

病证初起（发病后 10 天以内）为病毒急性感染期，此时机体正气不足，邪气内盛，局部病灶水肿严重，治疗以整体扶正为主，局部治疗为辅。提高机体正气，使感染期尽快结束，是急性期治疗的主要目的。

2. 恢复期

进入恢复期，治疗逐步由整体调控转变为以治疗局部病灶为主、整体扶正为辅的原则。在整体气血充盈的情况下，改变局部气血凝滞的病理状态，从而使本病康复，是恢复期治疗的主要目的。

（二）整体调控

1. 取穴

（1）调控穴 1。

中脘、关元、天枢、天突、气冲。

（2）调控穴 2。

大椎、身柱、神道、膏肓俞、心俞、命门、腰阳关、腰奇、肾俞、中空。

2. 刺法

（1）刺法 1。

毫针：刺激调控穴 1，用平补平泻法，留针 30 分钟。火针：刺激调控穴 2，快针点刺。隔日一次。

（2）刺法 2。

火针：刺激调控穴 1，快针点刺；毫针：刺激调控穴 2，用平补平泻法，快针点刺。隔日一次。

两套刺法，轮换施用。施术顺序为先施调控穴 2，后施调控穴 1。施术强度要与患者气血状态相匹配。体强者两组穴可按顺序施用，体弱者可根据需要偏用两组穴之一。

3. 方义

调控穴 1 调任脉，调控穴 2 调督脉，两组穴结合，是三通法以任督为纲整体调控的基础穴。

调控穴 1 是对以任脉为代表的气的调控。中脘、关元、天枢共同构成了对胃肠道整体的调控，可以通畅消化道，增加水饮的摄入及代谢物的排出，达到增进气血化生之源的目的。天突属任脉，有宽胸理气、通利气道之功。气冲属足阳明胃经，别名气街，为足阳明胃经、冲脉之交会穴，有润宗筋、理下元、散厥气之功。《灵枢·刺节真邪》记载："宗气留于海，其下者，注于气街，其上者走于息道。故厥在于足，宗气不下，脉中之血，凝而留止。"宗气的功能为推动络脉中气血的运营，如果宗气升降运动发生障碍，络脉中的气血就会凝滞，因此宗气在机体的气血运营中发挥着重要的推动作用。天突和气冲合用，可为宗气的升降疏导通道，从而为经络中的气血运行提供动力。本组穴的作用是化生气血，为血脉运营提供动力。

调控穴 2 是对以督脉为代表的神的调控。大椎、身柱、神道为督脉穴位，大椎为重阳之首，集一身之阳气；身柱穴在肺俞正中，是强体常用穴；神道穴在心俞正中，心为神明之主，本穴为心神往来通道，有宁心安神之功。膏肓俞属足太阳膀胱经，可通肓膜，是补虚要穴；心俞是心脏经气输注的部位，有稳定心神、强化心血的功能。上述诸穴合用有安神补心、强身健体的作用。命门、腰阳关为督脉穴位，命门为肾中相火出入之处，有培元固本、育气化神的作用；腰阳关为督脉阳气升降的关隘，是肾精化气的关键穴位；腰奇为督脉上的经外奇穴，在督脉下端之上，有通畅督脉经气的作用，为督脉经气上行入脑的底部根基。肾俞是肾脏经气输注的部位，有调补肾气、充盈精血、化精益元的作用。本组穴的作用是补肾充精，化气成神，使元神强盛，神机健运。

两组调控穴共同作用，从气和神两个方面对机体进行整体调控。一方面通过任脉调气，增强气血化生、运营能力；另一方面通过督脉调神，稳定元神之府化生神机的能力，为气血有序运营提供保障。气血充盈与神机稳定，不但可提高机体抗病能力，而且能增强愈病能力。

（三） 局部治疗

1. 微通法治疗

（1）取穴。

1）基础穴。阳白、四白、瞳子髎、颧髎、地仓、颊车、下关、牵正、合谷。

2）辅助穴。

①鼻唇沟变浅：迎香。②鼽鼻不利：上迎香。③人中沟歪：人中。④耳后疼痛：翳风。⑤额纹消失或变浅、不能抬眉：阳白透鱼腰。⑥眼睑运动不利：丝竹空、太阳。⑦流泪：睛明、攒竹。

（2）刺法。

1）急性期。进针宜浅，面部穴位沿皮横刺，手法宜轻不宜重。留针时间宜短不宜长，以 15~25 分钟为宜，不留针亦可，每日或隔日一次。

2）恢复期。进针适当加深，地仓、颊车用 3 寸毫针施透刺法，余穴施以平补平泻手法。留针 30 分钟，每日或隔日一次。

（3）方义。

基础穴以患侧面部为主，贯以局部穴治局部病的原则，通调局部气血。阳白、四白、瞳子髎、颧髎、地仓、颊车、下关诸穴均为阳明、少阳穴位，以治局部病证；牵正穴为经外奇穴，位于面颊部耳垂前方 0.5 寸，顾名思义，可治疗口眼歪斜；合谷穴善治头面诸疾，《四总穴歌》言"面口合谷收"，故面部疾患多取合谷，有祛风解表、和营通络之功；地仓透颊车刺法，为面部重要透穴，可用于本病的治疗。

辅助穴诸穴为随证局部取穴，依据病证状态，对症选用。

2. 温通法治疗

（1）取穴。

面部。

（2）刺法。

火针：细火针快针点刺，不留针，进针 1~2 分。隔日一次。

（3）方义。

火针刺激是面瘫急性期结束后施用的治疗方法。火针刺激量较大，活血化瘀之力较强，在恢复期施用比较合理。火针与毫针配合，可快速提高病灶局部气血运营，化解气滞血瘀的病理状态，特别是在整体扶正、气血充盈的基础上，可以取得理想的治疗效果。面瘫恢复期的治疗是本病治疗的关键，若此阶段疗效显著，则本病可迅速痊愈，若此阶段贻误治疗时机，则本病发生后遗症的概率就会增加。火针在恢复期的施用，是治愈本病的重要方法。

面部火针要求医者针刺手法要轻，针刺数量不宜过多，针刺顺序为先火针后毫针。

3. 强通法治疗

（1）取穴。

太阳、下关、阳白、地仓、迎香、颊车。

（2）刺法。

锋针：诸穴点刺出血，然后拔罐，出血量大约 5 mL。每次选二至三穴，每周一至二次。

（3）方义。

面瘫恢复期后期或后遗症期，虽然面部病灶大部分好转，但仍然存在顽固病灶点，特别是眼部及嘴部，会影响该部位功能的发挥。在毫针、火针刺激的基础上，适时在顽固病灶点刺络放血，是促进局部气血运行、祛除病灶点的有效方法。刺络放血，破血以调气，有"治风先治血，血行风自灭"之意。以有形之血调无形之气，具有强力的祛风散邪、活血通络之效，可达治疗顽固病灶点的目的。

三法施术次序：火针、锋针、毫针；火针、毫针；锋针、毫针，具体施用次序参考患者气血状态。

四、讨论

（一）病机讨论

本病的病因包括内、外两个因素，内因为体质虚弱，正气不足，脉道空虚；外因为风、寒、湿、热邪浸淫机体，阳明、少阳经受损。内因是发病基础，外因是直接诱因，内、外两个因素相互作用是本病的基本病机。其中，内因体虚是本病发生、发展的主导因素，直接关系到本病的转归，是本病治疗的重点。

（二）治疗讨论

针灸治疗本病有较好的效果，且早期治疗是关键，有效率可达90%以上，平均疗程在 1 个月左右。以任督为纲、整体调控的三通法对本病有可靠的疗效。

急性期面神经处于炎症水肿状态，治疗应以整体扶正、增强体质为主，以改善病灶局部血液循环为辅，以促使局部水肿炎症消退，以免面部炎症时间过长，进一步损伤神经。早期针刺宜浅、宜轻、宜少，随着炎症消失，再逐渐加重针刺手法。早期治疗的意义在于缩短疗程，提高治愈率。

恢复期火针治疗可取得理想效果。顽固性面瘫，若出现原本歪向健侧的口角又歪向了患侧（倒错现象），或出现联带运动及面肌抽搐，此时采取放血疗法效果较好。

（三）预防

面瘫的病因是身体虚弱，抵抗外邪能力低下，因此平时要做好保健，预防发病。

1. 劳逸结合

安排好作息时间，劳逸结合，保持生物钟的稳定，不要熬夜及过度劳累，保持充沛的体力。

2. 保持平和心态

保持良好心态，积极向上，对生活充满热爱。避免不良情绪的刺激，遇事平静对待。

3. 锻炼身体

增强体质，坚持锻炼身体，提高机体免疫力，避免外邪入侵。

第二节　瞤动（面肌痉挛）

面肌痉挛中医称为瘛疭瞤动，面肌抽搐为瘛疭，眼睛跳动为瞤动，是一种以面目肌肉阵发性痉挛、不自主抽搐或跳动为表现的顽固性疾病。《素问·诊要经终论篇》记载："阳明终者，口目动作，善惊、妄言、色黄。"晋代皇甫谧《针灸甲乙经·足太阳阳明手少阳脉动发目病》记载："目瞤动与项口参相引，喝僻，口不能言，刺承泣。"

一、病因病机

1. 精神因素

本病的发生多与精神情绪因素有关，七情太过，精神紧张，阴血暗耗，经脉失养，即可发生此病。

2. 脏腑因素

脾胃素虚，运化能力低下，气血化生之源匮乏，肌肉筋脉不得荣养而致本病；或饮食不节，损伤脾胃，湿聚成痰，阻滞筋脉而致本病；肝气郁滞不畅导致肝经血瘀，阴血运行不畅，不能荣于颜面，肝风内生而致本病。

3. 筋脉因素

筋脉因素表现为病灶部位常与筋脉分布有关。"头为诸阳之会"，多条阳经循行于头面，尤以阳明、少阳经最为重要。由于经脉气血性质与循行部位之间存在病理因果关系，面部经脉滞涩不畅，气血不行，局部肌肉失于荣养而致本病。

二、临床表现

多在中年以后起病，以一侧面部肌肉阵发性抽搐为主要特点。初起多为眼轮匝肌阵发性痉挛，并逐渐扩散到同侧面部，睑部、面部、口角肌肉不自主颤动。重证者会出现抽动，痉挛，面部肌肉僵紧，以口角肌肉抽搐最为明显，严重时可累及同侧颈阔肌，紧张、疲倦、自主运动时抽搐加剧，入睡后停止。

1. 气血亏虚

经脉失养者，面部肌肉跳动，气短乏力，面色不华，失眠多梦，纳呆便溏，头晕自汗，肢体、面部麻木，劳累失眠后抽动症状加重，舌质淡，苔白，或有齿痕，脉沉细。

2. 风寒未尽

多继发于面瘫后期，初见耳后疼痛，继则口眼歪斜，日久则出现眼睑痉挛或口角牵动，脉弦涩，舌苔白。

3. 气郁不畅

肝郁失于疏泄，气滞血液不行，面部肌肉以瘈疭眴动为主，头晕耳鸣，急躁易怒，失眠多梦，女性多见月经不调，忧郁气恼后症状加重，有时呈周期性发作，舌红少津，脉弦细而数。

三、治疗

（一）治则

调理气血，化瘀除滞，疏通经络。

（二）微通法治疗

1. 取穴

（1）基础穴。

角孙、承泣、巨髎、颧髎、面部阿是穴。

（2）辅助穴。

气血亏虚：中脘、足三里。

风寒未尽：风池。

气郁不畅：合谷、太冲。

2. 刺法

毫针：基础穴、辅助穴均施用平补平泻法。留针 30 分钟，每日或隔日一次。

3. 方义

角孙穴属手少阳三焦经，与手、足少阳经交会，是三焦经头部最高点，有汇聚太阳、少阳经经气入三焦之意，可治面部太阳、少阳病证。承泣穴属足阳明胃经，为阳跷、任脉、足阳明的交会穴，是治疗各种眼疾的重要腧穴，历代医家常用其治疗眼睑𥆧动。巨髎穴属足阳明胃经，为足阳明胃经与阳跷脉的交会穴，有清热息风、明目退翳之功，可治口眼歪斜、眼睑𥆧动。颧髎穴属手太阳小肠经，是手少阳三焦经、手太阳小肠经之交会穴，主治口眼歪斜、眼睑𥆧动，《针灸大成·卷六》中就有治"眼𥆧动不止"的记载。以上诸穴配伍施用，可从手、足太阳经，手、足少阳经及足阳明胃经入手对病灶局部循行的筋脉进行调控，以活血化瘀，疏通筋脉，改善症状。

病灶局部阿是穴指眼睑、面颊、口角局部抽搐痉挛最为严重的病灶点。在这些部位施以毫针刺激，可以疏通局部气血，治疗抽动的症状。

气血亏虚者加中脘、足三里，二穴组合是健脾强胃的经典组穴，中脘为腑之会，足三里为胃经之合，是机体受纳水谷、化生气血的源泉所在，辅助基础穴可治疗气血亏虚型瘛疭𥆧动。

风寒未尽者加风池穴，风池穴属足少阳胆经，是搜风之要穴，辅助基础穴可治疗风寒袭筋、余邪未尽型面部抽动病。

气郁不畅者加合谷、太冲，二穴为阳明、厥阴原穴，两合谷穴、两太冲穴合用称为四关穴，有通滞疏郁、行气活血之功，辅助基础穴可治疗气滞血瘀型口眼瘛疭𥆧动。

（三）　温通法治疗

1. 取穴

面部抽动阿是穴、压痛阿是穴。

2. 刺法

火针：细火针快针点刺。隔日一次。

3. 方义

治疗本病非火针莫属，一般的药物及毫针针刺难以取得理想疗效。火针疗效的产生与火针自身的功能特点密不可分，正如《针灸聚英·火针》记载："火针亦行气，火针惟假火力，无补泻虚实之害。"虽然本病有气、血、虚、实之分，但火针具有针与灸的双重功能、从而达到补与泻的双重效果，具有有邪祛邪、无邪扶正的治疗效果。针刺部位首选痉挛跳动局部阿是穴，次选面部疼痛压痛点，如果需要亦可针刺面部穴位。

四、讨论

（一）病机讨论

面肌痉挛作为慢性病，是针灸适应证中较为难治的疾病。多种因素均可引发本病，其中以内伤因素为主，如精神因素、脏腑因素、经络因素等，也有外感风寒湿邪驻留筋脉，日久未尽，由面瘫转化而成。本病病位不定，症状多样，病位有的在下眼睑，有的在口角边，症状表现有的以颤动为主，有的以抽动为主，跳动程度有轻有重，一般为阵发性发作。局部筋脉瘀滞不通，气虚血少，受情绪影响，肝风内生，阵发瘛疭瞤动，是本病的病机特点。

（二）治疗讨论

本病治疗遵循标本兼治的理念。基础穴主治标病，所以选取面部穴位及病灶局部阿是穴，依据"治风先治血，血行风自灭"的治疗原则，局部活血化瘀，通畅经络筋脉，改善气血运营，祛风止动。辅助穴主治本病，气血两虚者，补益气血，风寒未尽者，祛寒通络，气郁不畅者，疏肝活血。基础穴与辅助穴相互配合，以达到标本兼治的目的。

在本病治疗中适时施用火针刺激，可发挥其他针法不可取代的作用。因病灶集中分布在面部口眼附近，发作时除面部不适外，身体其他部位基本没有不适感。因此全力改善病灶局部气血运营，活血祛风，就成为本病治疗的关键。火针的优势就在于利用针体所携纯阳之热，快速注入病灶局部，激发经络筋脉正气，涤荡经筋瘀浊，快速促进气血运行，祛风止动。

本病难以治愈，加强以任督为纲的整体调控，是快速取效的有效措施。本病之所以难治，在于局部气血很难达到理想的充盈状态，血虚风燥的病理状态很难得到彻底改变。从气到神对机体进行以任督为纲的整体调控，可以有效提高机体气血化生及运营能力，强化病灶局部气血的引导与环流，改善血虚风燥的状态，从而有效提高本病的治疗效果。

（三）预防

1. 注意保暖

做好面部防寒保暖养护，可有效预防面肌痉挛的发生。生活中要做好防寒保暖措施，注意面部不要受到冷水、冷风的突然刺激，避免面部肌肉组织受凉。

2. 注意饮食

饮食上要注意科学合理安排，多食清淡的食物，增加新鲜蔬菜的摄入，补充各种维生素。适当摄入含有蛋白质的食物，如瘦肉和豆制品。营养均衡可有效增强体质，提高局部组织抗病能力，从而有效预防面肌痉挛。

3. 注意锻炼

平时注意体育锻炼，在适合的时间加强室外锻炼，可有效预防面肌痉挛。避免身体过度劳累，是预防面肌痉挛的有效措施。

第三节　脱　　发

毛发脱落是毛发代谢的正常生理现象，古代医家对毛发十分重视，《黄帝内经》中有多篇文章论及毛发的生理特性及发病因素。《素问·六节藏象论篇》记载："肾者，主蛰，封藏之本，精之处也，其华在发，其充在骨，为阴中之少阴，通于冬气。"但脱发过度即病理性脱发。现代医学将脱发分为脂溢性脱发、广泛性脱发和神经性脱发。本节讨论的病证适用于广泛性脱发及神经性脱发，脂溢性脱发不在其中。

一、病因病机

1. 脏腑因素

脱发主要与脾胃、肝肾有关。饮食不节，过食肥甘厚味，则脾胃湿热，导致胃肠受纳传导障碍，水谷精微匮乏，气血化生不足，肝肾失于气血濡养，或房劳太甚，肾精必然亏虚，肝血必然不足，精血枯衰，毛发不得荣养，必然不固而脱。

2. 气血因素

体质虚弱，气血亏耗，亦可导致脱发。产后、病后或心脾损伤，气血亏损，生化无源，头发失于滋养，是广泛性脱发的主要原因；劳累过度，情绪紧张日久，气血上输乏力，头在身体高位，气血稍有不济，极易供血不足，则毛发不得荣养而脱。精神紧张与气血亏虚相互作用，是神经性脱发的主要原因。青少年如果体壮而血中实热，也会导致发白或脱落。

3. 经络因素

局部经络气血运营不通，也是本病发生的病理因素。

本病的引发，以肝肾精亏血少为本，局部血瘀、血热为标，所以病证多表现为虚实兼杂、标实本虚或标本两虚的病理状态。

二、临床表现

广泛性脱发一般无不适症状，头发脱落明显而生长缓慢，表现为头发普遍稀疏，多有家族遗传倾向；神经性脱发起病突然，头发呈斑块状脱落，患处呈圆形或不规则形状，其范围、大小、数目均不相等。

三、治疗

（一）治则

调和脾胃，养血和血，通经活络。微通法与温通法结合施用。

（二）微通法治疗

1. 取穴

中脘、足三里、上廉、上巨虚、脱发局部取穴。

2. 刺法

毫针：诸穴用平补平泻法；脱发局部：广泛性脱发散刺，神经性脱发围刺加散刺，针刺数量随证而异。留针 30 分钟，每日或隔日一次。

3. 方义

手、足阳明经两经相通，多气多血，胃与大肠两腑共参水谷精微的运化与吸收。中脘穴、足三里穴为健脾强胃的重要组穴，有强化气血化生的功效。上廉穴属手阳明大肠经，有疏经通络、清肠利腑的作用；上巨虚穴属足阳明胃经，为大肠的下合穴，《黄帝内经》有"合治内腑"之说，文中所言"合"即"下合穴"，故本穴适用于调肠和胃，消导利湿。上廉穴、上巨虚穴合用配合中脘穴、足三里穴，以达调理脾胃、化生气血、荣养毛发的目的。毫针刺激脱发局部，可疏通局部络脉，以达到活血化瘀、改善毛发根部内环境的目的。

（三）温通法治疗

1. 取穴

脱发局部。

2. 刺法

火针：快针点刺，神经性脱发火针密刺，广泛性脱发火针散刺。

3. 方义

用火针纯阳之热，直接刺激毛发根部，可有效增加根部气血运行。广泛性脱发由于病灶为整个头顶部，面积较大，所以用散刺法使整个头顶气血运营得到改善；神经性脱发由于病灶为块状，面积较小，所以用密刺法强化局部气血运营。火针在本病的治疗中发挥着重要作用，可快速改变症状，缩短治疗过程。

四、讨论

（一）病机讨论

脱发是一种常见疾病，多为广泛性脱发和神经性脱发。广泛性脱发表现为头发持续脱落明显，发量稀疏；神经性脱发为局限性脱发，多呈斑状，因发病突然，故中医又谓之"鬼剃头""油风"。中医认为，发为血之余，气血充盈向上充养于发，则头发黑亮润泽，如气血亏虚，失其所养，则头发枯槁甚至脱落，故头发的好坏，可以反映人体气血盛衰。气血亏虚、气血失和、经气阻滞皆可引发此证。精神抑郁、紧张焦虑，可以扰动气血不和，经脉之气郁滞，不能上荣于发，亦可引发本病。

（二）治疗讨论

本病治疗以调理气血为原则，重视手、足阳明经穴位的选用。手、足阳明经经气相通，多气多血，胃与大肠两腑是机体获取水谷精微、化生气血的重要脏腑。临床证明，上廉、上巨虚配合使用胃经之合穴足三里、胃经之募穴中脘，可以取得良好的治疗效果。同时在治疗中要重视脱发局部气血状况，毫针与火针参合施用，能有效改善毛发根部气血供应，使毛发得到荣养。远端和局部配合选穴，辨证求因，对因施治，可达到固本止脱的治疗效果。

（三）预防

不要长期处于紧张状态，适时放松工作及生活节奏；不要长时间用脑，如看书、上网等，以免暗耗精血；不耽于房劳，坚持体育锻炼；注意科学饮食，摄入均衡且适量；保持良好的心态，积极向上。

第四节　扭　　伤

扭伤是指四肢关节或躯体的软组织（如肌肉、肌腱、韧带、血管等）损伤，而无骨折、脱臼、皮肉破损的病证。《素问·阴阳应象大论篇》记载："气伤痛，形伤肿。"清代沈金鳌《杂病源流犀烛·跌仆闪挫源流》记载："跌仆闪挫，卒然身受，由外及内，气血俱伤病也。"

一、病因病机

扭伤的发生多由运动不当引发，如跌仆、牵拉及过度扭转等。

二、临床表现

本病分为新发与陈旧两个不同病理阶段。新发扭伤为突发扭伤后 24 小时内，局部筋脉肌肉受损，或出血，或水肿，关节不能活动，局部肿胀疼痛；陈旧性扭伤为扭伤发生一周后，没有骨折及脱臼，但屈伸活动依然伴有疼痛。前期扭伤部位呈血肿状态，后期扭伤部位呈瘀滞状态。

三、治疗

（一）治则

通经活络，活血止痛。

（二）微通法治疗

1. 取穴

四肢关节：扭伤处对侧相应处阿是穴、病灶局部阿是穴、病灶本经远端阿是穴。

腰椎关节：养老、人中、病灶局部阿是穴。

2. 刺法

毫针：针刺用泻法，阿是穴以 3～6 针为宜。留针 30 分钟，速刺亦可，每日或隔日一次。

3. 方义

新发扭伤不宜在病灶局部针刺，避免对局部组织产生新的损伤，所以宜选用远端取穴法治疗。

四肢关节扭伤者，遵循缪刺法"左病右治，右病左治"的原则，以健侧相应阿是穴为针刺部位，施用泻法。在病灶本经远端找寻阳性压痛点，将其作为阿是穴进行针刺。根据患者体质，酌情掌握针刺的数量及每针的刺激量。

腰椎关节扭伤者，采用下病上治的取穴原则，选用养老、人中。养老穴属手太阳小肠经之郄穴，阳郄治痛，因此养老穴有止痛的功效。人中穴属督脉，为督脉与手、足阳明经之会，《通玄指要赋》有"人中除脊膂之强痛"之说，因此人中穴是治疗腰疼的常用穴。二穴合用有下病上治之意，治疗急性腰扭伤有立竿见影之效。

陈旧性扭伤的治疗方法以局部取穴为主，先以阿是穴最痛点为主穴刺激 1 针，然后以此针为中心，围刺 3～5 针。亦可在病灶本经远端找寻阳性压痛点，作为阿是穴进行针刺，以疏通本经气血。局部刺激可促使陈旧性扭伤病灶的气血运行，是修复病灶、化瘀止痛的有效方法。

（三）温通法治疗

1. 取穴

病灶局部阿是穴。

2. 刺法

火针：快针刺法，围刺 3～6 针。隔日一次。

3. 方义

火针具有强烈的刺激效果，火针携带的纯阳之热是治疗陈旧性扭伤的关键。采用火针点刺与围刺相结合的方法，即病灶痛点先刺 1 针，然后以此针为中心，围刺 3～5 针，可有效激发局部经气，调动气血，通畅经络筋脉，达到快速止痛的治疗效果。

四、讨论

针灸治疗本病仅限于无骨折、脱臼、皮肉破损的一般性扭伤，超出此范围的扭伤针灸不可治。扭伤部位多发生在颈、肩、肘、腕、指、腰、髀、膝、踝、趾等处，即四肢与脊柱。扭伤部位因血络受损而出现血肿疼痛，伤处肌肤青紫，轻者动辄疼痛，重者关节屈伸不利，活动受限。

本病采用局部取穴与远端取穴相结合的方法进行治疗。扭伤的不同阶段采用不同的取穴方法是本病治疗的基本原则。局部取穴，为陈旧性扭伤治疗的取穴方法。此时扭伤局部经脉不通，气滞血瘀陈旧，治疗以活血通脉为主。局部取穴可发挥局部穴治局部病的通导优势，以达活血化瘀、修复局部组织、通经止痛的目的。远端取穴，为新发扭伤治疗的取穴方法。此时局部软组织气血运行紊乱，这种情况下不宜在受损部位施用针灸刺激，避免产生新的损伤。治疗方法应以远端取穴为主，以达到通气活血、消炎止痛的治疗目的。

远端取穴有两种方法可循。其一，可依据《黄帝内经》中缪刺法的理论酌情施用。《素问·缪刺论篇》记载："邪客于经，左盛则右病，右盛则左病，亦有移易者。左痛未已而右脉先病，如此者，必巨刺之，必中其经，非络脉也。故络脉者，其痛与经脉缪处，故命曰缪刺。"具体施用方法：四肢扭伤者，以扭伤痛点为基准，寻找健侧相对应的部位进行针刺；脊柱扭伤者，采取上病下治或下病上治的原则，即颈椎损伤可在下肢取穴，腰椎损伤可在上肢或头部取穴。其二，可依据本经穴治本经病的原则，在病灶部位所属经脉的远端取穴，治疗病灶局部。由于郄穴的穴性有"阴郄治血，阳郄治痛"之说，本经远端取穴首选郄穴，有较好的止痛效果。或者在本经远端寻找阳性压痛点，如果有则可作为针刺穴位，亦可取得明显疗效。本经远端取穴不但可以在治疗新发扭伤时使用，在治疗陈旧性扭伤时使用也可取得良好疗效。

第五节　皮下肿瘤

皮下肿瘤是指发生在皮下组织内的肿物，多属于良性肿瘤，包括纤维瘤、神经纤维瘤、脂肪瘤等。本病相当于中医学积聚类病证，如痰核积聚、脂瘤、肉瘤等。《灵枢·九针论》记载："四时八风之客于经络之中，为瘤病者也。"

一、病因病机

本病的发生多因七情劳欲，过食肥甘，复感外邪，脏腑失调，生痰聚瘀，气血凝结而成。阳气受损，气化能力下降，代谢产物无力全部排出体外，沉淀聚集于气血运行薄弱的部位，日久即成为肿瘤；或代谢产物影响局部气血正常运营，产生瘀血、痰饮，瘀血、痰饮滞留不散则发为此病。

二、临床表现

本病的临床特点是局限性肿块多数生于体表，发展缓慢，一般没有自觉症状，长期不易消散。

1. 纤维瘤

发于全身各部，位于皮下或肌层，大小不等，生长缓慢，表面光滑，质地较硬，可以自由活动。若为神经纤维瘤，则多沿神经干分布，触压时可有放射性疼痛。

2. 脂肪瘤

发于全身各部，大小不等，生长缓慢，往往可长得很大，表面皮肤光滑，颜色无改变，边缘清楚，触之柔软。

3. 脂瘤

发于面部、耳后、背部或臀部等处，单发或多发，圆形或椭圆形，边界清楚，中央部位皮肤较薄，中心常有一蓝色的小点，与皮肤粘连，合并感染时，局部红肿热痛。

4. 腱鞘囊肿

局部可见圆形肿块，内有黏稠状囊液，有轻微酸痛感，起病缓慢，严重时会造成一定的功能障碍。

三、治疗

（一） 治则

调气助阳，化痰散结，通经活络。微通法与温通法结合针刺瘤体。

（二） 微通法治疗

1. 取穴

瘤体及周围阿是穴。

2. 刺法

毫针：以瘤体为单位，每瘤体中心刺1针，周围刺向瘤体3~5针，要求针尖应进入瘤体内部。留针30分钟，每日或隔日一次。

3. 方义

通畅瘤体局部气血，破坏瘤体结构，消散瘤体堆积，是治疗本病的主要方法。点刺与围刺结合，针尖全部要进入瘤体内部，是针刺能够取得疗效的重要手法。

（三） 温通法治疗

1. 取穴

瘤体及周围阿是穴。

2. 刺法

火针：中粗火针施快针刺法，围刺瘤体3~5针，不留针，隔日一次；或毫针施火针留针刺法，围刺瘤体3~5针，留针20分钟，隔日一次。火针针刺要求针尖应进入瘤体内部。

3. 方义

火针治疗本病疗效可靠。火针有补与泻的双重功能，针体温热可补，开门放邪可泻。针刺瘤体，使针尖透过瘤体外壳进入瘤体内部，是取得治疗效果的关键所在。火针只有进入瘤体内部，才能达到开门放邪的效果。火针的快针刺法与留针刺法各有优势，快针泻邪更强，留针补虚更好，针刺方式的选择取决于患者的体质及病证的需要。

在本病的治疗中，微通法与温通法的针刺部位相同，说明两种方法可参合施用，或用一法，或两法轮换使用，甚至两法可同时兼用。若患者体质能承受强烈的针灸刺激，则可快速取得治疗效果；若患者体质不支，则绝不可莽撞行事。施术顺序为先火针后毫针。

四、讨论

（一）病机讨论

皮下肿瘤相当于中医痰核积聚、脂瘤和肉瘤范畴，其发病皆因脾肺失调，痰湿凝聚，日久成核，阻滞经气，肿物均发于体表之皮下，故一并归纳于皮下肿瘤加以论述。

皮下肿瘤虽发于表，但实因于内，脏腑阴阳失调是发病的根本原因，其中，与脾肺失调关系最为密切。脾为生痰之源，肺为贮痰之器，肺主一身之表，痰湿循经至表皮之下而凝聚，日久成核，故发以上诸病。

（二）治疗讨论

本病治法，当以微通法与温通法参合施用，方能取得好的治疗效果。毫针微通经络之气，畅通经络气血，火针之阳行气化痰散结，以消瘤体之积。要求针刺施术定要刺入瘤体内部，火针的快针、留针及毫针刺激轮番施用，既可使瘤体内容物尽量流出，又可破坏瘤体外壁，改变瘤体生存的结构与环境。破坏瘤体外壳，使瘤体失去生存空间，是使本病痊愈的根本方法。

治疗中除对瘤体局部针刺外，还可根据病证的需要对脏腑经络、气血津液进行调控，也可根据患者整体正气水平，进行以任督为纲的全身性调控。

（三）预防

1. 及时就医

本证没有有效的预防方法，只能在日常生活中，时刻关注机体的各种变化。发现异常情况，应及时就医检查，避免病情悄然发展。

2. 合理饮食

保持身体的健康状态，注意饮食起居，避免因过饮过食而破坏机体的代谢平衡。

3. 保持平和心态

保持平和心态，避免因忧思郁怒引起机体气机紊乱，从而减少各种瘀滞聚积的产生。

第六节　疝

凡体腔内容物向外突出，睾丸或阴囊肿胀疼痛，中医统称为疝。《素问·长刺节论篇》记载："病在少腹，腹痛不得大小便，病名曰疝，得之寒。"《素问·骨空论篇》记载："任脉为病，男子内结七疝。"根据古代众医家所描述的临床表现，"疝"大体可归纳为以下三类病证：一是泛指体腔内容物经腹壁薄弱或缺损处向外突出的病证，多伴有气痛的症状，故有狐疝、疝气、小肠气等病名，相当于现代医学的腹外疝；二是指生殖器、睾丸、阴囊等部位肿大疼痛，或流出败精浊物的病证，或可兼有腹部症状，相当于现代医学的鞘膜积液、阴囊血肿等；三是指腹部的剧烈疼痛，兼有二便不通的病证。本节讨论的疝为以小腹痛引睾丸及阴囊肿大为主的前两类病证。

一、病因病机

由于肝经环绕阴器，故诸疝的发生不离肝经。"任脉者，起于中极之下，以上毛际，循腹里，上关元"，故任脉受病，也会引起疝。因此，本病发生多与肝经、任脉有关。

1. 气虚下陷

本病属中气下陷类病证，多因强力举重，或房劳过度，伤于正气，致使气虚下陷，患于少腹；小儿先天禀赋不足，或老年人肝肾亏虚、筋脉松弛，或脾胃虚弱，脾阳升举无力，造成脏器下垂。

2. 肝肾虚寒

肝肾寒湿内结，导致气血凝滞而产生寒疝。多因久坐寒湿之地，或雨淋受寒，致使寒湿之邪侵袭肝、肾二经，寒邪稽留不散，阳气受损，累及肝肾二脏，导致阳虚而命门相火衰，下元寒邪淫侵而发。

3. 肝郁气滞

气机郁滞，筋脉不通，多产生狐疝。因肝气不舒，肝失疏泄，筋脉不得舒展，造成局部气机闭阻，经筋脉络不固，器官组织向下移位而发。

4. 湿热内蕴

湿热内蕴，结而不散，可引发热疝。多因饮食不节，过度饮酒，使脾肾受损，湿热内生，经筋不束而成本病。

二、临床表现

以少腹肿胀疼痛，痛引睾丸或阴囊肿胀疼痛为主证，常因久立，劳累，咳嗽，忿怒等因素诱发或加重。

1. 寒疝

小腹、阴囊冷痛，睾丸坚硬拘急，形寒肢冷，面色苍白，舌苔薄白，脉沉细。

2. 热疝

疝痛而兼大便秘结，小便热闭不通，胀满，烦热喜冷，并伴有肢体困重，舌苔黄腻，脉濡数。

3. 狐疝

本病是指腹腔内容物行立则外出少腹或滑入阴囊，卧则复入少腹，如狐之出入无定。少腹与阴囊部牵连坠胀疼痛，阴囊肿胀坠痛，小腹结滞不舒，久则阴囊偏大，重证以手托之方能回复，并伴纳呆气短，神疲乏力，舌淡，苔白，脉沉细。临床以现代医学的腹股沟斜疝为主。

三、治疗

（一）治则

寒疝宜温经通络，散寒止痛。热疝宜清热化湿，消肿散结。狐疝宜补气升陷，活络止痛。

（二）微通法治疗

1. 取穴

（1）基础穴。

大敦、中封、关元、气冲、中脘、足三里。

（2）辅助穴。

寒疝：肓俞、三阴交。热疝：照海、阴陵泉。狐疝：归来、蠡沟。

2. 刺法

毫针：诸穴用平补平泻法。留针30分钟，每日或隔日一次。

3. 方义

大敦穴为足厥阴肝经之井穴，是历代医家治疗各种疝气的重点用穴，《针灸大成·卷七·治病要穴》记载："大敦：主诸疝，阴囊肿。"《玉龙歌》中也有"七般疝气取大敦"的记载；中封穴属足厥阴肝经，有息风化气、通经疏络之功。肝主筋，肝经环阴器循行，故肝经可以治疗前阴病（即泌尿、生殖系统疾病），故取大敦、中封为主穴。二穴合用补可祛寒，泻可清热，平补平泻可除郁滞之积，是治疗本病的重要组合。关元穴属任脉，为小肠经之募穴及足三阴经、任脉之交会穴，是任脉在下焦的重要穴位。由于本病的发生与肝经、任脉关系最为密切，所以取本穴可通调任脉，振奋下焦气血，改善局部筋脉失养、放纵不收的病理状态。气冲穴属足阳明胃经，为足阳明胃经、冲脉之交会穴，穴位之下还有足少阳胆经支脉相络。《针灸甲乙经·足厥阴脉动喜怒不时发㿗疝遗溺癃》记载："阴疝瘘，茎中痛，两丸骞痛，不可仰卧，刺气街主之。"阳明经多气多血，本穴配合关元穴可增强下元气血供应，使经筋得养，促进局部器官组织回归本位。

疝气属气虚下陷类病证，治疗中加强气血化生，提高机体愈病能力，是本病治疗取效的重要手段。中脘、足三里二穴是健脾强胃、补益气血的重要组穴，可以增加水谷精微的化生，使下焦气血得到有效补充，与主穴联合施用，能明显改善肿痛症状，取得理想的治疗效果。

寒疝者加肓俞穴、三阴交穴。肓俞穴属足少阴肾经，为冲脉、足少阴肾经之交会穴。因本穴在脐旁，又与冲脉相会，则上可利气、调肠、温中，下可通达胞中，调控气血运营；三阴交穴属足太阴脾经，为足三阴经之交会穴，有温通脾经气血以化腹中寒结之功。二穴合用能有效祛除寒疝之结，辅助基础穴可治疗寒性疝气病。

热疝者加照海穴、阴陵泉穴。照海穴属足少阴肾经，为八脉交会穴，通阴跷脉，有吸热化气之功，可疏通肾经气血，疏散腹中热结而止痛；阴陵泉穴为足太阴脾经之合穴，有健脾利水、通利三焦之功，可调畅经络而祛瘀，疏散湿热而止痛。二穴合用能清解腹中热结，辅助基础穴可治疗热性疝气病。

狐疝者加归来穴、蠡沟穴。归来穴属足阳明胃经，有理气活血、温中散寒、健脾益气之功，是治疗气虚狐疝的常用穴位；蠡沟穴为足厥阴肝经之络穴，有疏肝理气之功，是治疗泌尿、生殖系统疾病的重要穴位，对本病治疗亦有良好效果。二穴合用可补益气血，荣养筋脉，辅助基础穴可治疗狐疝病。

（三）温通法治疗

1. 取穴
大敦、疝气穴。

2. 刺法
灸疗：艾条悬起灸法，施灸时将艾条点燃，对准应灸的穴位，距皮肤 2～3 cm 处施灸。以患者局部有温热感而无灼痛为宜，每穴 15 分钟，至皮肤红晕为度。每日或隔日一次。

3. 方义

大敦穴施灸，可先用毫针针刺，在针上施灸，亦可只灸不针。灸疗大敦穴是自古至今广泛使用的治疗疝气的方法，有理想的疏肝理气、祛寒止痛的作用。

疝气穴为经外奇穴，位于脐下，有调理气机、温里散寒、行气止痛之功。本穴艾灸可以治疗各种类型的疝气，是古代医家传承下来的治疗方法，尤其对寒疝及狐疝效果最佳。

四、讨论

（一）病机讨论

中医对疝气的认识历史悠久，理论深刻。《说文解字》解释："疝，腹痛也。"说明本病的主要症状表现为腹痛，并牵引阴囊肿痛。本病的发生外因为寒湿等，内因为肝经、任脉气滞不通。

阴寒内结腹中，正邪相搏，气血不行，绕脐疼痛则为寒疝，如《金匮要略·卷上》记载："邪正相搏，即为寒疝，绕脐痛。"以阴囊偏小偏大、时上时下为主证则为狐疝，是寒气凝结足厥阴肝经所致，如《金匮要略·卷中》记载："阴狐疝气者，偏有大小，时上时下。"小便热闭不通，胀满，烦热喜冷以致睾丸红肿热痛，发为热疝，如《素问·玉机真藏论篇》记载："脾传之肾，病名曰疝瘕。少腹冤热而痛。"

（二）治疗讨论

由于本病主责于肝经、任脉，治疗穴位多在此二经选取。肝经大敦、中封为治疗本病的主穴，加配气冲穴，能引导阳明经气血荣养阴囊宗筋，缓解疝结。诸穴配合可通调下焦，疏肝理气，是治疗疝的常用组穴。因本病属中气不足、气虚下陷类的病证，故取中脘、足三里二穴主导气血补益，为本病的恢复提供气血的支撑。

在基础穴之上，对不同类型的疝加以辅助用穴，使穴位配伍更为精准有效。任脉和三阴经的相互作用可调理气机，补肾疏肝理气，则本病可除。如果寒象明显，亦可遵照古法，在腹部及大敦穴加以灸疗，以祛寒活络。

（三）预防

1. 保持健康的体重

健康的体重，对本病的预防有着积极的意义。体重过高预示体内脂肪增加，不仅对内脏的活动产生极为不利的影响，而且还会导致气血运行障碍，增加气滞血瘀病灶产生的概率。健康的体重既可维持肢体的正常运动，又可保证脏腑活动的稳定均衡，防止疝结形成。

2. 防止腹压增高

腹压增高，是脏腑之间生理间隙变窄，相互拥挤于腹内的表现。其中既有脏腑间脂肪聚集的因素，也有胃肠道内部宿食、宿便不能及时下行排泄的因素，还有机械性创伤，导致经络筋脉肌肉损伤，产生局部筋脉拘挛的因素。这些因素极易使少腹产生疝结而发为疝。防止腹压增高要避免推举、拉扯重物避免腹内筋脉肌肉损伤；多饮水，多食高纤维食物，促进排便通畅；戒烟，预防呼吸道感染及慢性咳嗽。

3. 坚持锻炼

加强锻炼，增强体质，通过腹部肌肉锻炼增强脏腑功能，这是预防本病的有效方法。

第七节　脱　　肛

脱肛是指肛管、直肠，甚至乙状结肠下端，向下移位，脱垂于肛门外的病证。隋代巢元方《诸病源候论·小儿杂病诸候·脱肛候》记载："脱肛者，肛门脱出也。"本病可发生于任何年龄，但多见于儿童、妇女和老年人。

一、病因病机

脱肛的产生与五脏六腑都有关系，机体气血不充，体质不强，是本病发生的病理基础。肺与大肠相表里，肺实热则闭结，肺寒虚则肛出；肾主大便，司开阖，肾阳不足，气化乏力而肛脱。肺肾虚者，下元不固多发寒性脱肛；大肠湿热下注，大便不通，肛门局部气血壅滞，导致魄门形伤肿胀，则发为热性脱肛。

1. 虚寒证

机体气血两虚，表现在魄门局部的病证即脱肛。年幼者气血未旺，年老者气血已衰，这是本病易在这些人群中发生的根本原因；久泻久痢，大肠腑虚寒，致魄门受损而脱；妇人产育过多，气血亏损，下焦元阳不固而脱。以上诸因导致中气不足，气虚下陷，升举摄固无力以致虚寒脱肛。

2. 湿热证

饮食不节，湿热内蕴，大便郁滞肠中，排便不畅，湿热下注损伤魄门而脱。见于痢疾急性期或痔疮发炎时，此时阳明经湿热，肠道中湿热污秽充斥，顺肠道下行灼损魄门，局部气形两伤，红肿而脱肛。

二、临床表现

本病的发生是缓慢发展的过程。病证初起，一般全身症状不明显，仅在排便时肛门有物脱出；病证早期，仅感排便时有肿物自肛门脱出，便后能自行回纳；病延日久，脱出肿物逐渐增大，须用手上托方能回纳，排便后有下坠和排便不尽感；病情严重后，可发展到稍一用力即可脱出，脱出后局部发胀，可感到腰骶部胀痛。脱出时，黏膜有黏液分泌，甚则黏膜表面发生糜烂、溃疡，或出现并发症。

1. 虚寒证

脾肾阳气不足，下元不得固摄而致直肠脱垂者，临床可伴有纳运不健、面色淡白、气短懒言、四肢乏力、腰膝酸软、大便溏薄而便意频，甚则听力减退、溲频、滑精早泄等，舌淡苔白、脉细弱。

2. 湿热证

湿热侵袭阳明，属标实本虚证，标实为湿热下注，本虚为阳明腑脏运营不通。临床可见肛门灼热肿痛，大便时肛门肿物脱出，肿物色紫暗或深红，血性黏液增多，里急后重，排尿不畅，肛门坠胀疼痛剧烈，舌红、苔黄腻、脉弦数。

三、治疗

（一）治则

虚寒证宜补中益气，培元固本。湿热证宜清利湿热，托举止痛。

（二）微通法治疗

1. 取穴
（1）基础穴。
长强、百会、会阳、承山。
（2）辅助穴。
虚寒证：中脘、关元、气冲。
湿热证：大肠俞、曲池。

2. 刺法
毫针：基础穴用平补平泻法；辅助穴虚寒证用补法，快针点刺，不留针，湿热证用泻法，留针。留针30分钟，每日或隔日一次。

3. 方义
长强穴为督脉之络穴，别走任脉，为足少阴肾经、足少阳胆经之会，位近肛门，局部取穴可增强肛门约束力，是治疗本病的主穴。百会穴位于巅顶，别名"三阳五会"，为督脉与手、足三阳经之交会穴，为阳气穴位高点，针灸此穴可激发阳气，有升阳举陷之功。会阳穴属足太阳膀胱经，有疏散水湿、补阳益气之功，靠近肛门，是治疗肛肠病的重要穴位。承山穴属足太阳膀胱经，膀胱经别自尻下入肛门，因此本穴有清泻肛肠湿热、消肿止痛之功。诸穴配用，下可充盈局部气血以举肛门之陷，上可激发督脉阳气以提肛门之脱，上下合力可使本病得到基本治疗。

虚寒脱肛主要因为整体虚寒所致。中脘穴调中焦化生，关元穴调下焦气化，气冲穴补充下焦气血。诸穴合用可进行从气血化生到运营的全方位调控，从根本上改善虚寒体质，为本病的恢复提供物质基础。采取快针点刺的方法，是为了突出基础穴对本病的主体力量，避免本末倒置。诸穴配伍在整体扶正祛寒的基础上治疗脱肛病灶，可以取得良好的治疗效果。

湿热脱肛是湿热积聚于阳明经所致。大肠俞穴为大肠腑气输注之处，而肛门为大肠腑之外候，因此本穴具有疏解阳明湿热、调节肠道通畅、缓和肛门肿痛之功；曲池穴为手阳明大肠经之合穴，善清热消炎，能引导粪便携湿热下行并排出体外。二穴合用并施泻法，有清热消炎止痛之功，可辅助基础穴治疗湿热脱肛病证。

（三） 温通法治疗

1. 取穴
中脘、关元、天枢、长强、八髎、百会。

2. 刺法
火针：中脘、关元、天枢、长强诸穴施快针刺法。隔日一次。

灸疗：八髎、百会悬起灸。每日或隔日一次。

施术中与微通法参合施用，先施火针，后施毫针。灸疗与毫针可同时施用。

3. 方义
脱肛病证中虚寒证最为多见。温通法可以通过自身的温热刺激，对虚寒脱肛的治疗产生特殊效果，是治疗顽固性脱肛的不二选择。

火针刺激中脘、关元、天枢是对消化系统的整体调控，同时也是对中、下两焦的温热补充。火针的纯阳正气既可驱散腹中寒邪，又可补充中、下两焦的阳气。火针直接温热刺激长强对本病的治疗发挥着重要作用。火针刺激既能补益正气，活血通络，又能疏泄瘀阻病邪，恢复肛肠功能，与微通法参合施用，可以提高疗效，促进康复。

八髎穴位于腰骶部，距肛门病灶较近，是治疗盆腔疾病的重要穴位。悬起灸八髎可将艾灸的温热之气注入髎孔，通过热传导对肛门产生直接的刺激效应，达到活血通络，疏通寒、热、湿邪的治疗效果。因此，艾灸八髎不仅可以治疗虚寒脱肛，对湿热脱肛亦有治疗效果。灸疗百会是自古传承的治疗下脱病证的方法，可以治疗各种中气下陷的病证。

针、灸并用治疗脱肛，可以取得理想的治疗效果。

四、讨论

（一）病机讨论

脱肛属气虚下陷、升举无力的病证。《证治准绳·杂病》记载："肛门为大肠之候，大肠受热受寒皆能脱出。"大肠虚寒、湿热均可导致脱肛；大肠与肺相表里，肺气虚也可导致脱肛；肾主下焦，司二便，肾气不足亦可导致脱肛。脱肛的致病原因虽多，但从整体而言，气血亏虚是发病之本，阳气不足、托举乏力是发病之原，肠腑气化不足、肠道蠕动乏力是发病之基，粪便壅滞不下，寒、热、湿邪损伤魄门是发病之诱因。

（二）治疗讨论

治疗虚寒脱肛应采用升补、固摄之法，治疗湿热脱肛应采用清湿散热、固摄之法。

百会为手、足三阳经与督脉之会，有升阳举陷的作用，临床应用时可针可灸；长强为督脉之气所发，《针灸聚英·督脉经穴》记载："足少阴、少阳结会，督脉别走任脉。"毫针刺激本穴有固摄升陷的作用，火针点刺可加强其升阳之功。以上二穴为治疗本病的主穴，与会阳、承山配合使用，是治疗脱肛的良方。再据脱肛的寒热证型，选取相应穴位辅助基础穴治疗本病。

（三）预防

1. 科学排便

勿长时间蹲坐便盆，养成定时排便习惯，预防大便干燥。便后和睡前可以用热水坐浴，刺激肛门括约肌的收缩，每天进行提肛运动，可预防脱肛。

2. 饮食健康

平时要注意增加营养，脱肛患者宜多食清淡、易消化的食物，多食富含纤维素的蔬菜、水果，不宜食刺激性食物，不宜过食油腻食物，避免排便次数增多或便秘。

3. 增强体质

平时应注意体质锻炼，增强自身抗病、愈病能力；放松情绪，避免忧思郁怒，保持体内气血运行通畅。积极治疗慢性腹泻、便秘、慢性咳嗽等病证，防止腹压过度增高，也可有效预防本病。

第八节　肛　　裂

肛裂是肛管齿线以下深及全层的皮肤裂开，并形成慢性溃疡的一种疾病。中医称为"钩肠痔"或"肛裂痔"。《医宗金鉴·卷六十九》记载："肛门围绕，折纹破裂，便结者，火燥也。"

一、病因病机

1. 血热肠燥

新鲜肛裂多为血热肠燥。过食辛辣肥甘之品，内生实热，热结肠腑，耗阴伤液，导致大肠燥结，粪便粗硬，下便困难，用力过度则会损伤肛肠，造成局部感染，经久不解，肛管失于濡养，魄门经脉阻滞，发为肛裂。

2. 阴虚肠燥

陈旧肛裂多为阴虚肠燥。肛肠久病体弱，阴血亏虚，津液不足，肠失濡润，肠道传导乏力，粪便秘结，壅滞肠道，排便努挣擦破肛门皮肤，复染邪毒，长久不愈，形成慢性溃疡，发为肛裂。

肛裂发生的基础因素是大便秘结，所以任何因素导致的大便秘结都有可能引发本病。排便过于用力，导致肛管齿线以下的皮肤破裂，引起感染，后形成慢性感染的溃疡面，是本病发生的根本原因。病灶部位为肛门中线前后，男性在中后部，女性在中前部，病情经久不愈，十分痛苦。

二、临床表现

本病以肛门周期性疼痛、便血、便秘为临床特征，分新鲜肛裂和陈旧肛裂两种。肛门疼痛是肛裂的主证，呈周期性。大便时疼痛轻，便后疼痛重，先轻后重，中有间歇，为特殊的周期性表现。肛裂疼痛的发作与大便有关，程度因人而异。疼痛时长为数分钟或十几分钟，后得以缓解。肛裂出血，时有时无，多数为大便带血，少数为肛门滴血，色鲜红。便秘是肛裂的主要病因，同时也可认为是肛裂的并发症。临床表现为便秘时排出干燥粪块，形成肛管皮肤撕裂伤，出现肛门疼痛，后大便时则产生恐惧心理，会有意识地久忍大便，排便进一步困难，引发更为剧烈的疼痛，最终导致恶性循环。

1. 血热肠燥

大便燥结，二三日排便一次，便时滴血或手纸染血，肛门疼痛，腹部胀满，溲黄，裂口红。舌红，苔黄，脉弦数。

2. 阴虚肠燥

大便干燥，数日排便一次，便时疼痛，点滴下血，口干咽燥，五心烦热，裂口深红。舌红，少苔，脉细数。

三、治疗

（一）治则

调气理血，润肠通便。微通法与温通法结合施用。

（二）微通法治疗

1. 取穴

（1）基础穴。

孔最、承山、阳溪。

（2）辅助穴。

血热肠燥：曲池、血海。

阴虚肠燥：支沟、上巨虚。

2. 刺法

毫针：诸穴用平补平泻法。留针 30 分钟，每日或隔日一次。

3. 方义

孔最穴为手太阴肺经之郄穴，肺与大肠相表里，肺气的肃降功能对大肠通畅有着重要的作用，故选本穴宣降肺气以助大肠腑气通畅，且郄穴善治急证和血证，取本穴既可通畅腑气止痛，又可理气止血；承山穴属足太阳膀胱经，为循经远端取穴，有理气止痛、舒筋活络、消痔之功，被历代医家认为是治疗肛肠病变的经验效穴，对本病有极好的疗效；阳溪穴属手阳明大肠经，有清热解毒、疏散大肠燥热之功，可助腑气通畅而达止血止痛之效。诸穴合用共奏清热理肠、活络止血、通经止痛之功。

血热肠燥为实热内结、肠道燥热之证。取大肠经合穴曲池穴，可清泻大肠内结之热，疏通肠道积宿之便；血海穴属足太阴脾经，有血郄之称，是治疗血病的重要穴位。血海具有清热利湿、祛除血中之热的功能，可辅助曲池清理大肠血热，以利肛门排便通畅。二穴与基础穴配伍，可达清热、润肠、通便的治疗效果。

阴虚肠燥为阴液不足、肠道失润之证。支沟穴属手少阳三焦经，有宣通三焦气机、通调水道之功，应用本穴可滋阴补水，促进大肠传导功能的恢复；上巨虚穴属足阳明胃经，为大肠的下合穴，有调和肠胃、理气止痛之功，可发挥阳明经的气血优势，滋阴养液、通畅胃肠道。二穴与基础穴配伍，共奏滋阴养液、润肠通便、活血止痛的治疗效果。

（三）　温通法治疗

1. 取穴

肛周病灶局部。

2. 刺法

火针：快针点刺 3～6 针，不留针。隔日一次。

针刺肛周病灶局部，应注意术后针孔的护理，保持局部干燥、卫生，避免针孔感染。

3. 方义

局部病灶气血瘀滞、红肿疼痛是本病的病理特点。火针点刺局部，可以发挥其补泻相携的针刺特点，既可开门放邪，引出瘀滞败血，又可激发气血运行，通畅局部病灶经脉，从而达到止痛的效果，与毫针留针参合施用，可使疗效倍增。

四、讨论

（一）病机讨论

肛裂是直肠与肛管接合部皮肤裂隙感染引发的病变。病证引发的直接因素是大便干燥，排便不畅。引起大便干燥的原因有两个：其一，饮食不节，过食辛辣肥甘，实热内结大肠腑，致使大便干燥；其二，身体素虚，气血不足，肠道传导乏力，阴液耗伤，宿便停滞，致使大便干燥。一般新鲜肛裂为血热内结肠腑所致，陈旧肛裂为阴虚液亏、肠道失润所致。辨证中需分清病因与证型，血热者治疗以泻热为主，阴虚者治疗以补虚泻实、补阴为主，泻热为辅。

（二）治疗讨论

肛门为大肠之候，肛门病变与大肠密切相关。肺与大肠相表里，肺气的肃降对大肠腑气通畅发挥重要的作用，选用肺经郄穴孔最，可以宣降肺气以助大肠腑气下行，排便通畅。郄穴善治血证，对肛裂便血有止血止痛的治疗作用。大肠燥热便秘是肛裂的主要特征，手阳明大肠经之阳溪穴可清泻大肠燥热，肠道燥热得除，则宿便得出而腑气得畅，疼痛症状即可缓解。从经脉循行看，足太阳膀胱经之别，下尻尾而入肛门，选用承山穴，为循经远端取穴，承山与孔最、阳溪配伍，具有十分明显的理肠止痛之功。

辅助穴的配用，可使不同证型的肛裂在治疗时更具针对性，体现出辨证论治的治疗优势。

火针对局部病灶的刺激可以快速改变局部气滞血瘀的病理状态，具有消炎止痛、补气活血的治疗优势，与毫针参合施用，不但可以取效，还可缩短疗程，快速康复。

（三）预防

肛裂是肛门病中疼痛较重的一种，还可伴发多种肛门不适症状，因此，应重在预防。

1. 保持大便通畅

养成每天定时排便的习惯，发现大便燥结时，切忌蛮力排便，可用温盐水灌肠或开塞露注入肛内润肠通便。及时治疗容易诱发肛裂的各种疾病，如溃疡性结肠炎等，以防止肛裂的发生。

2. 养成科学的饮食、起居习惯

注意饮食健康，少饮酒，忌食辛辣刺激食物，粗细粮搭配，多食蔬菜等富含纤维素的食物。尽量保持生物钟稳定，不暴饮暴食，按时起居，情绪平和，保持大便正常。

3. 其他注意事项

凡有肛周湿疹、皮炎、瘙痒等要积极治疗，防止肛周皮肤硬化、弹性减弱而撕裂肛管皮肤。有肛管皮肤损伤者，应积极调治和养护，防止因感染而形成溃疡。加强体质锻炼，坚持每天做提肛运动，可以有效改善肛周局部气血运行，对肛裂的发生有积极的预防作用。

第九节　浅静脉曲张

下肢静脉曲张是周围血管疾病中最常见的一种，属于下肢静脉疾病，中医称为筋瘤证。明代陈实功《外科正宗》记载："筋瘤者，坚而色紫，垒垒青

筋，盘曲甚者，结若蚯蚓。"《灵枢·刺节真邪》记载："有所疾前筋，筋屈不得伸，邪气居其间而不反，发为筋溜。"现代医学将下肢静脉病分为血液倒流性和回流障碍性两大类，前者主要因静脉中的瓣膜关闭不全而不能制止血液倒流，后者则因静脉回流通道受阻，如静脉血栓等。这两类疾病都可以导致下肢浅静脉曲张，可见下肢浅静脉曲张是多种因素作用而成。本节所讨论的病证为单纯性下肢浅静脉曲张，是以大、小隐静脉及其分支为病变部位的血管疾病。

一、病因病机

1. 禀赋不足

中医学认为，本病发生与先天禀赋不足、筋脉薄弱有关，加之过度劳累，耗伤气血，中气下陷，经脉不合，气血运行不畅，以致瘀血阻滞。

2. 工作劳累

久站久立、经常负重及妊娠等因素会导致血液回流缓慢，血壅于下，经久不得舒缓，损伤血管脉络，内部压力加大引发血管扩张、交错、盘曲。

3. 劳后受寒

劳累之后，血脉充盈，涉水淋雨，寒湿侵袭，筋挛血瘀，瘀血壅滞于络脉之中，使局部血行受阻，肌肤失养而成。

4. 郁久生热

血脉郁滞久而不散，化生湿热，流注于下肢经络，因搔抓、虫咬等诱发本病，下肢腐溃成疮，日久难敛。

二、易发人群

1. 重体力劳动者、农业劳动者

患病率一般均高于中、轻体力劳动者，且男性的劳动强度超过女性，因此患病率也是男性高于女性。

2. 长时间站立工作者

包括理发师、饮食业职工、售货员、中学教师等，比其他非长时间站立职业人群的患病率要高。

3. 体形粗大者

身材高大、粗壮或过于肥胖者易发此病，且临床表现一般均较严重，双下肢病变较为多见。

4. 长时间坐位工作者

如办公室人员、互联网技术工作者等，也是本病的易发人群。

三、临床表现

1. 早期

患肢酸胀不适和疼痛，站立时明显，行走或平卧时消失。患肢静脉逐渐怒张，小腿静脉盘曲如条索状。

2. 中期

色带青紫，甚则状如蚯蚓，瘤体质地柔软，抬高患肢或向远心方向挤压，瘤体可缩小，但患肢下垂或松开手，瘤体顷刻充盈回复。有的在肿胀处伴有红肿、灼热、压痛等，治疗后条索状肿胀较为坚韧。

3. 后期

瘤体如被碰破，则会流出大量瘀血，经压迫或结扎后方能止血。病程久者，皮肤萎缩，颜色褐黑，易伴发湿疮和臁疮。

四、治疗

（一）治则

活血化瘀，舒筋散结。

（二）　温通法治疗

1. 施术部位

《灵枢·经脉》记载："故诸刺络脉者，必刺其结上，甚血者虽无结，急取之以泻其邪而出其血。"阐述针刺部位要在络脉结上。《灵枢·血络论》记载："黄帝曰：相之奈何？岐伯曰：血脉者，盛坚横以赤，上下无常处，小者如针，大者如筋，则而泻之万全也。"阐述了刺络部位的具体形态，以供施术时参考。

体表筋瘤表现为经络附近"畸络"的显现。这种畸络一般比正常静脉颜色要深，有的甚至为紫黑色，小的像针，大的像筷子，且充盈而高于皮肤。

2. 操作

在患肢确定施术部位，常规消毒，将火针针体下部置于酒精灯外焰上烧红，烧红后迅速准确地刺入血管中，随针拔出即有紫黑色血液顺针孔流出，待血色变红或血流自止后用消毒干棉球将血渍擦净，后按压针孔。《素问·刺腰痛篇》记载"血变而止"或"见赤血而已"。

3. 针刺体位

（1）年老、情绪紧张或气血不足、身体虚弱者，可采取卧式体位，但因平卧时静脉内压力偏低，出血量较少，对管腔内血液循环的改善不够，所以治疗时先以火针点刺，后在针孔处加拔火罐，以达到一定的出血量。

（2）体健但局部病情较重者，因血管突起太过，且静脉压过高，初期治疗时为了控制出血量，也采取卧位。

（3）初期病情较重采取卧位治疗者，若中期静脉压降低，可采取坐位治疗。无特殊情况者，均采取坐位。

（4）治疗后期可采取站立位。身体较强壮、病情较轻者治疗初期即可采取站立位，这样出血量较多。

（5）有晕血情况者，应捂住双眼，避免被针刺者看到血液。

关于体位的选择，具体应视临床上的情况而定。

4. 治疗周期

基本每周治疗一次，如遇到患者皮肤状态较差、针孔的恢复情况不佳、不适宜针刺等特殊情况，可以延长间隔时间。也可以间隔 3~4 天治疗一次，具体间隔时间视患者皮肤状况和身体情况而定。

5. 针前注意事项

有以下情况者不宜施术：

（1）身体感觉不适或精神状态不佳时。（2）女性经期或新产妇。（3）大饥、大饱、大渴、大汗和饮酒后。（4）患有血液系统疾病。（5）伴有严重心、肝、肾功能不全。（6）贫血或身体极其虚弱。（7）天气剧烈变化时。

6. 针后注意事项

（1）针孔 24 小时之内不准沾水。（2）不能在针孔上涂抹任何膏状、油状药物，保持针孔清洁。（3）禁止抓、挠针孔。（4）注意多休息，少做剧烈运动。（5）饮食清淡，禁食辛辣刺激食物。

7. 针后几种常见情况的处理

（1）针后局部及针孔疼痛，疼痛时间因人而异，可自行消失。（2）局部瘀青、血肿数日后可消失。（3）过敏皮肤针孔出现红肿、痒，24 小时后局部热敷可改善。（4）伴有水肿者局部针孔有渗出液，可用干棉签清洁针孔。（5）愈合能力较差的皮肤，针孔会留下黑色点状痕迹，需要较长时间恢复，因此治疗次数较多者，尽量延长间隔时间。

8. 刺血禁忌

《黄帝内经》中早已有详细的记载，《灵枢·五禁》记载："形肉已夺，是一夺也；大夺血之后，是二夺也；大汗出之后，是三夺也；大泄之后，是四夺也；新产及大血之后，是五夺也。此皆不可泻。""五夺不可泻"是自古以来火针施术的禁忌，是不可逾越的"红线"。

9. 关于出血量

正常成人的血液总量为 4~5 L，是体重的 8%~9%。刺血疗法在治疗时出血量只要不超过人体血液总量的 10%（约 400 mL），就不会对人体产生伤害。安全起见，通常治疗时出血量都控制在 100 mL 以内。治疗时通常以"血变而止"，但有些患者因静脉压力过大，血色改变时间较长，应适时按压针孔止血，将出血量控制在 100 mL 以内。

10. 方义

（1）火针作用。

火针有益阳补虚、温经散寒的功能，直接作用于筋脉松弛薄弱的血管，起到升阳举陷的作用。对于因寒湿之邪侵袭经络，引起的筋挛血瘀之筋瘤，通过火针有形无迹的热力，激发局部经气，增加人体阳气，用之可以驱散寒湿之邪，使脉络调和，恢复病灶正气。

（2）放血作用。

以中粗火针点刺病处血管，有放血作用。刺血疗法是最直接的活血化瘀手段，是有效改善血液运行的方法，火针点刺血管，可以破血外出，使血液壅塞之脉络通畅。

（3）通经作用。

贺普仁教授认为疾病的病理机制多由于气滞，在针灸治疗方面提出了"法用三通，通为其本"，本病病机为气滞血瘀，火针具有针和灸的双重作用，应用火针，既能补虚，又能化瘀，直接点刺曲张静脉，使恶血尽散，迫邪外出，祛瘀而生新。

（4）刺络源流。

刺络疗法源远流长，唐代李石的《司牧安骥集》是相马、医马的专著，该书"放血法"条目有"无病惜血如金，有疾弃血如泥"的论述，说明无病之血是人体的营养物质，有病之血是机体的致病因素。祛除体内壅滞的瘀血，是治疗疾病的重要方法，从古代以砭石刺血始，放血疗法就是中医的重要治疗方法。

《黄帝内经》对刺络放血多有论述。

《灵枢·九针论》记载："凡用针者，虚则实之，满则泄之，宛陈则除之，邪胜则虚之。"《灵枢·小针解》记载："宛陈则除之者，去血脉也。"《灵枢·九针十二原》记载："血脉者，在腧横居，视之独澄，切之独坚。"《灵枢·五邪》记载："取血脉以散恶血，取耳间青脉以去其掣。"《素问·阴阳应象大论篇》记载："血实宜决之。"《灵枢·官针第七》记载："凡刺有九，以应九变……四曰络刺，络刺者，刺小络之血脉也。"经文中所述"血脉""血络"皆指体表所见异常形态的静脉。古人通过刺出静脉血液来治疗多种疾病。放血具有活血化瘀、退热、止痛、清热解毒、泻火、止痒、除麻、消肿、镇吐、急症解救等作用。

（5）治疗机制。

1）改变脉压。火针针刺血管放出一定量的血液，可以调整血液的流速、流量、血管容量和血液黏稠度，促使微循环通路中停滞的血液流动，改善血管壁的缺氧状态，使损伤的血管内皮细胞得到正常的血液供应而利于其修复，恢复血管平滑肌细胞的正常分泌与代谢，从而恢复血管和神经的微循环调控，最后恢复血管的舒缩功能。

2）恢复瓣膜功能。血液循环的改善，减少了局部瘀滞的血液，从而减小了循环阻力，降低了静脉压，减小了血柱重力，缩小了扩张血管的管腔，继而恢复相对关闭不全的瓣膜功能。

3）修复血管壁。从临床上看，针刺血管壁，对血管壁本身的修复也有促进作用。同一根曲张的血管，用火针刺过的管壁局部，都有不同程度的回缩，病程越短治疗效果越明显。但其中的具体机制尚不明确，相关基础研究也并不深入，目前仅能从临床上进行观察和总结。不少学者认为，静脉壁结构的改变，可能在瓣膜功能不全以前就已经存在，细胞外基质的代谢紊乱可能是静脉曲张的原发病因，改善血管壁结构，可以从根本上防治静脉曲张。

（三）　并发症的病因与治疗

1. 并发症病因

（1）溃疡病因。

本病多见于下肢静脉曲张的后期，本病发病由小腿脉络瘀血停滞，郁久化热，或小腿皮肤破损染毒，湿热下注而成，疮口经久不愈，反复发作。贺普仁教授认为此病乃正气不足，气亏血虚，本虚标实之证，气虚血瘀为本病基本病机，经脉瘀阻，气血壅塞不通，肌肤失去濡养，故溃破难敛。

（2）瘀积性皮炎病因。

由于患肢皮肤瘀血、缺氧，发生营养障碍，出现皮肤萎缩，干燥，脱屑，色素沉着，渗液，瘙痒，主要发生于小腿1/3或2/3处，小腿上1/3处相对罕见。

（3）血栓性浅静脉炎病因。

下肢静脉曲张，静脉壁严重变性，静脉血液瘀滞，常并发血栓性浅静脉炎，即下肢曲张的静脉出现红肿、灼热、疼痛，沿曲张的静脉可触及硬结节或索状物，压痛；若并发静脉周围炎，则浅静脉周围出现红肿热痛。急性炎症消退后，局部遗留硬结节或索状物。

2. 并发症治疗

本病的并发症均由血液瘀滞太过所致。治疗以火针点刺病灶局部为主，利用火针的温热之力，温煦机体，疏通经络，鼓舞气血运行，筋肌得养，则可除麻止痒。此外，火针还有独特的生肌敛疮之效，火针的温热之力可温通经络，益气活血，畅通疮口周围瘀滞的血液，改善病灶组织周围的营养供给，从而促使组织再生，加快疮口愈合。对于热证，贺普仁教授认为："热病得火而解者，犹如暑极反凉，乃火郁发之之义也。"火针温通经络，行气活血，可引动火热毒邪外出，从而达到清热化瘀止痛的功效。

（四）　火针治疗优势

（1）显著改善患者自觉症状，大多数患者治疗3～5次后不适感觉即可基本消失。（2）改善部分患处外观，突起的血管有不同程度的改善。（3）静脉压减少，可延缓和控制疾病的继续发展。（4）操作简单，疗效显著，痛苦较小，患者易于接受。

五、讨论

（一）病机讨论

下肢浅静脉曲张的病因多种多样，但是它们导致的病理变化却很相似。血液倒流性病变者，因瓣膜关闭不全引起血液倒流，造成静脉系统瘀血和高压，引发相应的临床表现；回流障碍性病变者，因静脉血液回流受阻，同样也导致静脉系统瘀血和高压，出现与血液倒流性病变相似的临床表现。虽然两种下肢静脉病变的病因和血流动力学变化有所不同，但最终的病理变化却十分相似，都处于静脉高压的状态。

（二）治疗讨论

下肢浅静脉曲张是两类下肢静脉病变所共有的症状和体征，临床上都可以采用火针点刺局部放血的治疗方法，以降低静脉压，改善血流状态，从而达到一定的治疗作用。

温通法与强通法的有机结合，是火针治疗静脉曲张的有效方法，贺普仁教授在继承前人治法的基础上，打破历代医家火针不能刺激经脉的禁忌，用火针直接在血络上放血，为针灸治疗下肢静脉曲张开创出更为有效的方法，对火针的应用及静脉曲张的治疗做出了重要贡献。

（三）预防

（1）长期站立工作或分娩后，适当加强下肢锻炼，配合按摩等促进气血流通，改善症状。

（2）患筋瘤者须经常外裹以弹力护套或绷带，以防止外伤。并发湿疮者，要积极治疗，避免搔抓感染。

（3）避免下肢着凉，特别是下肢出汗后，不能马上接触凉水或凉风，以免局部寒热相携，损伤下肢静脉。

第十节　丹　　毒

丹毒是一种皮肤突然发红，色如丹涂脂染，迅速蔓延于皮肤及皮下组织的急性炎症。由于发病部位不同，又有不同的名称，如发于头面部的称为"抱头火丹"，发于躯干部的称为"内发丹毒"，生于腿部的称为"腿游风""流火"，新生儿丹毒称为"赤游丹"。《素问·至真要大论篇》记载："少阳司天，客胜则丹胗外发，及为丹熛疮疡。"唐代孙思邈《备急千金要方·疗肿痈疽·丹毒》记载："丹毒一名天火，肉中忽有赤如丹涂之色，大者如手掌，甚者遍身有痒有肿，无其定色。"本病好发于颜面及下肢，多发于春、秋季。

一、病因病机

本病多因素体血分有热，外受火毒，热毒蕴结，郁阻肌肤而发；或因皮肤黏膜破伤，毒邪乘隙侵入而成。发于头面部者，挟有风热；发于胸腹腰胯部者，挟有肝火；发于下肢者，挟有湿热；发于新生儿者，多由胎热火毒所致。

1. 风热上扰

风热毒邪，邪中有风，属阳性病邪，多扰机体上部。风热邪与血分热邪互结，郁于肌肤，灼损血络，故见头面部肌肤焮赤肿热，状如丹涂，甚则发生水疱；肌肤血络壅滞，经脉不通，血热外发，肌肤红肿而灼痛；正邪相争，故恶寒发热，并发头痛，为热邪侵表之象。

2. 湿热下侵

湿热毒邪，邪中有湿，属阴性病邪，多侵袭机体下部。湿热下注，复感外邪，湿热毒邪郁于下肢，经络阻塞，肌肤失养，故局部焮赤肿胀，灼热疼痛；或见水疱、紫斑；热毒炽盛，腐化肌肤，故甚者可毒结化脓，肌肤坏死；湿热中阻，则胃缓纳呆；湿性黏滞，与热胶结，故见反复发作，形成象皮腿。

二、临床表现

多发生于下肢，其次为头面部，新生儿丹毒常为游走性。一般有皮肤、黏膜破损等病史。发病迅速，局部皮肤红肿灼痛，高出体表，伴有烦渴，身热等全身症状。

1. 风热上扰

发于头面部，红肿灼痛，发热恶风，头痛骨楚，便秘浊赤，舌红，苔薄黄，脉浮数。

2. 湿热下侵

发于下肢，体热心烦，口渴胸闷，关节肿痛，小便黄赤，舌苔黄腻，脉濡数。

三、治疗

（一）治则

风热上扰，宣散风热，活血凉血，湿热下侵，清利湿热，活血解毒。微通、温通、强通三法参合施用。

（二）微通法治疗

1. 取穴
（1）基础穴。
病灶阿是穴、曲池。
（2）辅助穴。
风热上扰：血海。
湿热下侵：阴陵泉。

2. 刺法
毫针：诸穴施用泻法，病灶阿是穴围刺加散刺。围刺为沿病灶外围针尖斜刺皮下，针体进入病灶底部；散刺为在病灶表面针尖垂直下刺，刺入皮肤 0.15 寸深。视病灶面积适当安排针刺数量，以 5～8 针为宜。留针 30 分钟，每日或隔日一次。

3. 方义

曲池穴为手阳明大肠经之合穴，善于清热解毒，有祛风散热、通利湿热之功，是治疗本病的主穴。阿是穴毫针围刺加散刺，可疏通局部瘀滞气血，活血以清热。二穴合用，是治疗本病的常规方法。

血海穴有凉血祛风的功能，是治疗血热型皮肤病的重要穴位，与基础穴配合施用，有清热、凉血、疏风的作用，是治疗丹毒风热上扰的有效穴位。

阴陵泉穴为足太阴脾经之合穴，有健脾利湿之功，可清利下肢湿热，与基础穴配合施用，有利湿、清热、疏通下肢经脉的作用，是治疗丹毒湿热下注的有效穴位。

（三）温通法治疗

1. 取穴
病灶局部。

2. 刺法
火针：围刺加散刺病灶局部，血随针出为佳，务使瘀血尽出，不留针。隔日一次。

3. 方义

火针散刺、围刺病灶局部，可发挥火针扶正、祛邪的双重功能。通过火针刺激病灶表面，使病灶内瘀滞热邪通过针孔直接排出体外。此举取"以热引热""菀陈则除之"之意，对本病有立竿见影之效。火针刺激发挥着其他针法不可取代的作用。

（四）强通法治疗

1. 取穴
头面部：大椎。

下肢：委中。

2. 刺法

锋针：穴位刺络放血，出血后，拔血罐，出血量 5～10 mL。隔日一次。

3. 方义

大椎穴为手、足三阳经及督脉之会，故有"众阳之首"之称。对本穴刺络放血，可通调全身阳气，使热邪随血排出体外。这是治疗热性病证的常用之法。本穴在颈部，对本穴刺络放血是治疗头面丹毒的可靠辅助方法，具有一定的治疗优势。

委中穴为足太阳膀胱经之合穴，亦为膀胱的下合穴，有舒筋通络、散瘀活血、清热解毒之功。本穴刺络放血，可疏通下肢经脉，使湿热下注的病邪随血排出体外，湿热得清，血脉得畅，瘀滞病灶气血运行得以恢复，则下肢丹毒得治。

四、讨论

（一）病机讨论

本病由热毒之邪侵袭、气血壅滞于肌肤而发，病情发展迅速，灼热疼痛难忍。本病的发生分为风热上扰和湿热下侵两个证型，风热上扰发于头面部，风热毒邪与血中热邪相互作用，郁滞于肌肤，损伤血络，肌肤焮赤，状如丹涂，正邪相搏，故恶风发热，口干头痛；湿热下侵发于下肢，水湿为阴，裹挟热邪下注为患，湿热毒邪积聚下肢，不得疏散，阻滞局部气血运行，内损血脉，外灼肌肤，导致肌肤焮赤，状如丹涂。由于湿邪黏腻难除，下肢丹毒皮损者最易复发，愈合困难，有发为象皮腿之危。

（二）治疗讨论

本病治疗当以清热解毒、祛风利湿为主。取曲池、血海、阴陵泉并施以毫针刺激，可清热、祛风、利湿，祛除病灶局部热、湿病邪，使经络畅通，气血通达。为了加快治疗进度，可在病灶局部施火针围刺加散刺，扶正祛邪，放出瘀血，以逐热邪外出，使病证得到快速恢复。如果火针刺激出血量不够，可用锋针在病灶表面追加刺络放血，以确保足够的出血量，使热邪得以充分外泄，以促进治愈病证。

施术针具要严格消毒，防止交叉感染。火针施术后，要注意休息，抬高患肢，保持病灶局部皮肤清洁，避免针孔感染。

（三）预防

1. 注意饮食

饮食宜清淡，忌食辛辣厚味，保护消化道通畅，避免因胃肠道瘀滞，体内积热引发本病。

2. 保护皮肤黏膜

保护皮肤、黏膜，避免受到损伤。受伤后应及时治疗，以免感染毒邪，引发本病。

3. 锻炼身体

加强体质锻炼，提高自身免疫力，保持平和心态。

第七章　妇　科　病

中医妇科学是用中医理论讨论妇女生理、病理特点及防治妇女特有疾病的中医学科。人体脏腑、经络、气血、阴阳的生命活动，男女没有本质区别，但妇女在脏器方面有胞宫，生理上有月经、胎孕等特有功能，因此会在病理上产生女性独有的疾病。清代萧埙在《女科经论》序中记载："宁医十男子，莫医一妇人。以妇人病，四诊有所不能尽，而其所患者，多隐曲不可述。"妇科病相对复杂，隐曲颇多，只有全面了解患者病况，才能有效治疗妇科病证。

妇科病是针灸临床治疗的优势病种之一，主要涉及脏器是子宫。子宫是女性生殖器的重要组成部分，其功能是行经和孕育胎儿等。子宫属中医的奇恒之腑，有多条经络与其相连，冲、任、督三经"一源而三歧"，皆起于胞中。此外，肝、肾、心、脾各脏也与子宫有通道相络，参与子宫功能。冲脉为血海，任脉主胞胎，带脉约束冲、任、督脉，协调诸经。冲、任、督、带在天癸的参与下，与脏腑共同完成子宫胎孕、月事等生理活动，因此妇科病的发生多与诸经脉相关。

多种因素均可引发妇科病，如感受寒邪则经脉收引，气血凝滞；感受热邪则伤津耗气，血热妄动；感受湿邪则湿聚黏浊，阻滞气机；内伤七情，可直接有损脏腑阴阳和谐，影响气血化生与营运；气机不畅，气滞血瘀，经脉不通，必定影响子宫功能的正常发挥。妇科病有外感、内伤等不同的病因，但多种病因均可导致冲、任、督、带诸经气机不畅，气血瘀滞，或经脉蕴热，血热妄行。因此，通畅冲、任、督、带诸经，调和胞宫气血，是治疗妇科病的基本原则。

第一节　月经后期

月经不能应时来潮，向后推迟 8～9 日或以上，甚至延期 50～60 日，且连续两个周期以上，称为月经后期。如仅延迟 2～3 日或原本月经周期正常，偶有一次后期，其后又恢复正常周期，均不作本病论治。临床还要注意排除因妊娠或其他疾病所引起的后期疾病，后者要治疗原发疾病。月经后期如伴经量过少，常可发展为闭经。

一、病因病机

妇女胞宫周期性出血，月月如期，周期不变，称为"月经"。月经产生的生理过程，《黄帝内经》中有较为详细的论述。月经形成主要包括四个因素：肾气盛、天癸至、任冲通盛、胞宫血溢。前两个因素与生理发育有关，后两个因素与生理维持有关。冲任胞脉通畅，胞中气血充盈，是月经得以正常维持的主要保障，几乎所有月经病的引发均与这两个因素有关。

1. 气血亏虚

由于病后初愈，气血损伤太过，不能及时得到补充；或产孕过多，营血消耗过甚，精血难以负担其需；或饮食劳倦，脾胃水谷运化能力下降，气血化生之源匮乏，气血运营无力。此多种原因引起的气血亏虚，均可导致气血无以荣养胞宫，引发月经后期。

2. 经脉不通

气血不足，冲、任两脉气血不得充养，可导致胞脉因虚而滞；或忧思郁怒，肝郁不疏，导致气滞血瘀，胞脉血运不畅；或素体阳虚，寒从内生，冲任血气凝滞不通；或月事之中，淋雨涉水，贪食生冷，导致寒邪袭侵胞脉，血气寒凝，冲任不通，经行受阻。此多种原因引起的经脉不通，均可阻碍心血下行，引发月经后期。

二、临床表现

1. 实寒证

经血色黯而量少，小腹冷痛，得热则减或畏寒肢冷，面色苍白，舌苔薄白，脉沉紧。

2. 虚寒证

经血色淡而量少，血质清稀，小腹隐痛，喜热喜按，小便清长，大便溏薄，舌质淡，苔薄白，脉沉迟。

3. 血虚证

经血色淡而量少，血质清稀，面色苍白，头晕目眩，心悸少寐，舌淡，苔少，脉细弱。

4. 气滞证

月经错后，经量少，经色黯红夹有瘀块，小腹胀痛，胸胁乳房作胀，舌苔薄白，脉弦。

三、治疗

（一）治则

虚者补之，寒者灸之，气滞者平补平泻以调之。微通与温通法参合施用，针、灸并施。

（二）微通法治疗

1. 取穴

（1）基础穴。

关元、中极、水道、归来、三阴交。

（2）辅助穴。

血虚证：中脘、血海。

气滞证：内关、太冲。

2. 刺法

毫针：诸穴用平补平泻法。留针30分钟，每日或隔日一次。

3. 方义

关元穴属任脉，是机体元阴、元阳交关之处。《诸病源候论·妇人杂病诸候》记载："手太阳小肠之经，手少阴心之经，此二经为表里，主上为乳汁，下为月水。"关元穴为小肠经之募穴，故有引心血下行入胞之功，可以通调冲任胞脉，行气活血。中极穴属任脉，为膀胱经之募穴，任脉、足三阴经的交会穴，是治疗生殖器官疾病的重要穴位，取之可通调冲任，充盈胞宫气血。水道穴、归来穴属足阳明胃经，胃腑有受纳水谷之功，与脾脏相表里，同属后天之本，化生水谷精微，针之可调补脾胃功能，二穴位居腹部，邻近胞宫，故善治妇科病证。尤以归来穴为治疗妇科疾病的主穴，刺之可使血液充盈冲任二脉和胞宫，促使月事以时而下，以治疗月经后期之疾。三阴交穴为足太阴脾经之穴，通于足之三阴，刺之可调理足三阴经经气，使之升降有序。以上五穴合用，补脾益肾，充养冲任胞宫，故可治疗月经后期。

血虚是引发月经后期的因素之一，强化气血化生，充养任冲二脉，是治疗血虚证的主要方法，故加取中脘穴、血海穴以补益气血。中脘穴属任脉，为胃经之募穴、腑之会穴，可化生水谷精微；血海穴属足太阴脾经，有调控阴血化生、促进脾血运营之功。二穴合用可提高气血充养任冲水平，配合基础穴可辅助治疗血虚性月经后期。

气滞是引发月经后期的因素之一，通畅郁滞胞脉，增强气血运行，是治疗气滞证的主要方法，故加取内关穴、太冲穴以疏调气机，活血通脉。内关穴为手厥阴心包经之络穴，为八脉交会穴，通阴维脉，有调控心血、通经活络之功，针刺本穴可使胞脉通达。太冲穴为足厥阴肝经之原穴，有疏肝理气、通畅经脉之功，针刺本穴可疏解冲任二脉郁滞，通畅胞宫气血。内关穴、太冲穴同属厥阴经脉，手、足厥阴经相通，故二穴合用，可疏肝解郁，通畅经络气血，配合基础穴治疗气滞型月经后期，可祛除血脉瘀堵，通导经脉气机。

（三）　温通法治疗

1. 取穴

腹部取穴与毫针同。

2. 刺法

灸疗：腹部毫针针刺的基础上，加灸盒悬起灸。时间与毫针同。

3. 方义

冲任二脉起于胞中，循行腹间，寒结阻脉，上下不通，气血不行，升降无序，必然致月经不能按期来潮，只有祛除脉中寒结，通畅气血运行，才能使经脉气血的运行恢复通畅。用灸疗的方法辅助治疗寒性月经后期，通过温热效应可驱散腹中寒结，通畅凝滞血脉，补益亏虚气血，取得明显的临床效果。治疗中不管是实寒证还是虚寒证，都可以用灸疗驱散内结寒邪，温通经脉气血。同时由于温热效应可以充阳补气，脾肾功能亦可得到提高，以助月经后期的恢复。

四、讨论

（一）　病机讨论

月经后期又名月经延期、经迟与月经先期、月经前后不定期同属月经不调范围，是妇科常见疾病。上述三种疾病均具有月经周期异常的特点，且伴有月经量、色、质的异常。因此临床治疗上，皆以调理冲任、恢复月经为主法。月经后期的致病原因与冲任失荣、脉道不通有关。脾为后天之本，主运化水谷精微，化生血液，充养冲任之脉；肾为先天之本，藏元阴元阳，提供五脏六腑的原动力。故脾肾足则冲任盈，月事以时下，脾肾虚则冲任亏，月事无以下而致延期。除此之外，寒客冲任或气滞血瘀、冲任不畅亦可致月经不能按时来潮而延期。本病临床表现中，虚证多见月经色淡，腹痛缠绵；实证多见月经色黯，血中有块，腹痛拒按。治疗中应根据寒、热、虚、实的不同，变通而治。

（二）治疗讨论

基础穴旨在调补脾肾，充养胞脉，通经活络，是治疗本病的根本方法。针刺关元穴可引心血下行，调补元阴元阳，充养任冲二脉。中极为任脉之穴，取之通调冲任。水道、归来为足阳明胃经之穴，胃者，受纳水谷，与脾同属后天之本，共生精微，针此二穴有调补脾胃之功。又因此二穴位居腹部，邻近胞宫，其穴特性为善治妇科诸疾，针之可使血液充盈冲任之脉，月事以时下而治疗月经后期之疾。三阴交为足太阴脾经之穴，通于足之三阴，刺之可调理足三阴经经气。五穴合用，补脾益肾，充养血海，胞宫血足，冲任脉通，故月经后期病患可治。

辅助穴及温通灸疗可辅助治疗本病。在基础穴的基础上分证施治，可以提高治疗的靶向性，利于疾病恢复。如血虚证加取中脘、气海，以增加气血化生；气滞证加取内关、太冲，以疏通阻塞经络；实寒、虚寒证加施灸疗，以驱散寒结，温经通络。

（三）预防

1. 避免寒凉

根据气候环境变化，适当增减衣被，不要过冷过热，以免外邪入侵，损伤血气，引起本病。

2. 注意饮食

忌暴饮暴食，不宜过食肥甘油腻、生冷寒凉及辛辣香燥之品。

3. 保持平和心态

保持心情舒畅，避免忧思郁怒。

第二节　痛　　经

痛经是指经期或经期前后出现小腹及腰骶部疼痛的病证，亦称"经行腹痛"，严重者疼痛剧烈，难以忍受，甚则伴有呕吐，影响正常生活及工作。

《黄帝内经》对痛经的论述较少，早期文献未记载本病病名，只有治疗痛经症状的相关论述。其中较早的记载是张仲景《金匮要略·妇人杂病脉证并治第二十二》中提出"腹中血气刺痛""妇人腹中诸疾痛""妇人腹中痛"等痛经的症状表现，以及相关治疗方法，为后世医家治疗本病奠定了基础。

现代医学把痛经分为原发性和继发性两类。原发性痛经又称功能性痛经，指盆腔内无器质性病变而痛者；继发性痛经是指盆腔内因子宫腺肌病、盆腔炎、子宫内膜异位症等器质性病变引起的痛经。

一、病因病机

痛经与月经关系密切，主要病机是冲任二脉共同组成的胞脉气血运行不畅，不通则痛。胞脉阻塞不通的原因是多样的，症状表现亦有不同。根据临床证候特点，主要分为实证和虚证。

1. 实证

经期淋雨、涉水感寒、冷水淋浴或贪吃生冷，寒湿客于胞中，经血为寒湿之邪侵袭，运行不畅而作痛；或因忧思抑郁、恼怒气愤，以致肝气失疏，气机郁而不宣，气血滞而不行，不通则痛；或经期产后余血内留，瘀滞胞脉，血行不畅，经前时气血下注胞宫，胞脉气血更加壅滞以致经血未至、腹中先痛而引发痛经。

实证多表现在经前疼痛明显，经期因气血通畅而疼痛减轻。胞脉瘀堵不通，不通则痛，是实证痛经的基本病机。

2. 虚证

先天肾脏亏虚，或房劳多产，或久病虚损，耗伤气血；脾胃虚弱，胃纳呆滞，气血化生之源匮乏。气亏血虚，肾脏精血不足，十二经脉气血不能得到盈溢，难以充灌冲任二脉，胞宫蓄血不足，加之经期经行泄血，胞脉愈加空虚，脉中无血，必然导致不荣则痛，故发痛经。

虚证多表现在经中和经后疼痛加重。

二、临床表现

1. 寒凝气滞

经前或经期小腹冷痛，按之痛甚，重则连及腰脊，得热痛减，经水量少，色黯，常伴有血块，舌苔薄白，脉沉紧。

2. 肝郁气滞

经前或经期小腹胀痛，胀甚于痛，经行不畅，月经量少，常伴有血块，兼见胸胁、乳房胀痛，烦闷气急，舌质黯或有瘀斑，苔薄白或薄黄，脉沉弦。

3. 血虚气亏

经期或经后小腹绵绵作痛，按之痛减，喜按喜暖，经血量多时，症状尤为明显，经期全身乏力，气短，懒言，面色萎黄或青白，脉象缓弱无力，舌质淡。

三、治疗

（一）治则

祛寒疏肝，补益气血，通经止痛。微通法与温通法结合施用，泻实补虚，活血通络。

（二）微通法治疗

1. 取穴
（1）基础穴。
关元、中极、水道、归来、三阴交。
（2）辅助穴。
肝郁气滞：中封、蠡沟。
血虚气亏：血海、足三里。

2. 刺法
毫针：诸穴用平补平泻法。留针30分钟，每日或隔日一次。

3. 方义

本病基础穴取关元、中极、水道、归来、三阴交五穴，与月经后期治疗的基础穴完全相同，其因是月经后期与本病乃证同而病异之故，是异病同治之法的体现。二病虽症状表现不尽相同，但导致病证发生的病机因素基本一致。

肝郁气滞型痛经是肝经气血郁滞，脉道不通而发。由于肝经循行阴部周围，与冲任二脉关系密切，肝经气郁，必涉及冲任，冲任不畅，血行受阻而痛，故痛经常因肝郁而发。中封穴属足厥阴肝经，是治疗泌尿系统疾病、月经病的常用穴，有通调肝经、疏导气血之功；蠡沟穴为足厥阴肝经之络穴，有疏肝理气、调经止带之功。二穴合用，可疏导肝经，通畅冲任，调经止痛。

血虚气亏型痛经是冲任营血不足，胞脉空虚，不荣则痛。增强气血化生，充盈冲任二脉气血，是治疗本证的根本方法。然奇经八脉的充灌必在十二经脉满溢的状态下才可实现，故取血海穴、足三里穴补益气血，增加气血化生之源，十二经脉气血充盈，则冲任二脉气血充盈。

（三）温通法治疗

1. 取穴
关元、中极、水道、归来。

2. 刺法
灸疗：诸穴在毫针针刺的基础上，加灸盒悬起灸。

灸疗适用于寒凝气滞证，肝郁气滞、血虚气亏证偏寒者，亦可施用。

3. 方义
寒凝气滞证为寒邪客于冲任，致胞脉气血凝滞不通，不通而痛，治疗方法唯温热刺激最宜。灸疗内含纯阳之热，有温经活络之能。在下腹部针、灸兼施，可将艾灸温热之气通过毫针针体直接注入穴位内部，驱散胞宫内侵寒结。针、灸并用，寒结得散，胞脉得通，气血得行，疼痛自然而止。

四、讨论

（一） 病机讨论

痛经为妇科常见病之一，给患者带来极大的痛苦，甚至影响正常生活与工作。现代医学将痛经分为原发性与继发性两种。原发性痛经多见于未婚及未孕妇女，月经初次来潮后即有腹痛，妇科检查无明显器质性疾患，婚后、产后多能自愈。继发性痛经多继发于盆腔器质性病变，临床表现为月经初次来潮后一段时间内无痛经，后因盆腔疾病引起痛经，治疗中应注意对原发病的诊断与治疗。中医学认为本病是由于气血失调，气机不畅，冲任二脉阻塞不通，血行受阻引起疼痛，即所谓不通则痛。

引起冲任不通的因素是多方面的，可归纳为三条：一是病邪内陷，因邪而滞，阻塞胞脉；二是气机郁滞，因郁而滞，阻塞胞脉；三是气血亏虚，因虚而滞，阻塞胞脉。因邪而滞，既包括外邪内侵，又包括痰浊、瘀血内生；因郁而滞，以内伤七情为主，肝郁不舒为因；因虚而滞，是机体气血亏虚，不能荣养经脉，致经脉无力运营而滞。此三条基本涵盖了经脉不通的所有病机，是临床辨证的基本出发点。

（二） 治疗讨论

本病治疗以通调冲任之脉、和血活血为主法。取任脉经穴、脾胃经穴及肝经穴为主，依据病情轻重、证型所属，用穴或多或少，或灸或针，最终达到脉道通畅、血流充盈、行经平和的治疗目的。从经脉循行分析，"足厥阴肝经之脉，起于大趾丛毛之际，上循足跗上廉，去内踝一寸……环阴器，抵小腹"，与痛经病的发生关系密切，治疗中重视选用肝经穴位进行调控，可以取得良好的治疗效果。如《针灸甲乙经·足厥阴脉动喜怒不时发㿗疝遗溺癃》记载中封穴可以治疗"脐少腹引痛，腰中痛"；《针灸大成·卷七·足厥阴经穴方治》载此穴可以治疗"绕脐痛"。贺普仁教授在前人用中封穴治疗少腹痛、绕脐痛的基础上将其用于治疗痛经，属循经远端取穴，可以取得良好疗效。

治疗中加施灸疗，有事半功倍之效。针、灸并用，微通与温通法结合施用，可有效疏通经脉，祛瘀散结。继发性痛经由盆腔内发生器质性病变所致，因此在治疗时应积极治疗原发病。

（三）预防

1. 保持平和心态

经期避免情绪紧张，减轻心理压力，保持轻松精神状态，否则精神压力过大，气机不畅，肝气郁滞不疏，就会导致痛经。因此在经期要克服紧张心理，特别是既往有痛经发作者，一定不要有心理负担，保持心情愉悦，平静度过经期。

2. 注意个人防护

经期要避免感受寒凉，少食生冷及辛辣食物，以免刺激胃肠，影响平稳行经。饮食注意营养均衡。

3. 加强锻炼、科学饮食

平时要加强锻炼，增强体质，强化机体抗病能力，保持六经气血运营平和有序。

第三节　闭　　经

女子年满18周岁尚未行经，或月经周期已建立但又发生月经闭止超过以往月经周期的3倍时间，3个月以上无月经者，称为闭经。前者为原发性闭经，后者为继发性闭经。中医学称闭经为"女子不月""月事不来""血枯""经水不通"等。《素问·腹中论篇》记载："病名血枯，此得之年少时，有所大脱血，若醉入房中，气竭肝伤，故月事衰少不来也。"

一、病因病机

中医学认为先天禀赋不足、多产堕胎或失血过多等均可引起血海空虚而产生闭经，此外七情内伤、饮食失节或阴冷受凉亦可导致闭经。闭经分虚、实两大类，实者肝气郁结，寒凝痰阻，虚者为血虚和肾虚。

1. 气血不足

饮食不节，过食辛辣厚甘，或思虑、劳累过度，损伤脾胃，气血生化之源不足，或大病、久病之后，气血耗损不能得到补充，造成阴血不足，甚至枯竭。冲任充填不足，胞宫空乏无血可济，经血断流而发闭经。

2. 肝肾亏虚

先天禀赋不足，肾气未充，天癸未盛，肝虚血少，冲任失于充养，无以化为经血，故致闭经；早婚多产、房事不节或久病伤肾，耗损精血以致肾脏精亏，肝脏血虚，冲任充灌不足，经血断其源流，胞宫无血可下，月水不流而闭经。

3. 气血郁滞

七情内伤，恼怒忧思，或素性抑郁，或愤怒过度，肝气郁结，气血郁而不行，气郁血壅可使冲任二脉不通，血海不得充蓄满溢，遂致月水断流而经闭。

4. 寒凝痰阻

行经期间，血室正开，过食生冷，或涉水感寒，寒邪乘虚客于冲任，寒凝血滞造成冲任不通，气血运行阻隔，血海不能满溢，故致月经停闭；或素体肥胖，多痰多湿，痰湿壅阻经隧；或脾失健运，湿聚生痰，脂高痰湿阻滞冲任，胞脉闭阻而致闭经。

二、临床表现

1. 气血不足

月事不来，兼见心悸气短，神倦肢软，面色无华，皮肤失于润泽，形体瘦弱，舌质淡，脉细者为气血不足。

2. 肝肾亏虚

月事不来，兼见头晕耳鸣，腰疼膝软，口干咽燥，五心烦热，潮热汗出，舌质红，脉弦细。

3. 气血郁滞

月事不来，兼见烦躁易怒，胸胁胀满，小腹胀痛拒按，舌质紫黯或有瘀点，脉沉弦。

4. 寒凝痰阻

月事不来，兼见形寒肢冷，小腹冷痛，得温则舒或带下量多、呕恶痰多，神疲倦怠，舌胖，苔白腻，脉沉迟。

三、治疗

（一）治则

健脾补肾，疏肝散寒，和血调经。

（二）微通法治疗

1. 取穴

（1）基础穴。

关元、大赫、气冲、三阴交、合谷、曲池。

（2）辅助穴。

气血不足：中脘、足三里。

肝肾亏虚：照海、水泉。

气血郁滞：太冲、蠡沟。

寒凝痰阻：丰隆。

2. 刺法

毫针：诸穴用平补平泻法，关元、大赫深刺 1 寸。留针 30 分钟，每日或隔日一次。

3. 方义

本病治疗以关元穴、大赫穴为主穴。关元穴属任脉，为元阳发生之所；

大赫穴属足少阴肾经，为冲脉、足少阴肾经之会穴，是治疗前阴病证的重要穴位。二穴合用可补益肾精、充养元阳。在此基础上，再针足太阴脾经之三阴交补血调经，手、足阳明经气冲穴、合谷穴、曲池穴以化生水谷精微，调补气血运营。阳明经多气多血，冲脉与阳明经在气冲穴交会。"冲脉起于胞中，循会阴上行于气冲穴会后，并足少阴经挟脐上行。"冲脉为十二经气血汇聚之所，全身气血运行充溢后均注入冲脉。故《灵枢·海论》记载："冲脉者，为十二经之海。"经脉为气血运行的通道，故冲脉又名血海，阳明经谷气充盛，则冲脉充盈满溢，月事以时下，否则就会导致经乱或闭经。

气血不足而引发本证者，加中脘穴、足三里穴以调控中焦与胃腑，增加水谷纳入，促进气血化生，气血充注冲脉，胞宫气血满溢，则月水如时而下。

肝肾亏虚而引发本证者，加照海穴、水泉穴以调补肾脏气血，补充肝血不足，充养冲任二脉。照海穴属足少阴肾经，为八脉交会穴，通阴跷脉，为阴中之阳穴，有生发肾经气血、促进经气上行之能；水泉穴为足少阴肾经之郄穴，可传递肾经气血，疏通肾经气血运营，善治男女前阴病。二穴配合可促进肾经向冲脉输注气血，使冲脉得气血而行月经之事。

气血郁滞而引发本证者，加太冲穴、蠡沟穴以疏导肝气，通畅冲任二脉气机。太冲穴为足厥阴肝经之原穴，蠡沟穴为足厥阴肝经之络穴，二穴合用，重调肝经，体现"女子以肝为先天"的治疗理念，可达强力疏肝解郁。肝经气机调畅，可通畅冲任二脉。冲任二脉血流充盈畅通，则月事以期而来。

寒凝痰阻而引发本证者，加丰隆穴健脾和胃，化痰除湿。丰隆穴为足阳明胃经络穴，络于足太阴脾经，可同调两经之气，助阳明经经气下行，利气宽胸降逆。

（三）温通法治疗

1. 取穴
关元、大赫、气冲。

2. 刺法
灸疗：诸穴在毫针针刺的基础上，加灸盒悬起灸 30 分钟。

灸疗适用于气血不足、肝肾亏虚证偏寒者及寒凝痰阻证。

3. 方义

灸疗内含艾蒿纯阳之热，有温经活络之能。在下腹部针、灸兼施，可将艾灸的温热之气通过毫针针体直接注入穴位内部，驱散胞宫内侵寒结。针、灸并用，寒结得散，胞脉得通，气血得行，闭经之疾自然而愈。

四、讨论

（一）病机讨论

《难经·二十八难》记载："沟渠满溢，流于深湖，故圣人不能拘通也。而人脉隆盛，入于八脉，而不还周故十二经亦不能拘之。"阐述了十二经脉与奇经八脉的关系，将十二经脉比喻为沟渠，八脉比喻为深湖。十二经脉隆盛满溢，注入于八脉中且不能回流。由此可知，冲任二脉气血由十二经脉注入，经血由任冲下达胞宫而出。因此，月经是否正常与脏腑气血的盛衰、经脉的通畅有直接关系，且与血气盈亏关系最为密切，血盈者气亦强，血虚者气亦亏。

（二）治疗讨论

本病治疗上以调理气血为根本原则，临证究其致病之因，辨证而治。肝经在月经不调病证的治疗中占有重要地位。肝主疏泄与藏血，其体阴而用阳，全身化生之血除运营十二经外，皆藏于肝。月经是十二经脉流溢之血，临床上肝气郁滞者，血滞不行发为闭经，故自古就有"调经肝为先，疏肝经自调"的论述。本病多为气滞血瘀所致，针刺太冲及蠡沟穴可以清理经脉之瘀，取得良好的治疗效果。

（三）预防

1. 避免过度劳累

避免在月经期间剧烈运动或劳作，避免长时间接受电脑辐射。

2. 保持规律生活

注意生活节奏规律，保持平和的心理状态，维护生物钟的稳定，保障体内气血平和运营。同时要注意规律的性生活，维持性激素分泌的稳定和平和，防止因内分泌紊乱而导致闭经。

3. 注意饮食卫生

月经期间要避免受凉，不要吃生冷、辛辣的食物，减少外界刺激对机体内部的影响。寒凉刺激、生冷辛辣食物，是导致月经出现不调症状的重要原因，务必引起高度重视。

第四节　子宫脱垂

子宫从正常位置沿阴道下降，当宫颈外口达坐骨棘水平以下，称为"子宫脱垂"。中医学称之为"阴挺""阴茄""阴脱"。子宫脱垂属妇人常见病，古代多以阴挺证论述。晋代皇甫谧《针灸甲乙经·妇人杂病》记载："女子绝子，阴挺出，不禁白沥，上窍主之。"现代医学认为，子宫脱垂与支持子宫的各韧带松弛及骨盆底托力减弱有关。本病多见于多产、卵巢功能减退、营养不良、体力劳动过多妇女。

一、病因病机

中医学认为，胞宫居于少腹内，其正常生理位置的维持、生理功能的发挥，全赖脾气以载，肾气以滋。如果胞宫失去了脾肾气血的支撑，不但生理功能会受到损伤，而且生理位置也会发生改变，出现子宫脱垂的病证。

1. 脾虚下陷，中气不足

素体虚弱，中气不足，或年老久病，损伤中气，致使气虚下陷。脾为后天之本，体阴而用阳，脾虚气陷，必然导致气血化生不足，冲任二脉不得充填，胞宫失于固摄，而致本病。

2. 胞脉耗损，肾气亏虚

禀赋不足，肾气亏虚，胞脉气血不荣；房劳多产、难产、滞产或产时用力太过，损伤胞络；产后操劳持重或耗损气血不能得到及时补充，或久嗽不愈。肾脏亏虚，下元不得固摄，以致冲任不固，带脉失约，托举子宫无力而发病。

二、临床表现

根据临床证候特点，主要分为脾虚证和肾虚证。

1. 脾虚证

自觉小腹下坠隐痛，阴道口有物脱出，持重、站立、咳嗽等腹压增高后脱出加重，伴有神倦乏力、面色不华、少气懒言、小便频数，或带下量多，色白质稀、舌淡、苔薄、脉缓弱。

2. 肾虚证

子宫下移，或脱出阴道口外，小腹下坠，伴有小便频数、腰酸腿软、头晕耳鸣、夜尿频数等，舌淡、苔薄、脉沉细。

三、治疗

（一）治则

健脾益肾，固摄胞宫。

（二）微通法治疗

1. 取穴

（1）基础穴。

关元、大赫、水道、曲骨、维胞。

（2）辅助穴。

脾虚证：中脘、足三里。

肾虚证：曲泉、照海。

2. 刺法

毫针：诸穴施补法。留针 30 分钟，每日或隔日一次。

3. 方义

本病为虚证，以补益气血为治疗大法。取关元穴、大赫穴为主穴，调补肾气，益元固脱。水道穴属足阳明胃经，可调补脾胃气血，使气血充注冲任胞宫。曲骨穴属任脉，为任脉、足厥阴肝经之会，可治疗前阴病证，调控冲任肝经气血，托举胞宫。维胞穴为经外奇穴，位于腹前正中线、脐下 3 寸、旁开 6 寸处，主治子宫脱垂。诸穴合用，益气而固胞，针后患者有子宫上收之感，疗效较好。

脾虚证是脾胃气血亏虚引发的本病，故取中脘、足三里二穴，加强脾胃气血的化生，提高中焦水谷精微的运化与输布，充盈十二经气血，可使冲任二脉得以荣养，下垂胞宫得以升举。

肾虚证是肾脏精血不足引发的本病，故取曲泉、照海二穴，调补肾经气血。《针灸大成》有"阴挺出：曲泉、照海、大敦"的记载，肝经曲泉穴可通调肝经气血，肾经照海穴可通调肾经气血。肝肾同源，二穴合用，可以充养冲任，荣养带脉，滋养胞宫以固脱。

（三）温通法治疗

1. 取穴

关元、大赫、水道、曲骨、维胞。

2. 刺法

灸疗：诸穴在毫针针刺的基础上，加灸盒悬起灸。灸疗 30 分钟。每日或隔日一次。

3. 方义

本病属下陷虚证，艾灸对下陷病有独特疗效。故在毫针针刺的基础上，复加灸盒悬起灸，补气活血，温经暖宫，提高托举之力，对本病的治疗有事半功倍之效。

四、讨论

（一）病机讨论

本病多由气虚下陷所致，与肾气关系最为密切。肾气虚，带脉失约，冲任不固，无力维系胞宫，故子宫下垂。腰为肾之府，肾主骨，肾虚则腰酸腿沉，行走或劳累后症状更重，舌淡、脉沉细均为肾虚之征象。导致本病的另一个原因是脾胃气血亏虚，中气下陷。体内器官位置的稳定全靠脾气固托，若脾气不充，托举乏力，则导致子宫脱垂。本证总体为虚亏之证，不论脾虚还是肾虚，气血不足，中气下陷，冲任不固，带脉失约，是本病产生的根本原因。

（二）治疗讨论

因本病为虚证，故基础穴中以关元、大赫补益肾气，以水道调补脾胃之气，以曲骨固冲任，以维胞托举子宫，诸穴合力共奏托举子宫之功。脾虚太过者，可加中脘、足三里调补脾胃中焦，增加气血化生；肾虚明显者，可加曲泉、照海通调肝肾，充填冲、任、带，举陷固脱。

为了加强气血补益，温调胞络，可加用灸疗，充分利用灸疗特有的温热托举之功，使本病治疗取得理想疗效。

（三）预防

1. 产褥期保健

坚持新法接生，到医院分娩，会阴裂伤者及时修补，注意产褥期卫生保健，产后注意休息，调养身体，使全身各系统及生殖器官尽快恢复。

2. 注重平时保养

避免重体力劳动，减少负重活动，同时保持大便通畅。慢性咳嗽患者应该积极治疗，防止引发本病。

3. 增强体质

积极进行适当体育锻炼，保持心态平和，生活规律，多食益气健脾、补肾固脱之品，少食辛辣肥甘厚味，提高身体抗病、愈病能力。

第五节　子宫肌瘤

子宫肌瘤是女性生殖器官常见的良性肿瘤，相当于中医"石瘕"，多发于30岁以上的妇女。《灵枢·水胀》记载："石瘕生于胞中，寒气客于子门，子门闭塞，气不得通。"现代医学又将子宫肌瘤称为子宫腺纤维瘤，按其生长位置与各层子宫壁的关系分为肌壁间子宫肌瘤、浆膜下子宫肌瘤、黏膜下子宫肌瘤。本病的发病机制尚不十分清楚，可能与正常肌层的细胞突变、性激素及局部生长因子间较为复杂的相互作用有关。

一、病因病机

本病多由情志失调、忧思过度引起肝脾不和，致使冲任功能紊乱，气血瘀积、痰湿凝滞或郁久化热而成；或久病失血，气血双亏，亦可出现本虚标实之石畕。

1. 气郁

七情所伤，暴怒伤肝，肝气郁结，肝失疏泄，气机不畅，气逆血留，酿成石畕。

2. 血瘀

经期、产后胞脉空虚，不能及时补充，血气因虚无力运营而瘀堵；房事不节或外邪侵袭，气血凝滞，瘀血留滞于胞宫，渐积成石畕。

3. 脾虚

血液的运行有赖于气的推动，脾胃为气血生化之源，素体脾虚，或饮食不节，损伤脾胃，或忧思伤脾，均可导致气虚血滞，气血运行受阻，滞于冲任胞宫，结块积于小腹而成石畕。

二、临床表现

子宫逐渐变大，多可于下腹触及肿块，一般无触痛，但时有腹痛感，月经量多或带经日久、带下，腰部酸痛，身倦乏力，头晕，心慌，五心烦热。

1. 气郁

小腹有包块，积块不坚，推之可移，时聚时散，或上或下，时感疼痛，痛无定处，小腹胀满，胸闷不舒，精神抑郁，月经不调，舌红，苔薄，脉沉弦。

2. 血瘀

小腹有包块，积块坚硬，固定不移，疼痛拒按，肌肤少泽，口干不欲饮，月经延后或淋漓不断，面色晦黯，舌紫黯，苔厚而干，脉沉涩有力。

3. 脾虚

小腹有包块、按之不坚或时作痛，带下量多，色白质黏稠，胸脘痞闷，时欲呕恶，经行愆期或闭而不行，舌淡胖，苔白腻，脉弦滑。

三、治疗

（一）治则

活血化瘀，通经散结。微通法与温通法结合施用。

（二）微通、温通法治疗

1. 取穴

（1）基础穴。

A 组：关元、中极、水道、归来、行间、隐白。

B 组：八髎、痞根。

（2）辅助穴。

气郁：内关、太冲。

血瘀：血海、膈俞。

脾虚：公孙、丰隆。

2. 刺法

刺法1：火针刺B组穴，快针点刺，灸疗痞根穴，悬起灸20分钟；毫针刺A组穴，施平补平泻法，留针20分钟。

刺法2：火针刺A组穴，快针点刺；毫针刺B组穴，施平补平泻法，留针30分钟，灸疗痞根穴，悬起灸30分钟。

刺法1与刺法2轮换施用，隔日一次，3个月为一个疗程。

3. 方义

微通法与温通法结合施用，穴位分A、B两组，从腹、背阴阳两面同时施治，并加灸疗痞根，这是本病治疗的最大特点。

A组关元、中极、水道、归来四穴是治疗妇科病的要穴组合，可以调气活血，充盈冲任，通畅胞宫、带脉。通畅胞宫气血运营，疏散瘀血，消积散结，是治疗本病的主要方法。行间穴为足厥阴肝经之荥穴，有通调肝经气血、疏肝化瘀之功，可以治疗胞宫气血不行的病证。隐白穴为足太阴脾经之井穴，有健脾统血止血之功，是治疗妇科胞宫病的重要穴位。行间穴疏肝，隐白穴统血，二穴合用健脾疏肝，既活血又止血，与主穴组合共奏活血化瘀、消积散结之功。

B组八髎、痞根是背部治疗子宫肌瘤的主要组合。八髎穴即足太阳膀胱经上髎、次髎、中髎、下髎左右共八穴合称，是治疗泌尿、生殖系统疾病的常用穴，其中次髎穴在八髎中治疗石瘕效果最佳。痞根穴为经外奇穴，是治疗各种积聚的专用穴，位于腰部第一腰椎棘突下旁开3.5寸，有健脾和胃、理气止痛、消积散结的作用，灸疗效果更佳。诸穴合用可在背部调控子宫气血运营，荣养冲、任、带脉，治疗子宫积聚病证。

气郁者加刺内关穴、太冲穴。二穴属手、足厥阴经，内关穴行气活血，太冲穴解郁疏肝，二穴合用有顺气开胸、豁达郁结、引血下行的治疗效果，辅助基础穴可达胞宫活血通畅、消散积聚的治疗目的。

血瘀者加刺血海穴、膈俞穴。血海穴有调经统血、健脾祛湿的作用，具有止血、活血双重功能，是治疗妇科血证的重要穴位。膈俞穴为八会穴之血会，有活血化瘀、宽胸利膈的作用。二穴合用既能宽胸利心血下行入胞宫，又能通畅胞中气血运营，消除瘀血，疏散瘀积，可辅助基础穴治疗本病。

脾虚者加刺公孙穴、丰隆穴。公孙穴为足太阴脾经之络穴，八脉交会穴，通冲脉，有健脾化湿、调和冲任的作用，是消散子宫痰湿郁结的主要穴位。丰隆穴为足阳明胃经之络穴，有健脾化痰的作用。二穴合用可健脾利湿，通畅冲任，消积散结，辅助基础穴达到消散子宫肌瘤的治疗目的。

四、讨论

（一）病机讨论

子宫肌瘤为妇女常见病，此病初期多因气血瘀积而致癥块，发于胞宫，古人称之为"石瘕"，可因气郁、血瘀、痰浊等不同因素引发不同类型的病证。本病发病早期，正气尚充，多为邪实之证，治以活血化瘀、调气散结之法。病程日久，冲任失调，多有出血不止等证发生。日久则气血两亏，旁及五脏六腑，变生诸证，此时瘤体未除，而正气已虚，故为虚中夹实、实中夹虚之难治之证。

（二）治疗讨论

本病临床上多需西医手术切除。贺普仁教授在总结前人治疗本病的基础上，充分发挥火针独具的阳热发散功能，结合毫针、艾灸以及微通、温通两法，通畅经脉，调气行血，消癥散结，以达到祛除肌瘤的疗效，在一定范围内可以免除手术治疗，给患者带来了福音。

本病治疗当以补泻兼施，微通、温通之法酌用，穴位分腹背两组轮换施用，效果较好。A组以刺关元、中极、水道、归来等穴温通经脉，行气活血，消癥散结。刺行间穴调肝气而化瘀。隐白穴为足太阴脾经之井穴，是古人治崩漏之要穴，位于下肢大趾之端，连接阳经之气，有升发之功，故刺隐白穴补脾气以统血止血，可治下血崩漏之证，是止血之主穴，临证可针可灸。B组可先针刺中空、八髎以通经调气散结，临床中治疗子宫肌瘤常重痞根穴出自《医经小学》，位居第一腰椎棘突下旁开 3.5 寸，古人每遇痞块、瘰疬之证，常针或灸之。灸痞根以温通经气，消散结块。痞根治疗本病重施艾灸效果较好。

（三）预防

1. 定时检查

因子宫肌瘤在前期多无明显症状或无症状，只有发展到一定程度时，才会产生一定的身体变化。因此定期做好妇科检查，是防治本病的重要措施。

2. 注意饮食

有关研究证明，子宫肌瘤的形成与大量雌激素的长期刺激有关，高脂肪食物可促进某些激素的生成和释放，故肥胖妇女子宫肌瘤的发生率明显升高。因此避免过食肥甘厚味，养成良好的饮食习惯，对本病的发生有一定的预防作用。

3. 保持平和心态

子宫肌瘤的发生与患者情绪密切相关，因此平时工作、生活中应注意调节情绪，防止大怒大悲、多思多虑，尽量维持平和心态。

4. 养护胞宫

注意节制房事，以防损伤冲任气血；注意房事卫生，保持外阴清洁，以防止外邪内侵；行经期注意保暖，防止感受风寒，少食寒凉食物，以免胞宫血气凝滞，引发本病。

第六节　卵巢囊肿

卵巢囊肿是女性生殖系统肿瘤中最常见的。中医学认为，此病属于"癥瘕""积聚"范围，因本病生于胞脉，故又称为"肠覃"。《灵枢·水胀》记载："肠覃何如？岐伯曰：寒气客于肠外，与卫气相搏，气不得荣，因有所系，癖而内著，恶气乃起，息肉乃生。其始生也，大如鸡卵，稍以益大，至其成如怀子之状，久者离岁，按之则坚，推之则移，月事以时下，此其候也。"本病可分为良性与恶性两类，良性卵巢囊肿以浆液性囊腺瘤、黏液性囊腺瘤较为常见。

一、病因病机

卵巢囊肿发病，多因于情志不遂，脏腑不和；月经不调，冲任阻滞；脾不健运，痰湿内停。加之气血内停，气聚为癥，血结为瘕，日久结聚不化，渐致癥瘕。以气滞血瘀、脾虚痰湿及毒热内蕴为多见。

二、临床表现

1. 气滞血瘀

少腹包块，月经周期延后，色黯有块，经来腹痛，经前乳房胀痛，下腹时痛或痛如针刺，头痛，烦躁易怒，舌质黯且有瘀点或瘀斑，苔薄白，脉沉弦或弦涩。

2. 脾虚痰湿

少腹包块、隐痛或不痛，月经提前或延后，量多或少，或阴道流血淋漓不断，带下量多、色白，身体疲乏无力，头晕，食欲不振，大便溏薄，舌质淡，苔薄白，脉沉迟或滑。

3. 毒热内蕴

下腹包块，月经量多，色红，质稠，带下量多、色黄、五色杂下或色黄绿，味臭，经前腹痛加重，烦躁易怒，发热口渴，便秘溲黄，舌红，苔黄腻，脉弦滑数。

三、治疗

（一）治则

活血化瘀，通经散结。微通法与温通法结合施用。

（二）微通、温通法治疗

1. 取穴

关元、中极、水道、归来、痞根、五枢、维道、阴陵泉、三阴交、阿是穴。

2. 刺法

毫针：

火针：腹部包块明显者，火针可直接点刺包块，进针 0.15 寸深左右。

3. 方义

该病的发生是由气机不畅、痰湿积聚、热毒凝结而成，治疗以火针温通经脉，调气助阳，温通局部气血，从而运化痰湿，软坚散结。

四、讨论

（一）病机讨论

卵巢囊肿，在古医籍中无明确记载，《灵枢·水胀》中所记载"肠覃"可能与本病类同。肠覃指生于肠外、着于腹内的"息肉"，并且逐渐增大，而不影响女子月经，可以认为此就是囊肿。由于当时受解剖学的限制，对卵巢的解剖记载不详，但肠覃所长的部位在下腹部，实际就是卵巢的解剖位置。故该部位出现的囊肿，应包括卵巢囊肿在内。在这个思想指导下，用肠覃的病因病机理论辨证施治，是针灸治疗本病的理论突破。

（二）治疗讨论

本病的病因是气机不畅、瘀血不行、痰湿凝聚及湿热下注。本病的治疗与子宫肌瘤大致相同，毫针、火针结合施用，并加灸疗痞根，以温通经脉，行气活血，运化痰湿，清热利湿，最终达到消癥散结的治疗目的。本病与子宫肌瘤治疗的不同之处是因卵巢囊肿病位在子宫外部，腹部可以触到包块，可施火针直接针刺包块，以促进包块消散。

（三）预防

1. 养成良好生活习惯

生活起居要规律，戒烟限酒提高机体抗病、愈病能力。定期做妇科检查，是防止本病发生的有效措施。

2. 注意饮食卫生

少食咸而辛辣食物，不食过热、过冷、过期及变质的食物；年老体弱或体重超标者，可适当多食含碱量高的食品，并注意维生素的摄入。

3. 保持良好心态

应对各种压力时保持良好心态，注意劳逸结合，避免过度疲劳。心态平和，十二经经气运营有序，可有效提高机体抗病能力，避免因情绪不佳导致气血运营紊乱，从而引起免疫功能下降、内分泌失调等。

4. 加强体育锻炼

重视体育锻炼，增强机体素质，提高抗病能力。多在阳光下运动，将体内酸性物质随汗液排出体外，避免形成酸性体质。

第八章　儿　科　病

　　针灸治疗儿科病，是针灸治疗学的重要组成部分。儿科疾病是针灸治疗的优势病种之一，针灸治疗具有疗效快速、无副作用等优势，可在儿科疾病的治疗中得到充分地体现。因儿童体质特殊、生理未充，针灸治疗儿科疾病有其独特的规律和要求。

　　清代芝屿樵客在《儿科醒》凡例中记载："幼科古称哑科，以其言语不通病情难测，故谚云：宁治十男子，不治一妇人。宁治十妇人，不治一小儿，盖甚言其难也如此。"儿科疾病的治疗难度可见一斑。小儿身体娇弱，脏器发育尚未健全，是"稚阴稚阳之体"。针灸治疗中既要祛除患儿疾病，又要保护患儿真阴真阳不受损伤，因此儿科疾病的针灸治疗难度相对较大，再加施术中患儿配合度不高，又给针刺操作增加了一定的难度。

　　儿童发病有其内在的规律可循，一般而言儿科病主要分为两类。一类是脾虚，即消化系统容易出现消化不良的疾病。原因是儿童脾胃功能娇弱，如果喂养不当，发生过饱、过饥、过热、过寒等情况，就会引发脾胃虚弱的病证。另一类是肺热，即儿童免疫系统功能尚未健全，呼吸系统容易被外邪入侵，出现感染、发热、感冒等病证。因此在治疗中要注意脾、肺的功能状态，发现问题，及时治疗。针灸对常见儿科病的治疗，有确切的疗效，一般当日治疗后，症状就会有不同程度的改善。

　　针灸治疗小儿脑瘫、智障及多动症等疾病具有优势。此类病证多为胎禀不足而引发，先天命门火衰，必然导致后天脾阳不足，继而产生脏腑功能低下、脑髓发育不良或迟缓的痼疾。针灸治疗此类痼疾，以整体调控为理论指导，利用患儿在发育期的可塑性，加强脾胃调控，化生气血，滋养肾精，充养脑髓，促进发育，可在治疗中取得明显疗效。

儿科的针灸施术，手法要轻，速度要快，以平补平泻为主，热证不施灸。《灵枢·逆顺肥瘦》记载："黄帝曰：刺婴儿奈何？岐伯曰：婴儿者，其肉脆，血少气弱，刺此者，以毫针，浅刺而疾发针，日再可也。"此即针灸治疗儿科疾病的特点和原则。

小儿"飞针刺法"是贺普仁教授在继承前人及古籍记载的基础上，运用贺氏独有的持针、进针、出针的针刺手法，所创立的针对小儿的针刺方法。施术时要求做到稳、准、轻、浅、快五字诀，即持针要稳、进针要准、手法要轻、针刺要浅、出针要快，力求无痛。

第一节　疳积（营养不良）

疳积即积滞和疳证的总称。隋代巢元方《诸病源候论·湿蟨病诸候·疳蟨候》记载："脾与胃为表里，俱象土，其味甘，而甘味柔润于脾胃。脾胃润则气缓，气缓则虫动，虫动则侵食成疳蟨也。但虫因甘而动，故名之为疳也。"宋代钱乙《小儿药证直诀·卷上脉证治法·诸疳》记载："疳皆脾胃病，亡津液之所作也……大抵疳病当辨冷热肥瘦。其初病者，为肥热疳，久病者，为瘦冷疳。"小儿因脾胃受损，运化失健，脏腑失养，气液干涸，形成体虚羸瘦的儿科慢性疾病。积滞也叫"食滞""食积""停食"。疳证是积滞日久，以脾胃虚损、津液干涸为特征的慢性病证，又名"脾疳"。疳积是一组比较复杂的证候群，从现代医学角度来看，其包括消化不良、营养不良、某些维生素缺乏症、肠道寄生虫病等多种疾病。

一、病因病机

疳积的发生主要责之于脾胃，胃主受纳和腐熟水谷，脾主运化水谷精微。这两个环节一前一后，相互衔接，任一环节出现问题都会引发本病，进而出现厌食、腹胀、大便不爽、消瘦等症，日久不愈者，还可积滞化热，病情加重成为疳证。小儿脏腑娇嫩，脾胃功能薄弱，加之饮食不节，尤其是过食生冷、油腻和甜食，可致中焦食滞。此外，肠道寄生虫或病后气血亏虚，也可引起脾胃失和，功能受损，日久脾胃虚弱，水谷运化功能低下，食滞化热，耗伤津液，发为疳积。

本病发展缓慢，中焦食积经久滞留，脾胃功能每况愈下，水谷精微化生逐步减少，一旦津液亏枯，疳证随即而成，经久难愈，如不及时治疗则丛生他病。

二、临床表现

胃纳功能减退，厌食，恶心呕吐，吐出不化奶块或食物。腹胀而硬，大便不调，或泻或秘，烦躁哭闹，手足心热。体重下降，皮下脂肪减少或发育不良，智力低下，精神状态萎靡。免疫功能低下，易患各种感染性疾病。本病病位在脾胃，病性虚实相间，以虚为主。

三、治疗

（一）治则

健脾和中，消积化滞。微通、温通、强通法结合施用。

（二）微通法治疗

1. 取穴

中脘、内关、足三里、脾俞、胃俞。

2. 刺法

毫针：小儿飞针刺法。每日或隔日一次。

3. 方义

中脘穴既是胃经之募穴，又是腑会，还是中焦门户，水谷纳入必经之处，针刺本穴可促进脾升胃降，通导中焦。内关、足三里二穴所属经脉既有母子关系，又有旁通关系，二穴联用可通调胃肠，疏导胃肠饮食积滞。脾俞穴、胃俞穴为背俞穴，针刺二穴可激发脾胃功能，加强水谷受纳与传导，以及津液化生与输布。诸穴配伍，虽治疗时间较短，亦可产生疏导胃中积滞、运化水谷、化生津液的治疗效果。

（三）　温通法治疗

1. 取穴

神阙。

2. 刺法

灸疗：悬起灸 15 分钟。每日或隔日一次。

3. 方义

灸疗神阙，对本病的治疗帮助极大。本病虽属积聚，但中医自古就有"郁则发之"的论述。灸疗神阙既可疏导中焦积滞，又可取灸疗之热，温补脾胃气血之不足，有一举两得之妙。

施灸的方法可在小儿飞针之后，再施悬起灸。亦可嘱家长回家施悬起灸，但要注意安全，避免烫伤。

（四）　强通法治疗

1. 取穴

四缝。

2. 刺法

锋针：小号锋针或粗毫针速刺，挤出少量黄白黏液或血液。每周 2 次。

3. 方义

四缝刺络，是治疗本病的主要方法。此穴位是经外奇穴，最早出自明代董宿《奇效良方·针灸门·奇穴》，该书记载："四缝四穴，在手四指内中节。是穴用三棱针出血，治小儿猢狲劳等证。""猢狲劳"即疳积证。四缝穴位于第二、三、四、五指掌面，近端指关节横纹中点，主治小儿疳积及其他消化系统疾病，为经验效穴。人的手指中，食指是手阳明大肠经循行部位，与脾胃关系密切；中指是心包经循行部位，与心脏关系密切；无名指是三焦经循行部位，与肝胆关系密切；小指是心经、小肠经循行部位，与心肾关系密切。四缝穴有消食导滞、祛痰化积之功，在本病的治疗中发挥着重要的消导作用。

需要指出的是，在刺络疗法治疗的儿科适应证中，属于虚证的只有本病。

四、讨论

（一）病机讨论

疳积一病所包括的范围较广，从中医角度来看，本病包括积滞和疳证。由于二者致病因素基本相同，只是患病时间长短、程度轻重及症状表现不同，故将二者合称疳积。故自古即有"无积不成疳，积为疳之母"之说，可见积滞为病之始，病情较轻；疳证为病之后，病情较重。随着医学的发展，现今积滞多见，疳证已少见，但积滞久延不治亦会严重影响患儿健康。

（二）治疗讨论

本病为针灸的适应证之一，古今临床皆有丰富经验，多数患儿经针灸治疗即可痊愈。其中四缝刺络，是行之有效的方法，在本病的治疗中发挥着关键作用。临床上还可根据刺四缝所出黏液的量及颜色辅助判断病证的轻重。若刺出黏液清亮，可挤压而出，或有血丝，一般为轻证；若刺出黏液清亮，不挤自出，一般病情属于中等程度；若刺出黏液色黄而稠，不挤自出，量多不断，一般为重证。

治疗中除针刺四缝外，还可配以中脘、内关、足三里、脾俞、胃俞等穴，每次选配2～3穴即可，临床可据病情选穴配伍，不必拘泥。灸疗神阙对患儿脾胃功能的改善有很好的帮助，可加快治疗进程。

部分患儿发生本病是其他慢性疾病所致，如肠道寄生虫病、结核病等，此种应查明原因，积极治疗原发病，整体调整，全面治疗，方可取得满意疗效。

（三）预防

本病的引发与喂养不当关系极大，故治疗中应注意通过调理饮食来巩固与提高疗效。提倡母乳喂养，根据患儿病证的轻重、消化力的强弱选择富有营养、成分齐全、易于消化的食物。并注意采取合理的育儿方法，定时定量进食，纠正偏食习惯。

第二节　流　　涎

小儿口水不自觉地从口角流出，中医称之为流涎。小儿流涎首见于《诸病源候论》，被称为"滞颐"，指小儿口角流涎，浸渍两颐的证候。本病多由脾胃虚寒，不能收摄，或脾胃湿热，上蒸于口舌而成。《灵枢·口问》记载："黄帝曰：人之涎下者，何气使然？岐伯曰：饮食者，皆入于胃，胃中有热则虫动，虫动则胃缓，胃缓则廉泉开，故涎下。补足少阴。"本病是小儿常见的一种病证。因4~6个月幼儿开始添加辅食，食物对神经、唾液腺的刺激使唾液分泌增多，或乳牙萌生使唾液腺分泌唾液增多，此皆属生理性流涎，故不在此类。

一、病因病机

中医认为流涎与心、脾、胃等脏腑有关。心火上炎，则口舌生疮流涎；脾胃虚寒或脾气不足，津液不能输布，涎液分泌增加。

1. 脾胃虚寒

脾胃素虚、过食生冷或虫积为患，均可损伤脾胃，以致脾气亏虚。脾脏气虚，则津液难以输布，积于口中而外流；或脾气本虚，肝气郁结，横逆犯脾，以致肝脾不和，水湿留滞中焦，脾气虚亏，无力运化，津液化涎，循经积于舌下，不时从口角流出。

2. 心脾积热

小儿内热素盛，蕴于心脾，舌为心之苗，脾经"连舌本，散舌下"，积热循经上行，灼伤唇舌，糜烂生疮而流涎；中焦素有蕴热或过食膏粱厚味，酿生湿热，迫使阳明胃经湿热之邪上灼廉泉穴，廉泉开则津液外溢而流涎。

二、临床表现

1. 脾胃虚寒

口中流涎清稀不止，倦怠，唇淡，面白，四肢微冷，纳呆食少，消瘦，或腹胀时满，脐周疼痛或便溏泄泻，舌淡苔薄，脉弱。

2. 心脾积热

流涎量多而黏稠，口角潮红，唇红面赤，口舌疼痛或糜烂溃疡，口干口苦，大便燥结，小便短赤，烦躁不宁，叫闹啼哭，舌尖红赤，苔黄或黄腻，脉滑数。

三、治疗

（一）治则

清心健脾，温脾和胃。微通、温通、强通三法结合施用。

（二）微通法治疗

1. 取穴

（1）基础穴。

地仓、颊车、中脘。

（2）辅助穴。

脾胃虚寒：合谷、足三里。

心脾积热：廉泉、内关。

2. 刺法

毫针：小儿飞针刺法；或轻柔进刺，短促行针。留针 10～15 分钟，每日或隔日一次。

3. 方义

地仓穴属足阳明胃经，是阳跷、手阳明、足阳明之会。《难经·三十七

281

难》记载："脾气通于口，口和则知谷味矣。"脾胃属土，仓廪之官，地仓穴属足阳明胃经，位于口角，对脾胃有明显的通调作用，是治疗本病的主穴。颊车穴属足阳明胃经，有通调胃经气血、畅通局部血络的作用，与地仓穴合用，属局部取穴，采取地仓透颊车的刺法对本病的治疗有可靠疗效。中脘穴属远端取穴，因本病属脾胃输布津液功能低下的病证，故针中脘穴可调补中气，增强脾胃运化、输布水谷津液的能力。局部与远端取穴相结合，可使脾脏功能得以改善，津液输布得以恢复，口中涎液无源可积，流涎自然得愈。

脾胃虚寒型流涎加合谷穴、足三里穴，以强化对脾胃气血的补益。合谷穴是手阳明大肠经之原穴，足三里穴是足阳明胃经之合穴，均为补益气血的重要穴位，与中脘穴配伍，可共同构成对消化系统的调控，使手、足阳明经气血充盈，脾胃受纳、运化、输布功能健运，气血津液运营恢复，本病必然得愈。

心脾积热型流涎加廉泉穴、内关穴，以清泻积热，健脾安神。廉泉穴属任脉，为任脉、阴维脉的交会穴。心脾积热，舌纵涎出，是廉泉穴开放、不能收摄水液之故，针廉泉穴可调控任脉、阴维脉气血，疏解积热，恢复廉泉穴功能。内关穴有清心、和胃、健脾的功能，针刺内关穴可以达到疏解积热、升清降浊、消除胀满的治疗目的。二穴合用能解除积热，健脾安神，收制水液，则流涎可愈。

（三）　温通法治疗

1. 取穴
神阙。

2. 刺法
灸疗：神阙穴及周围艾灸条悬起灸。每次 15 分钟，每日一次，

3. 方义
艾灸的温热效应有通经活络、补益气血之功。小儿病证以脾胃虚弱为多，脾胃功能低下亦是本病诱发的主要病因。灸疗神阙，可健脾安神，和胃消积，收制涎液，有助于本病症状的治疗和患儿体质的提高。

（四） 强通法治疗

1. 取穴

四缝。

2. 刺法

锋针：四缝穴放血，挤出少量黄白黏液或出血。隔日一次。

3. 方义

四缝穴为经外奇穴，四缝穴刺络有清热除烦、健脾利水、和胃消积之功，是治疗小儿消化系统疾病的常用之法。

四、讨论

（一） 病机讨论

流涎是小儿常见病。发病与心、脾、胃、肾相关，但主要矛盾在脾胃。脾之液为涎，脾冷津液不得输布，则化涎从口角流出，发为冷涎；心脾积热，心热则心火上炎，口舌生疮而流涎；脾热多为伏热而郁，导致胃缓，津液不得运化、输布，积于舌下流出为涎。由此可知，流涎虽责之于脾胃，但有冷热之分，临证必须分辨清楚。

（二） 治疗讨论

针灸治疗本病疗效较好，特别是对由脾胃疾患引起的小儿流涎收效明显。地仓、颊车、廉泉是治疗本病的局部用穴。地仓透颊车，可以改善口舌气血的运营状态。廉泉，舌为廉，液为泉，穴内当舌下，时有津液所出，犹似清泉，是津液升降之关，主治舌纵涎出。针刺廉泉可提高涎唾的收摄能力。合谷、足三里、内关及中脘，属远端取穴，可升清降浊，消除胀满，对胃肠功能有显著的调节作用。

灸疗神阙穴，能增强脾胃的气血生化能力。针四缝可清热除烦，有健脾、消积、除虫之功效，常用于治疗小儿疳积、肠道寄生虫病等。

本病的发生是脾胃功能低下的体现，疗效的取得往往与患儿的体质状态关系密切。体质状态好时，症状改善明显；体质状态差时，症状改善不明显。且治疗中经常会出现经治疗已恢复的流涎，因体质下降（如感冒、腹泻等）导致复发的情况。因此本病的治疗需要反复调控，只有不断提高患儿体质，才能取得稳定的效果。

（三）预防

1. 控制饮食

注意饥饱适度，免致脾胃损伤；注意口腔清洁，减少邪毒滞留机会；有口齿或其他疾病者应及时治疗，防止引发流涎。

2. 加强护理

加强幼儿护理，脾胃虚寒者，应避免过食寒凉食物；脾胃湿热者，宜饮食清淡，避免膏粱厚味。注意清洁患儿口腔周围、颈项及胸前的皮肤，避免出现皮疹或溃烂。若发生此种情况要及时用药，小心护理患处，避免搔抓。

第三节　感　冒

感冒是一种常见病、多发病，可见于一年四季，包括普通感冒和流行性感冒，症状多样，带有不同的证候特点。普通感冒是以上呼吸道局部症状重、全身症状轻为临床特点，伴有恶寒发热、咽痛咳嗽等症状；流行性感冒起病急，发热快，伴上呼吸道、头及关节疼痛等症状。清代沈金鳌《幼科释谜·感冒》记载："感者触也，冒其罩乎。触则必犯，犯则内趋。罩则必蒙，蒙则里瘀，当其感冒……感冒之原，由卫气虚，元府不闭，腠理常疏，虚邪贼风，卫阳受摅，惟肺主气，首选犯诸。"

一、病因病机

小儿感冒是感受触冒风寒邪或时行病气，引起肺卫功能失调的外感疾病，表现为鼻塞、流涕、喷嚏、头痛及恶寒发热等全身不适的症状。《杂病源流犀烛·感冒源流》记载："感冒，肺病也，元气虚而腠理疏也。"说明感冒是肺脏之病，触冒外邪或时行病毒是发病的外在原因；元气亏虚，卫气不足，致使腠理疏松，是发病的内在原因。风寒入侵腠理，玄府受邪闭合，内外气滞不通，形成外邪犯表侵肺、内蕴湿热不宣之势，必发恶寒发热等全身不适症状。因此小儿感冒是外感、内伤共同作用的结果。轻型感冒可不药而愈，重证感冒对小儿的呼吸系统、血液循环系统、免疫系统影响极大，医生以及患儿家长必须引起高度重视。

二、临床表现

1. 风寒感冒

发热轻、恶寒重、鼻塞声重、流清涕、头疼身痛、四肢酸楚、无汗、苔薄白、脉浮紧。冬季发病较多。

2. 风热感冒

发热重、微恶寒、头胀痛、咽喉肿痛、鼻塞、流浊涕、苔薄微黄、脉浮数。夏季发病较多。

3. 暑湿感冒

见于暑湿季节，恶寒发热或身热不扬，头昏头重，鼻塞流浊涕，胸闷泛恶，食欲减退，腹泻，苔黄腻，脉濡数。

三、治疗

（一）治则

疏风寒，清内热，健脾胃，三分而治。微通、强通法结合施用。

（二）微通法治疗

1. 取穴

（1）基础穴。

大椎、风门、风池、曲池、列缺、中脘。

（2）辅助穴。

头痛：太阳。

鼻塞：迎香。

食少：内庭。

夹惊：太冲。

2. 刺法

毫针：小儿飞针刺法。每日或隔日一次。

3. 方义

风寒、风热、暑湿三种感冒病因虽略有不同，但治疗上遵循三分而治的方法，可取得满意疗效。

"风为百病之长"，风为阳邪，首犯头背阳部，故感冒证治首选大椎、风门二穴。大椎是众阳之首，具有清热、解表、疏风之功；风门穴属足太阳膀胱经，为膀胱经与督脉之交会穴，是风邪出入之门户，有祛风解表、宣肃肺气之功，是祛除风邪的常用穴位。二穴合用，有祛除风邪、清热宣肺之功。风池是足少阳胆经与阳维脉的交会穴，有疏风清热、通经活络之功，既祛内风之热，又治外风之寒，为治风之要穴。曲池穴有疏风解表、清热和营之功，能清利内热，疏导大肠。列缺为手太阴肺经之络穴，是八脉交会穴之一，通于任脉，有宣肺祛风、清热平喘之功，是治疗寒热感冒的基础用穴。感冒病发多为患儿卫气不足，故取中脘调补脾胃，提高营卫化生之源，利湿化痰，增强体质，扶正祛邪。诸穴配伍，祛风解表，调和营卫，止咳化痰，以治疗四季感冒。

感冒头痛者加刺太阳穴。太阳穴为经外奇穴，善治各种血管神经性头痛、偏头痛，针刺本穴可以缓解感冒引发的头痛症状。感冒鼻塞者加刺迎香。迎香穴属手阳明大肠经，是手阳明大肠经和足阳明胃经的交会穴，有祛风通窍、理气止痛的作用，是治疗感冒鼻塞的常用穴。发热、食少者加刺内庭。内庭穴属足阳明胃经，有和胃降逆、通肠化滞、清热宁神的作用，可有效缓解感冒引起的不思饮食症状。高热夹惊者加刺太冲。太冲为足厥阴肝经之原穴，具有清泻内热、息散肝风的作用，可以预防小儿因感冒发热引起的惊厥。

（三）强通法治疗

1. 取穴

热甚：大椎。

咽痛：少商。

惊厥：尺泽、十宣。

2. 刺法

锋针：小号锋针或粗毫针速刺诸穴，出血量 2～3 滴。隔日一次。

3. 方义

发热是小儿感冒的重要体征之一。体温过高极易引发其他脏腑的病变，及时而快速地恢复患儿的体温，是防止出现高热惊厥、小儿肺炎及心肌炎的必要措施。刺络放血是清泻内火的有效方法，故体温过高者，在大椎刺络放血，亦可加拔血罐，以泻热降温；咽喉肿痛者，在手太阴肺经之井穴少商刺络放血，以泻肺经实热，清咽利喉；体温过高有惊厥倾向者，在手太阴肺经之合穴尺泽刺络放血，有清肺泻火、调理肠腑之功，肺主皮毛，肺热得清，体温可降；惊厥将发者，速刺十宣放血。十宣为经外奇穴，有清热开窍之功，是治疗小儿惊厥的有效方法。

小儿感冒用刺络方法治疗，可以快速取得临床疗效，预防病证进一步发展，为感冒病证的好转打下良好基础。

四、讨论

（一）病机讨论

小儿感冒，是儿童的多发病，四季皆有发生。小儿感冒病发是外感、内伤两方面因素相互作用的结果。触冒外邪或时行病气，是外感的因素；体质虚弱、卫气不足，是内伤的因素。外感可使腠理闭合，内外不通，内外之气不得交换，必致湿热内蕴而发热；卫气不足则卫外功能下降，此时触冒风寒必致外邪洞入，感冒始发。因此感冒发生，外感、内伤二者不可缺其一。

小儿感冒稍不注意就可能引发他病，如小儿肺炎、小儿高热惊厥等。反复感冒的患儿，其免疫机能极易遭到破坏，从而诱发哮喘、扁桃体肥大或腺样体肥大等疾病，所以小儿感冒一定要引起高度重视。

（二）　治疗讨论

针灸治疗小儿感冒有着独到的优势，主要有以下表现。

1. 见效快速

针灸治疗可以快速缓解病证，一般针灸治疗后当天就会见效，避免因病程过长，引发其他脏腑疾病。

2. 治疗便捷

儿童疾病治疗的特点是患儿配合率低，特别是在小儿服药困难的情况下，针灸治疗直截了当，减少了治疗的麻烦。

3. 免疫提高

针灸治疗感冒是对机体"扶正祛邪"的调控过程。针灸不但可治疗疾病，还可提高机体的免疫功能，强壮患儿体质。

（三）　预防

1. 养成良好的卫生习惯

培养儿童养成良好的卫生习惯，勤洗手，多饮水，保持鼻腔卫生，避免脏手接触口、眼、鼻等。

2. 避免风寒

避免感受寒凉，冬季洗浴后注意保暖，夏季风扇不宜直吹，空调温度不宜过低，衣物穿戴适量，不宜过多或过少。

3. 注意饮食

食物种类多样化，是保障儿童营养均衡的有效方法。进食量控制在合理范围内，是养护脾胃、避免损伤的有效措施。

第四节　遗　尿

遗尿又称"尿床"，是指 3~5 周岁、具有正常排尿功能的儿童，在睡眠时不能自行控制排尿。《灵枢·本输》记载："实则闭癃，虚则遗溺，遗溺则补之，闭癃则泻之。"正常小儿 1 周岁后白天已渐渐能控制小便，随着小儿经脉渐盛，气血渐充，脏腑渐实，知识渐开，排尿的控制与表达能力逐步完善，若 5 周岁以后夜间仍不能自主控制排尿而经常尿床，则为遗尿。

一、病因病机

肾司封藏，主气化，膀胱有贮藏和排泄小便的功能，若肾气不足，开阖失利，下元不能固摄，每致膀胱约束无权，而发生遗尿。本病的发生与心、肺、脾、肾、膀胱都有关系，其中与肾、膀胱的关系最为密切。

1. 肾气不足

禀赋不足，肾脏亏虚，致下焦虚寒，气化功能失调，命门相火衰。肾与膀胱相表里，肾虚则膀胱闭藏失司，不能约束水道而遗尿。

2. 肺脾气虚

肺主肃降津液，是肾水之上源，脾主运化津液，输布津液至全身，肺脾二脏，共同维持正常津液代谢。若肺脾气虚，上不能制下，使上下皆虚，津液代谢无序，则易引发水液制约无权而遗尿。

3. 心肾失交

心阳不足，肾水亦亏，导致心肾失交，既济失调，传送失度，发为遗尿。

二、临床表现

本病表现为睡梦中遗尿，轻者数夜一次，重者每夜一次或数次，即便唤醒，亦不能清醒排尿。若迁延日久，可有精神不振，食欲减退，形体消瘦，面色萎黄等症状。

三、治疗

（一）治则

调补肺脾，补益心肾，固摄下元。微通、温通法结合施用。

（二）微通法治疗

1. 取穴

关元、中极、水道、列缺、肾俞、三阴交、内关。

2. 刺法

毫针：进针 0.5~1 寸深，依据患儿胖瘦而定，针刺前排尿，用补法。4 岁以下施小儿飞针法，4 岁以上除肾俞外，施短时留针，留针 10~15 分钟。

3. 方义

关元穴、中极穴属任脉，可补肾气，中极穴为足太阳膀胱经之募穴，专利膀胱，是治疗遗尿的主要穴位。水道穴属足阳明胃经，气血充盈，有通调水道、行水利尿之功，是治疗遗尿的重要穴位。列缺穴为手太阴肺经之络穴、八脉交会穴之通任脉，可通调肺经气血，促进肺脏气液肃降，通畅肾水上源。肾俞穴是肾脏气血输注的部位，可以增强肾脏的气化功能，固摄下元，开阖有序。三阴交穴补脾气以调理后天，并助肾气恢复功能。内关穴为手厥阴心包经之络穴、八脉交会穴之通阴维脉，并与手少阳三焦经相络，治疗范围极广，取用此穴意在醒神排尿。以上诸穴，合理选配，可得满意效果。

（三）温通法治疗

1. 取穴

八髎、关元。

2. 刺法

火针：八髎点刺。隔日一次。

灸疗：关元悬起灸。每次 20 分钟，每日或隔日一次。

3. 方义

八髎穴有调理下焦、通经活络之功,对骶骨裂引起的遗尿有特殊的治疗作用。火针刺激八髎可温通腰尻气血,通畅前阴经脉,促进对排尿的控制。

艾灸关元穴,有增强肾阳气化、补益膀胱开阖的作用,可使遗尿症状得以快速好转。可告知患儿家长,回家自行艾灸。

四、讨论

(一) 病机讨论

小儿遗尿多由先天禀赋不足、肾气虚弱所致,虽临床有肺、脾、心气虚者,但皆以肾虚为根本。小儿为稚阴稚阳之体,身体正在发育之中,如果先天不足,肾气虚弱,气化无权,则不能自行控制而遗尿。

(二) 治疗讨论

本病治疗原则是温补肾元,固摄下焦。故采用关元、中极、肾俞、三阴交等穴补之。肾俞补肾气,关元、中极均为任脉穴位,关元为元气通畅之关守要穴,有调补先天、鼓舞肾气、充盛气血的强大作用;中极为膀胱募穴,功专助阳,通利膀胱,是治疗遗尿的重要穴位;三阴交补脾气以调理后天,而助肾气之恢复。同时取列缺以宣肺降气,取水道以健脾利水,取内关以醒神排尿。诸穴配伍,既凸显了对肾及膀胱的调控作用,又综合肺、脾、心的辅助治疗作用,合理选配,速可取效。

火针及灸疗的施用,即利用温通的热效应,不仅可促进病证快速恢复,还可补充患儿的元气,为病愈后小儿的发育成长打好体质基础。

(三) 预防

1. 提早预防

原发性遗尿是患儿生理发育迟缓的表现,需早期发现,提早预防。尤其是有遗尿家族史者,更应该加强管理,减少遗尿的发生。

2. 创造和谐环境

维持家庭和谐而稳定的生活环境，避免精神紧张、情绪低下或情感创伤，使儿童身心均可得到健康成长。

3. 培养习惯

注意生活起居的稳定，培养科学有序的作息习惯及良好的排尿习惯，家长要定时提醒儿童排尿。注意避免长期依赖尿不湿，家长要适时引导其自主排尿。

第五节　生长迟缓

针灸是传统医学的重要组成部分，通过经络、腧穴刺激，调整脏腑功能，提高气血运营水平，这对病证的治疗具有独到之处。针灸刺激，对人体消化系统、血液循环系统、神经系统、内分泌系统及免疫系统等，都有明显的调控作用。因此运用针灸的方法，达到助长与增高的目的，也是针灸治疗的独特作用。

目前至少有1/3的青少年都有增高的愿望，针灸助长与增高的临床应用前景广阔。笔者团队在促进儿童、青少年身体增高方面做了一些工作，取得了一定效果，经验介绍如下。

一、增高知识

1. 人体身高的要素

人体的身高主要取决于人的四肢骨骼和脊椎骨的长度，其中最主要取决于长骨的长度。长骨是西医解剖学的结构名称，指呈长柱状的骨骼，如股骨、胫骨等。长骨结构分为一体两端，一体称骨干，中空如管，内充藏骨髓；两端膨大称骺，表面有光滑的关节面，与邻近关节面构成关节。长骨是决定人体身高的主要因素，人体增高的本质是促进长骨的生长。长骨两端骺与骨干连接部分称为干骺端，幼年时此部位由软骨组成，称为骺软骨，骺软骨内有波浪状薄板称为骨骺板。幼儿至青少年期骨骺板软骨细胞不断纵向分裂繁殖，生长出新的骺软骨，骺软骨出现骨化中心，骨化中心逐年增大，骨性组织就代替了软骨组织不断纵向延伸，靠近骨干的部位会不断变成骨骼的一部分，在骨骺闭合前，长骨不断生长。此时骨骼发育很快，身体长高得也快。

2. 人体身高的成长过程

人体长高过程有两个高峰期，一个是婴幼儿时期，另一个是青春期，青春期是生长发育的第二个高峰期。长骨的生长主要集中在青春期，包括骨的纵向生长和骨的成熟两方面。

长高的原因主要是骨骺板软骨细胞的繁殖。骨骼的发育主要靠下肢和脊柱的增长。女孩一般从 9～11 岁开始进入青春期，比男孩早 2 年左右。青春期身高每年增加 6～8 cm，少数长得快的可达 10～12 cm。过了青春期后（一般 16 岁以后），发育逐渐成熟，18～20 岁骨骺闭合，骨骼钙化，生长逐步减慢，到成年以后骨骼完全闭合，身高也就完全停止增长了。

3. 人体身高的先后天因素

人类的身高在进化的过程中，呈不断增高的态势，说明人体身高不仅与遗传有关，还与社会发展、生活环境及体质因素有一定的关系。目前，一般认为影响人体身高的因素，有 70% 由先天遗传基因决定，30% 取决于后天因素，即运动、睡眠、营养及内分泌功能。因此，抓住后天机会，利用青春期的可塑性，进行有效的机体调控，可有效增加身高。

二、中医增高理论

1. 与身高相关的中医脏腑

影响人体身高的主要因素是长骨，其骨内是髓，骨外是筋，筋外是肉。因此人体身高的发育与骨、髓、筋、肉的发育有关，也就是与人体的肾、肝、脾三脏的功能有着密切的关系。骨、髓、筋、肉的发育，以饮食摄取的水谷精微为物质基础。

2. 与身高相关的中医脏腑理论

中医学认为，人体的五脏六腑各负其责，其中肾主生长、主骨、主髓，是先天之本。肝主疏泄，协调机体，主筋，是罢极之本。脾管运化，主肌肉，主全身的营养，是后天之本。胃主受纳传导，为气血化生之源，是仓廪之本。

3. 肾脏功能强弱是主要因素

肾精的强弱在人体的长高过程中发挥着至关重要的作用。《素问·宣明五气篇》记载："骨者，髓之府。"肾脏所藏之精，可化生为髓，髓充养于骨，故骨骼的生长发育均赖肾精的滋养。人的牙齿与骨同出一源，亦赖肾精滋养而生长、坚固。故《诸病源候论》云："齿者，骨之所终，髓之所养。"因此，从牙齿的生长、替换、坚固等状况可大致判断肾中精气的盈亏。

三、针灸助长与增高

（一）针灸助长与增高的机制

针灸三通法助长增高是通过刺激穴位以调节人体脏腑功能，从而达到增加身高的目的。身高的增加，分为助长和增高两个概念。对应年龄的身高不达标，通过针灸调控，达到相应的身高标准者谓之助长。对应年龄的身高基本达标，通过针灸调控，使身高进一步增加者谓之增高。助长相对较易，增高相对较难，二者的主要机制如下。

1. 健脾强胃

通过健脾强胃，增加气血化生，充盈人体营养，促进机体发育。

2. 强肾充精

通过督脉调控，强肾充精，增加人体骨和髓的生长。督脉督领全身阳气，命门在其上，肾脏在两旁，是补肾填精、促进骨及髓发育的有效经脉。通过调控督脉，还可促进脊柱发育，对身高的增加亦有帮助。

3. 理肝荣筋

肝肾同源，通过充填肾精，增加肝脏精血供应，来促进人体协调发育。

4. 局部刺激

通过刺激长骨关节周围穴位，增加关节周围气血运行，促进骨骺板的发育。

（二）针灸助长与增高的方法

1. 取穴

（1）健脾胃。

中脘、关元、天枢、足三里。

（2）填肾精。

身柱、命门、肾俞、腰奇。

（3）助筋骨髓。

阳陵泉（筋）、大杼（骨）、悬钟（髓）。

（4）局部穴。

鹤顶、内外膝眼、膝阳关、膝关。

2. 刺法

以毫针为主，结合火针。背部、腹部穴位二种针法轮流施用。留针30分钟，每周二至三次。

3. 方义

中脘、关元、天枢、足三里四穴共用，构成了对消化系统的整体调控，强化机体的物质基础，促进机体的整体发育。

身柱穴属督脉，顾名思义为"一身顶梁之柱"，下通命门，上入脑府，联络上下，通畅督脉气血。命门穴属督脉，命即生命，门即门户，穴在两肾之间，肾为生命之源，是肾中相火的出入门户。肾俞穴是肾脏经气输注之处，肾为先天之本，生命之始，肾气是机体发育成长的原始动力。腰奇穴为经外奇穴，位于督脉之上、骶椎棘突之间，是督脉下端的穴位，有促督脉气血上行之功。诸穴配合，激发肾精，化气生神，通畅督脉气血运营，可促进机体整体发育，以利骨骼生长。

阳陵泉穴为八会穴的筋会，大杼穴为骨会，悬钟穴为髓会。从筋、骨、髓诸方面入手，为骨骼的发育创造良好的外围环境。

支持身高的长骨主要是股骨和胫骨，在膝关节周围取穴，会对股骨和胫骨的发育产生促进作用。故取膝上的鹤顶穴，膝下的内外膝眼穴，膝两侧的膝阳关穴、膝关穴，通畅膝部经脉，为股骨和胫骨的发育，提供充足的气血支持。

调控中毫针、火针结合施用，可以发挥两种针法各自的优势，取得最佳效果。

四、讨论

（一）注意事项

在针灸助长与增高的过程中，为了取得最佳效果，希望就医者能配合做到以下几点。

1. 心态

拥有平静而向上的心态，以保持饱满的精神状态，这是取得效果的心理基础。

2. 运动

进行适当而有效的运动，以保持新陈代谢水平，这是取得效果的体质基础。

3. 睡眠

保持充足而规律的睡眠，以保证生长激素的分泌，这是取得效果的时间基础。

4. 饮食

坚持丰富而科学的饮食，以保证营养成分及钙质的摄入，这是取得效果的物质基础。

（二）调控讨论

1. 调控年龄

10～15岁是助长、增高的最佳调控年龄段，若太早则无法预判身高是否需要调整，太晚则失去了最佳调整机会。根据临床实践，10岁以上的少年阶段是第二发育期的高峰期，如果这个年龄段的少年身高不达标就应立即开始助长调控，疗程不用太长就能达到理想的效果；如果这个年龄段的少年身高已达标，但想增高，应依据少年的体质进行调整，强壮者可能效果更好，体质一般者效果一般。

2. 疗程控制

调控3个月为一个疗程，每个人的情况不同，效果不尽相同。一般在调控1个月左右身高开始提升，3个月疗程结束后的1~2个月中，身高会有不同程度的提升。如果疗程结束后效果不佳，间隔3个月后，可进行第二疗程的调控。

第六节 多 动 症

小儿多动症又称儿童多动症，简称多动症，现代医学称本病为注意缺陷多动障碍，是一组以注意力不集中、多动或冲动为主要症状的综合征，是儿童期最为常见的发育行为问题之一。儿童多动症可与其他儿童发育行为疾病共同存在，如学习障碍、孤独症谱系障碍、智力障碍等。儿童多动症的病因和发病机制尚不明确，目前认为是由多种生物因素（如遗传因素、轻度脑损伤等）、心理和社会因素（如父母教育程度、教育方式等）所致的一组综合征。中医古籍中没有本病的独立记载，与"脏躁""躁动"或"健忘""失聪"有一定的关联。

一、病因病机

儿童多动症的核心就是"动"，活动过多，精力涣散。《素问·至真要大论篇》记载："诸风掉眩，皆属于肝。"说明"动"是肝风推动的结果，儿童是稚阴稚阳之体，气血未盛，本病的发生与肝脏有关。《素问·阴阳应象大论篇》记载："肾生骨髓，髓生肝。"说明肝脏的发育与骨髓关系密切，脑髓为髓之海，由肾精所生。故可得出脑髓不充，可致肝阴不足，从而引动肝风，引发多动症。因此脑髓不充是引发本病的基本病机。凡是影响脑髓发育的因素，都是本病的病因。

1. 先天禀赋不足

先天禀赋不足，致使患儿出生后肝肾亏虚，精血不足，脑髓不得肾气荣养，肝血亏虚而致肝风微动。

2. 饮食不节

饮食不节，过食生冷损伤脾胃，气血化生不足，心神失养；或过食肥甘厚味，脾胃湿阻，痰浊内生，督脉气机不畅，扰乱神明。

3. 脑髓损伤

产伤或其他外伤，致使儿童的元神之府损伤，气血瘀滞，脑髓发育受阻；或患儿久病之后，损伤气血，经脉逆乱，气血未能及时补充，致使心神失养，元神不安，影响脑髓发育。

二、临床表现

患儿主要表现为智力大致正常，但行为异常，运动过多和动作不协调。婴儿时不安静，易激惹，睡眠不安；幼儿时不能静坐，活动过多，情绪不稳定，任意破坏东西；学龄期课堂上不能控制自己专心听课，小动作多，做作业时难以保持安静，学习成绩较差。也有部分患儿表现为活动过少，或精神呆滞；部分患儿动作笨拙，轮替动作和精细动作欠佳。

三、治疗

（一）治则

养心安神，平肝潜阳，益肾健脑。

（二）微通法治疗

1. 取穴

大椎、腰奇、攒竹、谚谪。

2. 刺法

毫针：小儿飞针，不留针。

3. 方义

本病治疗重在调补气血，益肾宁神，充养脑髓。大椎穴、腰奇穴为本病主穴，可充髓息风，调和督脉阴阳。督脉属阳，多动症为风微动而阳过盛之证，又督脉可治热病，因此取督脉之穴可以抑制阳盛，引气入脑，而达调理阴阳之目的；攒竹穴属足太阳膀胱经，有镇惊安神之功，为历代医家所用安神之要穴；譩譆穴亦属足太阳膀胱经，位于第六胸椎棘突下旁开3寸，是治疗神志病变的效穴，也是贺普仁教授善用之穴。以上四穴合用，抑阳息风，通督健脑，可取得较好的治疗效果。

四、讨论

（一）病机讨论

多动症是发生于儿童的疾病，以6～8岁儿童发病率最高且临床表现最为突出。由于本病的发生具有渐进性，从中医角度可以认为是在儿童发育过程中，因为某种因素使脑髓发育受阻，渐进形成的一种阴阳失调的病理现象。儿童为"稚阴稚阳之体"，阳气易亢而阴液易伤，常表现为功能活跃但阴精相对不足。脑髓发育不充，是由肾精亏虚所致，阳盛阴衰，阴阳失衡，是多动症发病的关键。若脑髓不充，则脑化生的神机因脑液不足而亢奋，故使儿童躁动不安，形体多动，自我失控。气与神相互为根，维持脏腑功能正常运营与机体的发育。多动症发病虽为阳盛阴衰所致，但发病的本质却是标实本虚，先天肾虚、后天脾虚或损伤气血致使脑髓发育受损而虚。

（二）治疗讨论

由于本病是标实为阳、本虚为阴的病证，治疗中补虚充脑，促进发育，重视调理气血阴阳，安神宁志，是调理多动症的主要思路。常用穴位中，以督脉上的大椎及腰奇为治疗本病的要穴，可抑阳息风，通督充髓。配以攒竹及谵语，开窍凝神，稳定情绪。再加以持续的康复训练，可收良效。

本病的治疗是调控脑府发育的过程，进展相对较慢。治疗 3 个月为一个疗程，疗程结束后，休息 1 个月，再进行第二疗程的治疗。一般需要 1 年以上的时间，才能取得较好的疗效。

（三）预防

1. 优生优育

适龄婚育，切勿早婚早育，避免婴儿先天不足。

2. 足月顺产

注意孕期保健，确保胎儿足月，避免早产；尽量自然顺产，避免产伤，减少新生儿脑损伤的可能。

3. 创造和谐环境

创造温馨和谐的生活环境，使孩子在轻松愉快的环境中度过童年。要因材施教，严格管理，保证充足的睡眠时间。

4. 合理饮食

注意合理饮食，养成良好的饮食习惯，不偏食、不挑食，保证营养的均衡；同时注意环境和玩具的安全，避免铅、甲醛类化学物质中毒影响脑发育。

第七节　脑　　瘫

小儿脑性瘫痪简称小儿脑瘫，是一组非进行性遗传及后天获得的儿童神经病学疾病，是引起儿童机体运动伤残的主要疾病之一，可伴有智力低下、癫痫、眼部疾患、听力障碍、语言障碍、精神行为异常等，中医称本病为"五软""五硬"证。清代陈复正《幼幼集成·五软五硬》记载："小儿生后，有五软五硬之证，乃胎元怯弱，禀受先天阳气不足，不耐寒暑，少为六淫所犯，便尔五软见焉。五软者，头项软、身体软、口软、肌肉软、手足软，是为五软……五硬者，手硬、脚硬、腰硬、肉硬、颈硬也。仰头取气，难以动摇，气壅疼痛，连于胸膈，手心脚心，冰冷而硬，此阳气不荣四末，为独阴无阳，难治。"

一、病因病机

本病的核心是"瘫"，即头、颈、手足、肌肉及口齿软弱无力，全身痿软乏力，不能维持运动之需而瘫痪；或是四肢筋骨关节僵硬，无法调控运动平衡而瘫痪。引发本病的因素主要是先天不足、后天失养、病后失调、感受热毒伤及脑府或外伤损及脑府，致使脑府神机失运，气血津液运营不足，五脏六腑功能低下，四肢百骸失于荣养，形成诸虚百损的难治之证。

1. 五软

五软是患儿整体发育迟缓，体形痿软无力的病证。《保婴撮要·五软》记载："五软者，头、项、手足、肉、口是也。"

（1）头软。

头为诸阳之会，头软是脏腑经脉皆虚的表现，由诸经之阳不上充于头府所致。头为元神之府，小儿先天胎禀不足，阳虚髓海不足，后天水谷精微失养，脾脏清阳不升，脾肾精血俱亏，故头软不能抬举。

（2）项软。

项软指颈项软弱无力，不能支撑头颅，是天柱骨痿软所致。《世医得效方·小方科·项软》记载："颈垂软，头不得正，或去前，或去后。"颈项痿软，头垂不得正，前后不定，古称此病为"天柱骨倒"，天柱骨即颈椎，项是督脉及足太阳膀胱经所过之处。天柱骨倒是胎禀不足，先天亏虚的表现，属肝肾不足之证。

（3）手足软。

由小儿胎禀不足，先天肾虚致后天脾虚。四肢为脾所主，如果喂养饮食失调，使功能低下的脾胃进一步受损，以致气血津液化生不足，不能营养四肢百骸。关节筋骨肌肉不得气血荣养，致使手软不能握持，足软不能站立。

（4）肉软。

肌肉为脾所主，小儿乳食不足，脾胃气虚，饮食不能荣养肌肤，故肌肉虚软松弛，形体瘦弱。

（5）口软。

口软者，咀嚼无力，口角流涎。口为脾之窍，上下龈属手、足阳明经，阳明主胃，脾胃气虚，舌不能藏，而常伸出。脾主肌肉，脾气不足，可见唇色淡白，口部肌肉软弱，咀嚼困难，流涎滞颐。

2. 五硬

清代陈复正《幼幼集成·五软五硬证治》记载："五硬者，手硬、脚硬、腰硬、肉硬、颈硬也。"五硬在脑瘫患儿中虽无五软占比高，但亦常见，症状表现为肌张力过高，颈项及四肢僵硬，因难以维持正常运动而瘫痪。本病为胎禀不足、脾脏阳气大虚所致。脾主四肢，输布气血，温养肢体，使肢体具有支撑躯体运动之能。如果脾阳大虚，四肢气血凝滞不行，必然导致手、足心冷如冰而成五硬。

心主血脉、肝主筋、脾主肉、肺主皮、肾主骨，此五者皆禀五脏之气，而使筋肉皮骨得以荣养。胎禀不足使脾肾功能先天低下，五脏六腑精气虚亏。肾脏精血大亏，肢体痿弱，则成五软；脾脏阳气大虚，肢体僵硬，则成五硬。由于胃是水谷之海，为五脏之本、六腑之源，可调控水谷摄入，促进精微化生，补脾益胃是恢复五软、五硬的根本之法。

二、临床表现

引发脑瘫的因素不同，临床表现也不相同。五软表现为小儿周岁前后，头项软弱下垂，口舌无力流涎，手臂不能抓握，2~3岁不能站立行走，皮宽肌肉松软无力。五硬表现为头硬不能俯视，胸膈气壅，四肢僵硬，手足心冷如冰。

1. 心脾两虚

语言不利，智力低下，口软流涎，咀嚼无力，四肢痿软或僵硬，头发稀疏，肌肉发育不充或松软、瘦僵，纳少，大便失调，舌淡胖，苔少，脉细缓。

2. 肝肾不足

以身体发育缓慢为主。头项痿软或僵硬，天柱骨倒，方头呆目，囟门宽大，易惊，夜卧不安，舌淡，苔少，脉细无力。

3. 痰浊阻滞

反应迟钝，意识不清，口软流涎，喉间痰鸣，关节僵硬，肌肉痿软或有惊厥经常发作，舌胖，苔腻，脉沉涩或滑。

三、治疗

（一）治则

补益心脾，滋养肝肾，利湿化痰、通调脑络。施用微通法。

（二）微通法治疗

1. 取穴

（1）基础穴。

百会、风府、大椎、身柱、肾俞、委中、阳陵泉、悬钟。

（2）辅助穴。

心脾两虚：内关、脾俞。

肝肾不足：志室、太溪。

痰浊阻滞：中脘、丰隆。

2. 刺法

毫针：4 岁以下，小儿飞针；4 岁以上，短时留针，10～20 分钟。每日或隔日一次。

3. 方义

脑瘫虽然表现为肢体运动障碍，但本质属脑性瘫痪，故除辨脏腑经络外，调控脑髓是本病的治疗核心。百会在头巅顶，可入络脑髓，取本穴可通畅脑络，充盈脑髓；风府是督脉入脑髓的主要通道，督脉气血中包含肾精所化之气，可通过风府穴进入脑髓而充填脑府不足；大椎是众阳之首，颈项之门户，可以通调颈项气血，协调全身阳气，治疗颈项骨倒；身柱有"全身顶梁之柱"之意，属督脉，是治疗脑瘫的重要穴位，可以填脑强脊补肾；肾俞是补益肾脏的效穴，可以达到补益先天的目的；委中是足太阳膀胱经之合穴，有舒筋活络之功，是四总穴之一，可以强腰壮膝，是治疗下肢痿软的效穴；阳陵泉是八会穴之筋会，悬钟是八会穴之髓会，二穴可以补益骨髓，强壮筋骨，是治疗本病的必取穴位。诸穴合用，通过从头部到下肢的整体调控，达到充脑、强脊、健腰、壮膝、补肾充髓、养筋利节之效，是治疗脑瘫的有效组合。

心脾两虚型脑瘫可加取内关、脾俞以补益心脾。内关可通畅心血，清心安神；脾俞可健脾升阳，激发脾气以输布津液，濡养四肢百骸。二穴合用可辅助基础穴养神益智，化生气血，濡养筋骨肌肉。

肝肾不足型脑瘫加取志室、太溪以补益肝肾。志室属足太阳膀胱经，有益肾固精、强壮腰膝的功效，可治疗肾虚型腰膝痿软病证；太溪是足少阴肾经之原穴，既可滋阴益肾，又可壮阳强腰，是补益肾精的常用穴位。二穴合用可辅助基础穴滋补肝肾，充养气血，益智强身。

痰浊阻滞型脑瘫加取中脘、丰隆以利湿化痰，疏通经络。中脘是胃经之募穴，可健脾强胃利湿；丰隆是足阳明胃经之络穴，为化痰要穴，善治痰浊阻络病证。二穴合用可辅助基础穴利湿化痰，疏通阻滞经络。

四、讨论

（一）病机讨论

小儿脑瘫系脑部病变所致，对已经受损的脑组织，目前西医无特效药物治疗，脑瘫一旦形成，恢复比较困难。轻证脑瘫智力正常或接近正常者，瘫痪程度不严重，预后较好。若瘫痪严重，智力低下，则为难治之症。中医将本病归为"五软""五硬"范围，病证的发生多与先天胎禀不足有关。胎禀不足可对患儿产生两方面的影响：其一，先天肾精不足，导致患儿出生后肢体自然痿软，由于发育迟缓，五脏六腑整体气血亏虚，肢体恢复相对困难；其二，先天命门相火不足，导致后天脾阳虚亏，脾为后天之本，营养物质的摄取与运化，全靠脾胃功能的发挥。脾虚胃亦虚，化生的气血无法满足患儿发育之需，痿软的四肢躯体更无多余的气血濡养。两个不利因素叠加，使患儿恢复较难。

本病发生除先天因素外，还有后天损伤因素，如脑颅外伤、颅内炎症、颅内缺氧或药物性损伤等，均可引发本病。

（二）　治疗讨论

针灸治疗本病具有一定的优势，采用补后天养先天的方法可以取得一定的疗效。本病取穴以百会、风府、大椎、身柱、肾俞等督脉穴位以及背俞穴为主，通督健脑。因督脉贯脊入脑，脑为元神之府，是精神活动的中枢，督脉为阳脉之海，通调全身阳气及十二经气血，针刺督脉腧穴不仅能醒脑开窍，还可调理周身气血，增强体质。治疗中应重视对后天的调控，以阳明经穴为主，复加心包经穴，可改善脾胃功能。脾主四肢，运化津液，中气不足，则不能营养四肢，致四肢不温、痿软无力；胃为水谷之海、五脏之本、六腑之源。脾胃气血充沛，既能填补肝肾之不足，使筋骨得养，又能使全身气血津液充盈，加速患儿的发育，强壮痿软的躯体。

本病属于虚证或标实本虚证。病变在脑，病证在体，病程较长、病情较重者，恢复较为困难。针灸治疗过程中，建议辅加康复训练，效果更好。本病治疗以三个月为一个疗程。疗程结束后休息三个月，再进行下一个疗程的治疗。

（三）　预防

1. 孕妇保健

怀孕后应戒除不良嗜好，如吸烟、饮酒；防止滥用麻醉剂、镇静剂等药物；预防流行性感冒、风疹等病毒感染，不接触猫、狗等；避免与放射线等有害、有毒物质接触及频繁的 B 超检查；孕妇要放松心情，精神不宜过度紧张，科学安排生活起居。

2. 产前检查

要积极进行早期的产前检查，做好围产期保健，预防胎儿先天性疾病。

3. 新生儿保健

新生儿应加强护理，供给充分的营养，防止意外事故和其他疾病的发生；

合理安排与年龄匹配的教育与功能训练，包括动作训练、语言训练、劳动技能训练等，促进智能发展及体质发育。

第八节　智力障碍

智力障碍指小儿在发育阶段由各种原因导致的智力缺陷，并伴有社会适应行为的显著缺陷，表现在概念、社交和实用的领域，主要由遗传因素和环境因素引起，属中医"五迟""痴呆"等病证范畴。宋代钱乙《小儿药证直诀·脉证治法·杂病证》记载："长大不行，行则脚细。齿久不生，生则不固。发久不生，生则不黑……胎怯面黄，目黑睛少，白睛多者，多哭。"临床主要表现以智力发育迟缓为主，患儿与同龄儿相比智力发育明显落后或重度智力障碍，甚至无法接受教育，生活不能自理，终身需要别人护理，是严重危害后代健康成长的幼儿疾患，给家庭和社会造成一定的影响。

一、病因病机

智力障碍属中医的五迟范畴，五迟含有迟缓和痿软之意。本病又称智力发育迟缓，指智力（包括体质）与正常儿童相比发育较慢。智力发育迟缓是智力障碍产生的根本原因，如果能够加快患儿的发育速度，本病症状即可得到明显的改善。因此发育迟缓是智力障碍的病机核心，其中既包括智力发育，也包括形体发育。

本病的引发不外先天胎禀不足、后天脏腑失养所致脑髓发育不充，但临床中在先后天交接的生产过程中发病率较高，各种不利因素导致患儿脑髓受损。先天不足为肾虚，可致脑髓失充；后天失养为脾虚，可致脑髓失养；先后天交接的生产过程中的损伤，为脾肾两虚，可致脑髓直接损伤，不但体弱，且发育更缓。因此婴儿发育的各阶段，只要脑府损伤，精明之府失养，脑髓发育受阻，都可引发本病。

《灵枢·九针论》记载："心主脉，肺主皮，肝主筋，脾主肌，肾主骨。"人能站立行走，需要筋骨肌肉协调运动，若肝肾脾不足，则筋骨肌肉失养，可出现立迟、行迟，手软无力下垂、不能握举，足软无力，难于行走。齿为骨之余，若肾精不足，可见牙齿迟出。发为血之余、肾之华，若肾气不充，心血失养，可见发迟或发稀而枯。语言是智慧的表现，为心脑所主。若心气不足，肾精不充，髓海空虚，则可见言语迟缓，智力不聪。五迟多与五软并发，智力低下同时肢体也多痿软，亦有五迟与五硬并发，智力低下同时肢体僵硬。

以上各种原因均可导致患儿心脾气血不足，肝肾阴亏，气血津液既不能充髓养脑，也不能滋养筋骨肌肉，以致精明之府失于聪慧，肢体痿软，智能低于正常同龄儿童。

二、临床表现

患儿临床表现或为安静，或为烦躁，面容呆滞，双目无神，口开不合，吐舌流涎。与同龄儿童相比，其智力功能低下，无数字概念，适应性行为有不同程度的缺损。中度以上智力障碍患儿，除智力功能明显偏低以外，尚可出现语言障碍，对周围事物缺乏应有的反应和情感表现，表情淡薄，反应迟钝，注意力不集中，适应性行为粗笨乃至有缺陷。部分患儿伴有斜视、斜颈及并发癫痫等。合并脑瘫的智力障碍患儿，表现为指关节屈曲，肘关节拘挛、内旋，腕下垂，足内翻或外翻，踝关节下垂，剪刀步态，肢体痿软等。根据患儿肌张力情况，可将本病分为痉挛型、弛缓型、共济失调型等。较重的患儿还会不定时的发作角弓反张，肢体抽搐，尖叫，遗尿，遗便。

1. 肝肾不足

精乏髓枯，四肢软弱，发育迟缓，坐、爬、站、行、生齿等均明显迟于正常同龄儿，甚至 4~5 岁尚不能行走。素日喜静、活动甚少、倦怠喜卧、面色不华、全身无力、舌淡苔白、脉细弱。

2. 心脾不足

神情呆钝、四肢不温、形瘦骨立、口开不合、口角流涎、语言障碍、发育迟缓、苦笑叫喊，说简单短词等均明显迟于正常儿童，甚至只能无意识发音，不能用语言表达意识，伴有表情呆滞、肌肤苍白、唇色淡、舌淡而少苔、脉缓弱。

3. 痰浊蒙窍

反应迟钝、意识不清、失语失聪、动作不能自主、肢体僵硬、喉间时有痰鸣、舌伸唇外、食少、伴面色晦暗，兼有形体虚浮、舌红、苔淡黄腻、脉细滑数。症状与脑炎后遗症相似。

三、治疗

（一）治则

健脾强胃，养心安神，补肾填精，通督健脑。

（二）微通法治疗

1. 取穴

（1）健脾强胃。

中脘、天枢、关元。

（2）养心安神。

心俞、噫嘻、通里。

（3）补肾填精。

肾俞、命门、照海。

（4）通督健脑。

四神聪、风府、大椎。

2. 刺法

毫针：4岁以下，小儿飞针；4岁以上，短时留针，10～20分钟。每日或隔日一次，3个月为一个疗程。

3. 方义

本病为虚证，是痼疾，故治疗宜从整体出发，从四个方面对患儿脏腑进行全面的调控。

（1）健脾强胃。

中脘：任脉穴位，胃经之募穴，八会穴之腑会，手太阳小肠经、手少阳三焦经、足阳明胃经、任脉的交会穴，是调控中焦、强健脾胃的重要穴位，可以增强消化系统的受纳、传导功能。

天枢：足阳明胃经穴位，大肠经之募穴，为大肠经经气汇聚之处，可调理胃肠。《素问·六微旨大论篇》记载："天枢之上，天气主之；天枢之下，地气主之；气交之分，人气从之，万物由之。"本穴与神阙一线是人体天地之气的分界线，以上为天，以下为地，天地之气升降相交，是生命维续的根本力量。

关元：任脉穴，小肠经之募穴，足太阴脾经、足少阴肾经、足厥阴肝经、任脉的交会穴，有泌别清浊、强健胃肠、通利二便之功。《素问·举痛论篇》有"冲脉起于关元"之说。

三穴合用可强化脾胃功能，提高水谷精微的化生能力，为脑髓发育提供物质基础。

（2）养心安神。

心俞：心之背俞穴，心脏经气输注之处，具有宽胸理气、通络安神的功效，是治疗心神不宁的要穴。心主神明，针刺本穴可以促进患儿智力的发育。

谚语：足太阳膀胱经穴位，是治疗精神、神经系统疾病的有效穴位。《针灸甲乙经·背自第二椎两傍侠脊各三寸下行至二十一椎下两傍侠脊凡二十六穴第九》记载："以手痛按之，病者言谚语是穴，足太阳脉气所发。"按压取穴时，患者常有畏痛而发谚语之声，故名。心俞配谚语，贺普仁教授常取之用于治疗神志类疾患。

通里：手少阴心经之络穴，有清心安神、通利喉舌的作用，主治舌强不语、失音失语、心悸心痛、心烦失眠等症。《会元针灸学》记载："通里者，由手少阴络，通于手太阳也。与手厥阴邻里相通，手少阴心之经脉会于此，支走其络，连络厥阴太阳，故名通里。"心开窍于舌，手少阴络脉系舌本，故本穴是治疗语迟的必用穴位。

三穴合用可养心、安神、益智，促进后天神明的恢复。

（3）补肾填精。

肾俞：肾之背俞穴，肾脏经气输注之处，具有益肾助阳、强腰脊、聪耳目、促发育的作用。肾为先天之本，主骨生髓，肝肾同源，肾强则肝血充盈，筋骨得养。本穴是治疗肢体痿软、智力低下的常用穴位。

命门：督脉经穴。《素问·骨空论篇》记载："督脉者……合少阴，上股内后廉，贯脊属肾。"说明督脉由本穴通于少阴经，又由肾俞穴络入肾脏，分属左右两肾，因此本穴具有补肾壮阳、培元益精的作用，是激发肾脏阳气上行入脑的重要穴位。

照海：足少阴肾经穴位，八脉交会穴之一，通于阴跷脉。本穴位于然谷后，然谷属荥穴，五行属火，为火照肾水之象，肾水聚集如海，本穴有激发肾气上行之功，是阴中之阳穴。肾经络脉入心，上贯肝脏，与神志关系密切。故用本穴以治疗智力障碍，对促进脑智发育有较好的疗效。通里配照海，可清心益肾，醒脑开窍。

三穴合用可补益肾脏，填精增髓，荣养筋骨，弥补先天之不足。

（4）通督健脑。

四神聪：经外奇穴，位于头部巅顶，有镇静安神、清头明目、醒脑开窍的功效，是治疗失眠健忘、癫痫狂乱、肢体不利、中风不语及头部疾患的效穴。针刺本穴，可促进脑髓发育。

风府：督脉穴位，督脉、足太阳膀胱经、阳维脉交会穴，因善治中风舌缓等风邪所致疾病，故名"风府"。本穴是督脉入络脑府的主要通道，针刺本穴可以通畅督脉气血，为脑髓发育提供气血支持。

大椎：督脉与手、足三阳经交会穴，位于第一胸椎上凹陷处，因椎骨最大，故名。本穴是头项的门户，可协调诸阳经气血，使督脉气血升降有序。督脉入属于脑，脑为元神之府，故本穴是促进神志发育的要穴。

三穴合用可通调督脉，激发督脉气血输注脑府，促进脑髓发育，恢复患儿智能。

（三）温通法治疗

1. 取穴

A组：四神聪、风府、大椎、心俞、谚谚、肾俞。

B组：中脘、关元、天枢、气冲。

2. 刺法

火针：A、B 两组穴位轮流施用，快针点刺。隔日一次或每周一次。

3. 方义

A 组穴以督脉为主，可养心安神，补肾益精，通督健脑。

B 组穴以胃肠消化道穴位为主，可健脾强胃，充盈气血，荣养肢体。

四、讨论

（一） 病机讨论

本病均以虚证为主，为难治痼疾。先天禀赋不足，肝肾亏损，脑髓失充，后天脾胃土虚，气血虚弱，脑髓不得发育，这是本病发生的主要病机。先后天因素作用叠加，相互影响，如先天不足，必然导致后天失养；后天失养，必定致使脑髓发育不充。以上原因，导致患儿既不能充髓发育脑府，也不能滋养筋骨肌肉，以致精明之府失于聪慧，躯体四肢难撑运动之需，智能低下，迟于正常同龄儿童。本病之所以难治，"迟缓"是患儿所有问题的核心，与正常儿童比，智力障碍患儿发育速度明显缓慢，随着年龄的增长，与正常儿童的差距在不断加大。造成迟缓的原因是先天胎禀不足或后天损伤，导致肾精亏虚，无以充养脑髓，这也是治疗本病必须跨越的障碍。

（二） 治疗讨论

针灸治疗本病以"补""调"之法，促进脑髓发育，开窍醒神，强壮躯体，这些举措是本病得以恢复的唯一途径。以任督为纲，从四个方面对患儿进行全方位的治疗，是促进脑髓发育的系统方法，调后天以强身，补先天以固本，调周身之阳气，通其混沌之清窍，充实髓海，健脑增智。

1. 健脾强胃

针灸治疗本病，患儿的气血是衡量是否取效的物质基础。患儿发生本病，多为气血先天匮乏，要想改变其脑髓及五脏六腑发育迟缓的状态，要靠气血的支撑。综上所述，健脾强胃，加强患儿的水谷摄入与运化，增加气血的化生与运营，是治疗发育迟缓的基础。

2. 养心安神

人体有元神和心神，元神是先天之神，禀于父母，心神是后天之神，也称识神，可随年龄增长不断积累，由心所主，是后天智力产生的源泉。智力障碍由心神发育受阻引发，故养心安神，增加心血供应，促进心神发育，是治疗本病的有效措施。

3. 补肾填精

肾中的命门相火是促进幼儿发育的原始动力，五迟的发生与命门相火不足有直接关系。肾主骨生髓，肾脏强盛可促进精化气、气生神的生理过程，为元神创造发育环境，肝主血养筋，肝肾同源，可通过补肾填精，促进筋骨发育，强壮躯体四肢。

4. 通督健脑

脑为元神之府，元神是胎禀的重要组成部分。元神旺盛，神机健运，脏腑经络才能应和天地阴阳六气的运转，机体才能符合正常幼儿的发育状态。督脉是脑府与外界交通的唯一通道，通过督脉将肾精所化之气，源源不断地输送至颅内，是健脑充髓的主要途径。

为了加强针刺的治疗效果，在毫针的基础上，加火针刺激可使疗效倍增。在温通法治疗中，火针刺激的两组穴位 A 组主要在背部，火针刺激心俞、肾俞等穴，用火针之阳激发督脉气血，通畅脑府经脉，是对养心安神、补肾填精、通督健脑的有效补充。B 组在腹部，可增加对脾胃的调控力度，以火针的纯阳热气，激发中焦及胃肠道的气化功能，强化气血的化生。

本病患病率较高，病因复杂，临床表现多样，治疗较为棘手。针灸治疗本病，有着确切的疗效。利用儿童发育期的可塑性，充分发挥针灸对中枢神经系统及消化系统的调控作用，改善脑髓发育的内在环境，缩小与正常儿童的智力差距，是针灸取效的理论根据。

小儿为稚阴稚阳之体，生机蓬勃，活力充沛，反应敏捷，在生长发育过程中，体质、智力以至脏腑功能均不断完善、成熟。相对而言，年龄越小，生长发育的速度越快，这就提示我们，小儿智力障碍之病，要早发现，早治疗。因本病为痼疾，治疗中要有耐心，家长也要树立信心。

（三）预防

1. 孕前预防

妇女怀孕前要做好充分的物质和心理准备，提倡婚检，优生优育，反对近亲结婚，缺碘地区的人群应及时补碘，可有效避免婴儿智力障碍的发生。

2. 孕中预防

怀孕后要科学安排产前筛查，以便早期诊断，早期干预，达到健康生育的目的。同时要注意妊娠期避免过度接受射线检查，注意体质养护，避免病毒感染，可以减少本病的发生。

3. 出生后预防

新生儿要做好护理，避免感冒及其他感染性疾病，及时做疾病筛查，做到早诊断，早干预。如有黄疸应早期控制，避免胆红素脑病的发生等。

第九章　骨关节病

骨关节病属中医的痹证，是关节局部气血不通的一类疾病。一般情况下，针灸治疗骨关节病是以关节局部软组织为病灶，对气血津液进行调控。关节局部软组织就是中医的"经筋"，即在关节附近具有经络属性、能够产生力量的"肉"。关节局部软组织具有束骨功能，可协调人体的运动和负重，是经络系统的重要组成部分。骨关节病由骨及经筋损伤所致，因此针灸治疗本病，实际是对经筋的治疗，局部气血不通是经筋病的基本特点。

关于经筋病的治疗，《灵枢·经筋》已有记载："燔针劫刺，以知为数，以痛为腧。"该书提出治疗经筋病，要以痛点为腧穴，用火针速进速出。杨上善《黄帝内经太素·身度·经筋》记载："治在燔针劫刺，病脉言针灸之，言筋病但言燔针者，但针灸汤药之道，多通疗百病，然所便非无偏用之要也。以知为数，所以惟知病瘥为针度数，如病筋痛，一度劫刺不瘥，可三四度，量其病瘥为数也。以痛为输，输，谓孔穴也。言筋但以筋之所痛之处，即孔穴，不必要须依诸输也。以筋为阴阳气之所资，中无有空，不得通于阴阳之气上下往来，然邪入膝袭筋为病，不能移输，遂以病居痛处为输，故曰筋者无阴无阳无左无右以候痛也。"对经筋病的治疗作了进一步说明，经筋与经络不同，经络中有空隙，可以上下往来通阴阳之气，故针刺经络可以产生传导作用；而经筋中没有空隙，不得上下往来通于阴阳之气。外邪袭入经筋后，只有在疼痛部位直接针刺，才能祛除外邪，疏通经筋，通利关节。因此，以痛为腧，针至病所，是治疗经筋病的根本大法。

第一节 颈 椎 病

颈椎病是由外伤、劳损、外感风寒湿邪以及椎间盘、关节、韧带的退行性改变导致的颈部曲度改变等的疾病，是中老年人的常见病、多发病。中医学关于颈椎病的论述见于"痹证""痿证""头痛""眩晕""项肩痛"。

一、病因病机

中医将颈椎病归为痹证范畴，是颈部气血不通、经络堵塞而疼痛的一种疾病。颈部经络不通、气血壅滞，为本病的主要病机。本病的发生主要是外因与内因相互作用的结果。

外因主要为风寒湿邪，向内浸淫经络，导致气血不通；或长时间伏案工作等导致颈部劳累过度，损伤颈部经筋，气滞血瘀，引起局部疼痛。

内因主要为体质不强，缺乏运动，气血化生不足，致使气血亏虚或素体脾虚，水谷运化不旺，致使水液积聚，痰饮内生，阻塞颈部经络。

颈椎本身就是气血运行的薄弱部位，在外因的影响下，极易引发本病。由于病因不同，病性也有虚、实之分，局部气血不足、筋骨失养者为虚，局部外感风、寒、湿邪或内伤痰饮、血瘀者为实。颈部为手太阳经、足太阳经、足少阳经和督脉循行之处，这些经络循行的远端部位亦有可能产生次生病灶，进而引发远端局部不适，如颈椎病引起的手指麻木就是手太阳小肠经循经远端传导的结果。

二、临床表现

1. 风寒湿阻

颈、肩、上肢窜痛麻木，以痛为主，头有沉重感，颈部僵硬、活动不利、恶寒畏风，舌淡红，苔薄白，脉弦紧。

2. 气滞血瘀

颈、肩、上肢刺痛，痛处固定，伴有肢体麻木，舌质黯，脉弦。

3. 痰湿阻络

头晕目眩，头重如裹，四肢麻木不仁，纳呆，舌暗红，苔厚腻，脉弦滑。

4. 气血亏虚

头晕目眩，面色苍白，心悸气短，四肢麻木，倦怠乏力，舌淡苔少，脉细弱。

三、治疗

（一）治则

通经活络，健脾祛痰。

（二）微通法治疗

1. 取穴

（1）基础穴。

大椎、大杼、后溪、养老、悬钟、夹脊。

（2）辅助穴。

风寒湿阻：风池、外关。

气滞血瘀：支沟、膈俞。

痰湿阻络：列缺、脾俞。

气血亏虚：胃俞、气海俞。

2. 刺法

毫针：诸穴用平补平泻法，依据症状，夹脊对称每侧3针左右，上在第二颈椎附近，中在第四颈椎附近，下在第六颈椎附近；1.5寸毫针针尖向下，45°斜刺入颈椎棘突下，进针0.5～1寸。留针30分钟，每日或隔日一次。

3. 方义

局部取穴与远端取穴相结合，是治疗本病的基本方法。

局部取穴以大椎穴、夹脊穴为主。大椎穴属督脉，是颈椎的门户，为督脉与手、足三阳经的交会穴。督脉为"阳脉之海"，总督诸阳经，阳经气血由此而过，针刺大椎穴可振奋督脉阳气，使气旺血行，从而改善颈项部的血液循环，缓解局部神经血管的压迫。夹脊穴为经外奇穴，颈夹脊穴在局部解剖上每穴都有相应的椎骨下方发出的脊神经后支及其相应的动脉、静脉丛分布，针刺颈夹脊穴，通过神经和交感神经的体液调节作用，可促进机体功能的改善，从而疏导经气，缓解疼痛。取颈夹脊穴，是经筋病治疗理论"针至病所"的具体应用。二穴合用可以有效改善颈部气滞血瘀的病理状态。

远端取穴以大杼、后溪、养老、悬钟四穴为主。大杼穴为八会穴之骨会，又在颈椎附近，对骨关节病可以起到积极的治疗作用，对缓解颈神经压迫、改善颈椎局部水肿、解除神经根刺激，具有良好效果。后溪穴属手太阳小肠经，为八脉交会穴之一，通督脉。据报道，后溪穴通督脉的循行路线是：起于后溪穴，沿小肠经上行于腕部，从尺骨小头直上，沿尺骨下缘出肘内侧（在肱骨内上髁和尺骨鹰嘴之间），向上沿上臂外后侧，出肩关节，绕肩胛，交肩上，在大椎穴与督脉相交。由此可以看出，针后溪穴治疗颈椎病是"经脉所过，主治所及"理论的具体应用，颈椎病病位在督脉上端，针刺本穴可以改善督脉的气血运营，通畅颈部经络、经筋，促进气血濡养筋脉。养老穴为手太阳小肠经之郄穴，《针灸甲乙经·手太阴阳明太阳少阳脉动发肩背痛肩前臑皆痛肩似拔第五》记载："肩痛欲折，臑如拔，手不能自上下，养老主之。"《针灸大成·手太阳经穴主治》记载："主肩臂酸疼，肩欲折，臂如拔，手不能自上下。"说明养老穴作为郄穴有较好的止痛功能，小肠经循行于肩背部，对颈部有活血通络的治疗效果。悬钟穴属足少阳胆经，为八会穴之髓会，是补髓壮骨、通经活络的重要穴位。远端诸穴配伍施用，可从远端通过经络传导，对局部病灶产生积极的影响。

局部取穴与远端取穴相互配合，可以调动全身气血，协调阴阳，为局部病灶的恢复提供良好的外围环境。局部穴位通过疏通经脉，可以有效改善局部气血瘀滞的病理状态。良好的外部环境可为局部的气血运营提供支持，局部病证必有好转。

风寒湿阻为外邪内侵闭阻经络之证，治宜祛风、散寒、利湿。风池穴属足少阳胆经，为胆经与阳维脉的交会穴，是祛风要穴，可以治疗多种风病。

本病取风池穴，可以达到祛除风邪的治疗效果。外关穴属手少阳三焦经，为八脉交会穴之一，通于阳维脉。三焦为水液气化通道，针刺本穴有利湿散寒之功。二穴合用治疗风寒湿阻型颈椎病，可协助基础穴祛除病邪，达到通经止痛的治疗效果。

气滞血瘀多为局部筋脉损伤所致，治宜通经活络、活血化瘀。支沟穴属手少阳三焦经。《灵枢·经脉》记载："三焦手少阳之脉……循臑外上肩，而交出足少阳之后。"针刺本穴可通畅本经气血，改善大椎局部气血的运营，达到行气活血的目的。膈俞穴属足太阳膀胱经，为八会穴之血会，是治疗血液病证的重要穴位，有理气宽胸、活血通脉之功。二穴合用可通畅颈部气血，使瘀滞得除而痛止。

痰湿阻络多为脾虚痰浊内生所致，治宜健脾利湿、化痰通络。列缺穴为手太阴肺经之络穴，为八脉交会穴之一，通于任脉，既可宣肺化痰，又可通调任脉，助水谷精微的化生与运行，水液不聚，痰浊自灭；脾俞穴为脾脏经气输注的部位，针刺脾俞可增强脾脏的生理功能，提高津液的输布能力，有利湿化痰之功。二穴配合可祛除阻络之痰湿，通畅经络、经筋，与基础穴合用可达除湿通络、行气活血之功，则病灶可因通而愈。

气血亏虚多为局部经络因虚而滞所致，治宜补气益血、通经活络。胃俞穴是胃腑经气输注的部位，针刺本穴可激发胃腑功能，提高腐熟能力，增加病灶的气血供应；气海俞穴属足太阳膀胱经，有调和气血、强壮机体的功效。二穴合用能充盈气血，促进气血运营，改变经络因虚而滞的病理状态，辅助基础穴治疗气血亏虚型颈椎病可以取得可靠的治疗效果。

（三）　温通法治疗

1. 取穴
夹脊穴、阿是穴（痛点及肌肉僵硬处）。

2. 刺法
火针：用直径0.5 mm的火针，点刺夹脊穴，或2~6针散刺阿是穴，依据病证需要，两种刺法只选其一。每周治疗二次，嘱患者保持局部清洁，避免针孔感染。

3. 方义

火针治疗经筋病，是古传之法。本病用火针刺激病灶局部，是"以痛为腧"的具体体现，运用火针的纯阳热力，激发经气，驱散郁滞病邪，疏通经络、经筋，使颈部病灶得到有效治疗。

（四）强通法治疗

1. 取穴

阿是穴（痛点及肌肉僵硬处）。

2. 刺法

锋针：刺络放血，拔血罐。留罐 3～6 分钟，出血量控制在 10 mL。每日或隔日一次。

3. 方义

刺络放血是三通法中的强通法，其功效是通过放血，用有形之血调控无形之气，以强迫气血运行，具有较强的活血化瘀功效。

三法施术顺序：温通法→强通法→微通法。

四、讨论

（一）病机讨论

本病的发生是内因、外因相互作用的结果。内因为机体气血不足，运营停滞；或脾胃虚寒，水液失于输布，聚积化痰而堵塞经络。外因为感受风寒湿邪，致使经脉闭阻不通，气血凝滞不行；或长期伏案工作，损伤颈部筋脉血络。颈椎是头部的唯一支撑，亦是头部气血供应的唯一通道，结构复杂而精密，稍有改变就会引起明显症状，因此不管是内因还是外因，都容易对颈椎产生不利影响而发病。

（二） 治疗讨论

针灸治疗本病，以疏通局部经络、行气活血为主要宗旨。虽然辨证分型各有不同，但是局部气血不通是病证的本质。治疗以通经活络、充盈气血为根本。如果病证气血亏虚明显，或痰饮内生阻络，可增加健脾强胃、养血充气的穴位，以提高气血化生能力，改变气虚血亏的病理状态，脾胃功能强盛，痰湿水饮自可消除，经络气血自可通畅。

局部取穴与远端取穴相结合，是治疗本病的主要方法。局部取穴为主导，远端取穴为辅助，远近结合治疗可取快效。

毫针刺法通过刺激穴位并用手法进行微调，来恢复机体的自我调节机制，同时也调节局部体液代谢，从而起到调节阴阳、动静平衡的效果。

火针在本病的治疗中发挥着重要作用，可使粘连板滞的组织得到疏通松解，局部血液循环凝固状态得以改善。

刺络放血、拔血罐可以祛风解表、疏通经络、行气活血，有效改善颈部血液循环，放松颈部紧张肌群，缓解痉挛，是治疗本病的有效方法。

在刺法上，毫针、火针、刺络三通法结合施用，充分发挥不同针法的优势，可以使病证快速好转。

（三） 预防

1. 培养良好坐姿

保持良好的坐姿或体位，坚持参加体育运动，提高机体抗病能力。选用高度适当的枕头，避免养成高枕睡眠的不良习惯。高枕可使头部前屈，增大下位颈椎的应力，有加速颈椎退变的可能。

2. 避免颈部损伤

注意颈肩部保暖，避免头颈负重物及过度疲劳损伤颈部筋脉。

3. 加强颈部锻炼

加强颈肩部肌肉的放松与锻炼。在工作期间或工作以外时间，做头及双上肢的前屈、后伸及旋转运动，既可缓解疲劳，又能使肌肉放松，有利于增强颈椎的稳定性。

第二节　肩　　痛

肩痛即西医的肩周炎，是发生于肩关节囊和关节周围组织的一种退行性无菌性炎症，以中老年人多见，又称"五十肩""冻结肩""漏肩风""肩凝症""肩痹"等。清代沈金鳌《杂病源流犀烛·肩臑肘臂腕手病源流》记载："肩前属大肠经，故肩前痛为大肠经病，盖肩端两骨及前臑，皆大肠脉所贯……肩后属小肠经，故肩后痛为小肠经病，以小肠中感受风热，气郁不行，故致此。"

一、病因病机

1. 外感风寒湿邪

外感风寒湿邪，血脉凝涩，气血不行，筋脉失养，收引拘急发为痹证。本病早期为实证，多因风、寒、湿邪阻滞经络，气血运行不畅，发为实性肿痛；晚期因邪客日久，气亏血虚，筋脉损伤，气血不荣，筋脉肌肤萎缩，疼痛延绵不愈，成为虚证。

2. 关节劳损

肩关节是人体活动范围最大的关节。维持肩关节的稳定，主要依靠其周围肌肉、肌腱和韧带的力量，也就是经筋的束骨作用。导致肩关节活动功能障碍的原因主要有两方面：一方面，肌腱是气血运营的薄弱部位，随着年龄增长，会因气血不荣而发生退行性改变；另一方面，肩关节日常活动频繁，容易出现损伤，软组织损伤后充血、水肿、渗出等炎性改变如果得不到有效的治疗，日久可发生肩关节软组织粘连，甚至肌腱钙化。

3. 肝肾亏虚

人到中年以后，脾胃功能渐降，气血化生不足，水谷精微不能及时填补肝肾之精，肝肾精气始衰，筋骨不得充养可发为本病。

二、临床表现

本病初期表现为轻度肩痛，疼痛逐渐加重，夜间痛重，进而肩部活动受限，以上臂外展、上举、内旋活动受限最为明显，重者不能系裤带、穿衣、摸背、梳头，影响日常生活。肩前为手阳明大肠经循行所过，多表现为肩前部疼痛，手臂不能水平向后运动。肩后为手太阳小肠经循行所过，多表现为肩后部疼痛，手臂不能水平向上运动。本病早期以疼痛为主，晚期多兼功能障碍，病情顽固，迁延日久，可致患肢肌肉萎缩。

三、治疗

（一）治则

祛风散寒，化湿通络，通经止痛，补益气血。

（二）微通法治疗

1. 取穴

（1）基础穴。

条口透承山、阳陵泉、听宫、膏肓、肩髃、肩髎。

（2）辅助穴。

肩前痛：三间、肩前。

肩后痛：后溪、肩贞。

2. 刺法

毫针：诸穴早期用泻法，晚期用补法。条口患侧取穴，深刺2寸左右，以承山有胀感为度，边提插捻转，边嘱患者活动患侧肩部3~5分钟，不留针；膏肓沿肩胛骨后缘下方，向肩部斜刺，深度不超过1寸，肩部损伤导致肿痛加重时，患侧不刺，缪刺健侧对应痛点，进针不超过1寸。留针30分钟，每日或隔日一次。

3. 方义

条口穴属足阳明胃经，足阳明胃经多气多血，深刺条口穴抵达承山穴，可鼓舞脾胃中焦之气，透达足太阳膀胱经，濡养四肢关节，祛除外邪，疏通肩部经脉，逐瘀止痛。阳陵泉穴为足少阳胆经之合穴，为筋会，具有舒筋束骨的功能，循经可治四肢上下筋骨关节的病证，对肩臂疼痛有通经止痛的作用。听宫穴属手太阳小肠经，为手、足少阳经和手太阳小肠经之会，有祛风散寒之功，是治疗颈肩疼痛的经验要穴。膏肓穴属足太阳膀胱经，有扶助正气、治疗"诸虚百损"的功能，针刺本穴可疏通局部气血、祛除外邪，达攻补兼施之效，配合局部火针助阳扶正，驱邪外出，对顽固性肩痛有较好效果。肩髃穴属手阳明大肠经，有疏经通络、理气化痰的作用，本穴为病灶局部取穴，手阳明大肠经气血充盈，可疏通肩部的气血。肩髎穴属手少阳三焦经，有祛风湿、通经络的功能，亦为病灶局部取穴，是治疗肩周炎的常用穴。基础用穴采取远端调控与局部治疗相配合的原则，以达到局部经脉通畅、外围环境气血充盈的目的，使治疗取得可靠效果。

肩前为手阳明大肠经循行所过部位，故取手阳明大肠经穴三间穴以通调腑气、通经活络，疏导大肠经经气，使其升降有序，通达肩前部的气血。肩前穴为经外奇穴，属局部取穴，是治疗肩前痛的重要穴位。二穴合用，通经活络，使肩前部瘀滞得以疏通，与基础穴组合施用，可消炎止痛，有效治疗本病。

肩后为手太阳小肠经循行所过部位，故取手太阳小肠经穴后溪穴以通经活络、激发本经气血，因本穴与督脉相通，故对肩后部的气血运行有调和作用。肩贞穴属手太阳小肠经，为局部取穴，是治疗肩胛疼痛、手臂不举病证的主要穴位。二穴合用，活血化瘀，使肩后部瘀滞得以疏通，与基础穴组合施用，可通经止痛，有效治疗本病。

（三）温通法治疗

1. 火针治疗

（1）取穴。

阿是穴（痛点及肌肉僵硬处）。

（2）刺法。

火针：点刺肩关节周围阿是穴，用于中晚期的治疗。阿是穴施术为在局部选择疼痛点，散刺 3~6 针，隔日一次。

（3）方义。

火针可以温通经脉，鼓舞机体阳热之气，祛除病灶瘀滞，用于本病中晚期的治疗，可以取得较好的疗效。通过火针的温热效应，温煦肌肤，驱散风寒，调和经脉，从而达到促进局部血液循环、松解粘连板滞的软组织、消炎止痛的治疗目的。

2. 艾灸治疗

（1）取穴。

肩髃、曲池、肩贞、肩前。

（2）灸法。

灸疗：悬起灸或温针灸。每次 30 分钟，每日或隔日一次。

（3）方义。

灸法具有祛寒湿、通经络的温热效应，对于寒盛型肩痛具有温通寒邪凝滞的经脉、激励气血运营、驱散寒邪、消炎止痛之功。施灸方法有两种：一种是直接在穴位上施悬起灸，每穴 5 分钟；另一种是施温针灸，即在毫针刺激的基础上，在毫针尾部加艾炷，施温和灸。第一种方法可单独施用，第二种方法要与毫针针刺同时进行，两种方法可任选其一。

（四） 强通法治疗

1. 取穴

肩贞、肩髃、肩前、肩中俞、疼痛局部。

2. 刺法

血罐：取穴位或周围有瘀血的络脉，用锋针刺血后拔罐。留罐 10 分钟，每周二至三次。

针罐：在毫针施术的基础上，以毫针为中心拔罐。留罐 10 分钟，每周二至三次。

3. 方义

肩贞穴、肩髃穴、肩前穴、肩中俞穴均为局部取穴，肩中俞穴属手太阳小肠经，有疏风散邪的功能，可以治疗肩背疼痛。诸穴刺络放血，有活血化瘀之功，拔罐有行血散风祛寒之功。拔血罐可以祛风散寒，促进经络气血的运行，早期疼痛较重者可用本法治疗。拔针罐可以祛风解表、调和营卫、通畅经络，对早期风邪较重者有较好的治疗作用。

四、讨论

（一）病机讨论

本病好发于中老年人，因此又有"五十肩"之称。本病的发病原因主要有外感、内伤两方面。外感主要为风寒湿邪内侵，痹阻筋脉经络，导致气血不行，发生痹证；内伤为人到中年以后，脾胃中气下降，气血化生乏力，水谷精微摄取不足，肝肾精血填补匮乏，肝血不能充分濡养经筋，或过劳损伤筋骨肌肤，致使经筋束骨不利，运动受阻。肩关节是人体生命活动中使用最为频繁的部位。中年以后随着人体生命能力的逐步下降，肩背气血的运营趋缓，如果劳作太过又不注意保护，因劳损伤的筋脉不断积累，就可能导致局部的运动障碍，如果此时感受风寒湿等外邪，局部经脉闭阻不通，则发为肩痹。

经络循行致使不同部位发病，表现为不同的经络属性。西医将本病归类为综合征，就是因为本病的临床表现具有多样性。肩前痛与肩后痛是本病最主要的两个症状分类，前者为手阳明大肠经病变，后者是手太阳小肠经病变。

（二）治疗讨论

针灸治疗本病具有可靠的疗效，即时效果更佳。运用三通法综合治疗本病，既能扶正祛邪、通经活络，又能修复损伤的经络、经筋，松动黏连的软组织。局部气血津液得以充盈，经筋束骨功能得以恢复，肩关节运动间隙得以扩充，则本病症状得以迅速缓解。

（三）　预防

1. 注意颈肩部保暖

注意颈肩部的保暖，避免风寒湿邪的侵犯，尤其是夏天，腠理开放，极易受外邪侵袭而发病。

2. 注意体姿

正确的坐姿及站姿可以减轻颈肩部的受力。生活中应挺胸、直背，维持正常体姿。注意不要长时间固定同一姿势，特别是低头的姿势，最易损伤颈椎，因此要避免长时间伏案工作。

3. 注意养护

肩痛虽为自限性病证，可以自愈，但并不代表可以不治而愈。本病发生后如果不能得到有效治疗，而又不注意养护，极容易使病情不断加剧。本病严重后可出现肌肉萎缩僵硬、关节僵直，甚则致残。

第三节　肘　　痛

肘痛是以肘关节疼痛为主要症状的病证，属于中医"痹证"的范畴，又称"肘劳""肘痹""肘挛"。《素问·气穴论篇》记载："积寒留舍，荣卫不居，卷肉缩筋，肋肘不得伸。内为骨痹，外为不仁，命曰不足，大寒留于溪谷也。"现代医学中的肘关节退行性病变、肱骨外上髁炎（网球肘）、肱骨内上髁炎（矿工肘）及肘关节挫伤引起的软组织损伤等，均可参考本病治疗。

一、病因病机

本病主要由肘关节外感风寒湿邪或慢性损伤所致。

1. 外感风寒湿邪

久居湿处，睡眠中衣被不暖，致风寒湿邪侵入体内，驻留肘部关节，引发痹证而痛；或自我保护意识不强，劳汗当风，风寒湿邪乘腠理放开、营卫气虚而入，阻痹经络筋脉发为本病。

2. 过力劳损

长期从事旋转前臂或屈伸肘、腕关节的体力劳动者，反复做拧、拉、旋转等动作，可慢性损伤肘部的筋脉。筋络、骨节、肌肉长期损伤，不得修复，导致筋络不通，气血运行缓慢，不能濡养经脉关节，而发为肘痛。如网球运动员长时间的臂肘损伤不得恢复则发为本病，故名"网球肘"。

二、临床表现

损伤部位不同，症状表现有所不同，所属经络亦不相同。肘内侧为手太阳小肠经循行所过，肘外侧为手阳明大肠经循行所过，肘部损伤部位多为这两条经脉循行所过之处。三焦经循行于肘臂中间，如果三焦经发病则臂、肘、肩皆痛。

本病临床反复发作，无明显外伤史，多发于一侧，亦有双侧发病者，主要表现为肱骨外上髁和肱桡关节附近局限性疼痛，肘关节活动时疼痛加重，有时可放射至上臂和前臂、腕部，局部肿胀不明显，压痛明显，关节活动正常。

1. 外感风寒湿邪

肘部酸痛沉重，刮风阴雨天气加重，经热敷后痛减，或兼有麻木、屈伸不利等。本证多为实证，或为标实本虚证。

2. 过力劳损

肘部外侧疼痛乏力，屈肘提物时疼痛加重，多有压痛点，活动不便，旋转前臂时疼痛加重。

三、治疗

（一）治则

舒筋活络，散风，祛寒，除湿。微通法与温通法结合施治。

（二）微通法治疗

1. 取穴

（1）基础穴。

曲池、天井、小海、外关、阳陵泉。

（2）辅助穴。

肘外侧痛：手三里、鱼际。

肘内侧痛：阳谷、通里。

2. 刺法

毫针：患侧取穴，诸穴施泻法。留针30分钟，每日或隔日一次。

3. 方义

曲池穴、天井穴、小海穴为局部取穴。曲池穴属手阳明大肠经，天井穴属手少阳三焦经，小海穴属手太阳小肠经，三穴所属经脉皆循行于肘关节，三穴合用有疏通肘部经络气血、祛除风寒湿邪之功。外关穴、阳陵泉穴为远端取穴。外关穴为手少阳三焦经之络穴，为八脉交会穴之一，通阳维脉，有联络三焦气血、维系阳脉之功，可通畅肘部三阳经。阳陵泉穴为足少阳胆经之合穴，为八会穴之筋会，可以舒筋活络，充盈肘部气血以濡养筋肉。采用局部取穴与远端取穴配合施用的方法，可疏通肘部气血凝滞病灶，消炎止痛。

肘外侧痛，表示为手阳明大肠经病变，加取手阳明大肠经之手三里穴，可以增强大肠经的气血运营，具有疏经通络、消肿止痛之功，且具有较强的通泻作用，可有效疏解肘外侧凝滞气血。鱼际穴属手太阴肺经，有清肺泻热、通利经络之功。肺与大肠相表里，清泻肺经可通达大肠经气血，以疗肘外侧肿痛，《针灸大成》中即有鱼际穴治肘挛的记载。二穴合用，可以辅助基础穴治疗肘外侧痛。

肘内侧痛，表示为手太阳小肠经病变，加取手太阳小肠经之阳谷穴，可以增强小肠经的气血运营，具有生发阳气、通畅经脉之功，是治疗臂腕疼痛的重点用穴，可有效缓解肘臂的气血壅滞。通里穴为手少阴心经之络穴，有通经活络、养血安神之功。心与小肠相表里，通畅心经可通达小肠经气血，以疗肘内侧肿痛，《针灸大成》中即有通里穴治肘臂痛的记载。二穴合用，可以辅助基础穴治疗肘内侧痛。

（三）温通法治疗

1. 取穴

病灶局部阿是穴。

2. 刺法

火针：病灶疼痛点及周围施点刺法，刺 3～5 针。隔日一次。

3. 方义

由于本病发病部位在肘关节筋骨之间，肌肤较薄，单纯毫针刺激很难取得满意疗效，加用火针刺激可以取得良好的疗效。运用火针的自身优势，将阳热之气注入病灶，可以激励气血运行，通畅筋络，进而达到开门放邪、驱邪外出、消炎止痛之效。火针与毫针参合应用，可大大缩短治疗过程，治疗顺序强调先火针，后毫针。

四、讨论

（一）病机讨论

本病的病因包括外感风寒湿邪、过力劳损。外感病邪可使局部筋络阻痹，气血不荣；过力劳损可使经脉损伤，营卫不运，卫气不固则更易被外邪侵袭，邪驻关节溪谷则更易损伤经络筋肌。在两种致病因素的作用下，气血运营薄弱之所逐步形成郁滞不通的病灶。本病病机为局部气血运行不利，日久则因筋脉失养而导致活动障碍。

（二）治疗讨论

本病针灸治疗以祛邪、通经、行气活血为主要原则。对于外邪引起的肘痛，治疗重在祛邪通经；对于内伤引起的肘痛，治疗重在化瘀活络。取穴采用局部与远端结合的方法，随证辨经。随证治疗重在局部病灶，辨经治疗重在远端经络，力达局部病灶气血通畅。本病治疗可充分发挥三通法的治疗优势，毫针、火针结合施用，毫针调达经脉，火针泻邪通络，经络气血双调，可快速取效。

（三）预防

1. 防止过劳

中老年人常常由于劳累引发本病，因此生活中应注意适度劳作，避免肘关节损伤。

2. 锻炼身体

平时要多注意锻炼身体，适度活动上肢关节，增强肌力，有助于预防本病的发生。

第四节　腰　　痛

在中医学中，腰痛又称腰脊痛，是以腰部疼痛为临床表现的病证。《素问·脉要精微论篇》记载："腰者，肾之府，转摇不能，肾将惫矣。"现代医学的腰椎间盘突出、腰椎关节紊乱等脊柱疾病，腰肌劳损、急性腰扭伤等腰部软组织疾病，以及肾病等内脏疾病，均以腰痛为主要症状，临床中应辨明病因。本节论述的是以关节及软组织病变为主的腰痛。

一、病因病机

1. 感受寒湿

长久坐卧冷湿之地、涉水冒雨、身劳汗出、衣着冷湿等感受风寒湿邪，若卫气不固，不能阻邪于外，就会致使风寒湿邪由表及里，逐步侵络入经，邪气滞留经脉聚而不散，致使经脉不通，气血运行受阻，继而发生腰痛。

2. 外伤闪挫

机体劳作活动主要依靠腰部的支撑与协调。如果机体劳作太过，反复耗损不得休息，则可损伤腰部经络筋脉；或跌仆挫闪，直接损伤局部筋脉肌肉。经脉损伤，气血不能充分养护腰府，引起气血运行不畅，气滞血瘀，络脉不通而引发本病。

3. 肾虚劳损

素体亏虚，精血不足，腰府失养，局部经脉气血不充而引发腰痛。导致肾虚劳损的原因有二：其一，先天禀赋不足，肝肾精虚，气血不足而致腰府疼痛；其二，劳心过度或房事过度，精血暗耗，不足以维护腰府气血运营而发生腰痛。

二、临床表现

1. 寒湿腰痛

腰部重痛、酸麻或拘急不可俯仰，或痛连臀腘，喜热怕风，逢阴雨寒冷天气则疼痛加剧，舌淡苔白，脉滑。

2. 挫闪腰痛

腰痛如刺，痛有定处，轻则俯仰不便，重则转侧不能，痛处拒按，舌质紫黯或有瘀斑，脉沉涩。

3. 肾虚腰痛

腰部隐隐作痛，膝软无力，反复发作，遇劳则甚。肾阳虚，兼身倦腰冷，滑精，脉沉；肾阴虚，兼虚烦溲黄，手心热，舌红，脉细数。

三、治疗

（一）治则

祛邪散瘀，通经活络，补益气血，消肿止痛。微通、温通、强通三法并用。

（二）微通法治疗

1. 取穴

（1）基础穴。

肾俞、委中、腰阳关、大肠俞、腰眼、病灶夹脊。

（2）辅助穴。

寒湿腰痛：风府、三焦俞。

挫闪腰痛：养老、昆仑（急性期）、伏兔（后期）。

肾虚腰痛：命门、关元俞。

2. 刺法

毫针：诸穴用平补平泻法；挫闪腰痛急性期用泻法，后期用补法；肾虚腰痛用补法。伏兔单独跪坐取穴，直刺 2~3 寸。先刺伏兔留针 10 分钟，后刺其他诸穴，留针 30 分钟，每日或隔日一次。

3. 方义

腰为肾之府，肾俞穴是肾脏经气输注的部位，有益气补肾之功，是治疗一切腰痛的必取之穴；足太阳膀胱经之脉挟脊抵腰络肾，循经远取委中穴，该穴是治疗腰痛的重要穴位，是四总穴之一，可以通调足太阳膀胱经经气以壮腰府；腰阳关穴属督脉，有祛寒除湿、舒筋活络之功，选此穴旨在祛邪通阳；大肠俞穴是大肠腑经气输注的部位，大肠腑气血充盈，选取本穴可以调动阳明气血以充腰部，改善腰府失养的状态；腰眼穴为经外奇穴，出自《肘后备急方》，有强腰健肾的作用，可治疗腰痛之疾；病灶夹脊穴为随证局部取穴，在腰痛部位取夹脊穴，可达疏通局部经脉气血的作用。诸穴远近协同，共奏补肾、壮腰、通经止痛之效。

寒湿腰痛是风寒湿邪痹阻经络以致腰部疼痛明显之证，治宜祛风湿、散风寒，以期除邪益气，腰府自安。风府穴为督脉要穴，《黄帝内经·骨空论》有"身重恶寒，治在风府"之说，取本穴可祛风寒之邪；三焦俞穴是背俞穴，为三焦腑经气输注之所，有通调三焦水道之功，与风府穴并用可清除腰部风寒湿邪，通畅闭阻经脉，协助基础穴可达到治疗寒湿腰痛的目的。

挫闪腰痛主要为急性损伤，由血络破损、瘀血阻滞、经络不通所致。急性期由于局部血脉已损，不宜在局部再施针灸刺激，故远端取养老穴及昆仑穴，以行气化瘀、消肿止痛。养老穴为手太阳小肠经之郄穴，为治疗急性腰痛的常用穴，手、足太阳经脉相通而达于腰府，经脉所过，主治所及，且郄穴调气止痛作用强，故取养老穴可治疗急性腰痛；昆仑穴属足太阳膀胱经，有舒筋活络之功，可疏通太阳经经气而止痛。待急性扭伤病情平稳后，如果腰部仍有疼痛，可按常规腰痛用基础穴治疗。腰痛后期，由于病程迁延，局部气血瘀滞顽固，气血运营缓慢，增加伏兔穴，以鼓舞气血、荣养筋肉。伏兔穴属足阳明胃经，阳明经多气多血，如本经调和则五脏皆安，内外得养，故刺伏兔穴可鼓舞脾胃之气，濡养筋骨关节，且跪坐取穴可为之深刺，直接刺激坐骨神经，疏通经气，有攻补兼施之效。各种顽固腰痛均可用此穴进行治疗。

伏兔穴配养老穴是远端取穴的完美组合，可通治下肢关节疼痛、活动障碍的病证。养老穴为手太阳小肠经之郄穴，阳经郄穴以治痛为显效。《类经图翼·经络·手太阳小肠经穴》记载："（养老）疗腰重痛不可转侧，起坐艰难，及筋挛脚痹不可屈伸。"太阳经贯通上下，达于四肢，与督脉、阳跷脉、阳维脉相交会。两穴相配，一上一下，对治疗肢体活动障碍甚为有效。

肾虚腰痛，主要是由肾脏精血不足、无力荣养腰府而引发，治宜补益气血、强健肾精，使腰府得养，疼痛自除。命门穴属督脉，位于两肾俞穴之间，是肾间动气出入之处，又称命门相火所居之地，是生命的门户，针刺本穴旨在激发命门相火的动力，提高肾脏精血的化生能力。关元俞穴是腹部关元穴输注经气于背部之处，关元穴为元气发生之所，关元俞穴具有培补元气、调理下焦的功能，针刺本穴可培根固元，强壮肾脏元气。二穴合用，对肾脏有填精固本之功，配合基础穴治疗肾虚腰痛，可取得满意疗效。

4. 伏兔论

伏兔穴归属足阳明胃经，命名有"大腿肉肥如兔"之意。《会元针灸学》记载："伏兔者，伏是潜伏，大腿肉肥如兔，跪时肉起如兔之潜而不伏也，故名伏兔。"贺普仁教授运用本穴的特点是令患者采取跪坐姿进行针刺，很多人对此多有不解。实际上古代医籍多有记载本穴的刺法，《针灸大成·足阳明胃经》记载："膝上六寸起肉，正跪坐而取之。"《类经图翼》《医宗金鉴》《十四经发挥》等也有类似记载。采取这种体位主要是便于穴位隆起暴露，有利于针刺取穴，取穴定位准确，得气而利于取效。关于此种体位的论述，近代医家高式国《针灸穴名解·胃足阳明之脉·伏兔》有具体解释："凡动物类卧伏牢固者，莫过于兔。人当跪坐之时，则腿足之气冲至两膝以上。则双腿股直肌，肌肉绷急，推捏不动，犹兔之牢伏也。"此意为喻兔伏之性，而非喻兔伏之形。因本穴为"足阳明脉气所发"，又为"脉络所会也"，故具有强腰益肾、通经活络之用。临床上伏兔"主腰脚如冷水，膝寒痿痹不仁"，可治疗腰椎间盘突出等病。由于本穴归属阳明经，阳明为多气多血之经，所以对血脉闭阻不通、邪气袭人而导致的经络运行受阻之半身不遂、痹证及下肢静脉炎均有较好的疗效。

伏兔特殊的取穴方法可以启示我们，针灸作为一种古老又具特色的治疗方法，在临床上除了要注重选穴配穴以外，还要特别重视体位的选择、手法的运用以及针刺角度和深度的掌握。这与内科医学服药需注意时间、剂量以及禁忌同样重要，必须引起足够的重视。

（三）温通法治疗

1. 取穴

疼痛阿是穴。

2. 刺法

火针：疼痛部位选痛点，快针点刺，深 2～3 分，刺 4～6 针。隔日一次。

灸疗：虚寒腰痛者，将温灸盒覆在腰部针刺毫针上，施悬起灸。每次 30 分钟，每日或隔日一次。

3. 方义

火针治疗腰痛有较好的疗效，新病、久病均可治疗。以局部痛点阿是穴点刺为主，扶正祛邪，行气活血，温通经络而止痛。火针功效主要体现在以下方面。

（1）祛寒除湿。

火针疗法具有温经通络、行气活血的功能。经络通，气血行，痹阻于经络的寒湿之邪易松动，可被正气祛除于外。寒湿为阴邪，火针助阳，寒湿之邪以阳刺为正刺大法，故火针疗法对寒湿外侵、痹阻经络引起的关节痛、腰腿痛等各种痹证疗效甚佳，有时可达到立竿见影、针到病除的效果。

（2）通经止痛。

中医学认为通则不痛，痛则不通，疼痛乃经络不通、气血痹阻所致，如经络畅通，气血调和，疼痛自除。火针具有温通经脉、行气活血之功，所以对各种疼痛均有较强疗效。

在病灶部位寻找最明显的压痛点，进行火针点刺。压痛点是局部经络不通、气血阻滞的反应点，以火针刺激压痛点，可以使局部经脉畅通、气血运行从而可缓解疼痛。凡新病实证者以攻邪为主，尽快挫败病势，手法相应要加强，以期邪去而正自安。

虚寒腰痛者，腰府寒凝气滞，血脉亏虚，在毫针针刺的基础上复加灸盒，施温热悬起灸疗法，针、灸并用，可祛寒益气，温经通络，提高治疗效果。

（四）强通法治疗

1. 取穴
委中、膈俞、局部压痛点。

2. 刺法
锋针：委中刺络拔血罐，放血 5 mL；膈俞、局部压痛点刺络放血 2～3滴。每周一至二次。

3. 方义
委中位居血络丰富的腘窝处，是刺络放血的常用穴位。委中穴属足太阳膀胱经，足太阳膀胱经循行过腰部，委中穴对腰背疼痛有佳效，故有"腰背委中求"之说。膈俞穴为血会，可疏利膀胱经经气，消络脉瘀滞，通经止痛。局部压痛点刺络放血，是改善血液循环障碍的最直接手段，可直接破血外出，疏泄瘀滞，疏通经络，故疼痛可止。

如果腰痛沉重，亦可在相应毫针针刺处再拔针罐，以解表祛风止痛，可选用肾俞、腰阳关、腰眼等穴。

四、讨论

（一）病机讨论

腰痛患者可见于各个年龄段，或因劳累过度，或因急性腰扭伤，或因反复感于风寒湿邪而致。腰为肾之府，为肾脏所居之处，故腰痛与肾脏亏虚关系密切。从经络循行来看，腰部是足少阴肾经、足太阳膀胱经、足少阳胆经、任脉、督脉等多条经脉循行所过部位，腰痛的发生与这些经脉均有一定关系。由于腰为肾府，足太阳膀胱经循行腰背部，所以本病的辨证与治疗应以足少阴肾经、足太阳膀胱经为重点，补肾益气，疏经通络。

（二）治疗讨论

中医对腰痛的认识较早，历代医家对本病的病因病机有着广泛的论述，特别是《黄帝内经》"刺腰痛论"，讨论足三阴、足三阳以及奇经八脉为病所出现的各种腰痛病证及针灸治疗腰痛的方法，为本病的辨证与治疗提供了理论支持。

无论何种腰痛，均为经络闭阻不通、气血不得运行所致。散邪通经，调达气血，使闭阻经络筋肌气血充盈、通畅，是治疗本病的基本方法。毫针微通经络，火针激发经气，锋针刺血祛瘀，三法合力而为，可从经到络、从气到血进行全方位的调控。此种治疗模式，可以发挥不同针法各自的治疗优势，合力治疗疾病，充分体现了三通法的临床特色。以最快的速度祛除瘀滞病灶、充盈筋肌气血，是本病治疗得以取效的根本原因。

（三）预防

1. 谨慎起居

慢性腰痛病程较长，中老年患者应谨慎起居，勿过劳累，避免房欲太过，损伤肾精；注意保暖，防止腰部感受寒凉，避免坐卧冷湿之地较久，防止风寒湿邪阻痹经络气血而发病。

2. 谨慎活动

日常生活中谨慎活动，保护好腰椎，不做过于激烈的动作；体育锻炼时，务必做好热身准备后再开始活动，避免损伤腰椎。如果发病，急性期应卧床休息，椎间盘突出患者须卧硬板床，活动时腰部宜束护腰带。

3. 强健身体

腰为肾府，腰部健康与肾脏关系密切。肾为先天，脾为后天，脾肾相互为根，脾肾强壮与否直接影响机体的健康状态。强健身体，就是保护好脾肾。健脾需注意饮食，避免风寒；补肾需起居有度，房欲适中。稳定心神，强健形体，可有效防止本病的发生。

第五节　腿股风（坐骨神经痛）

坐骨神经痛是沿坐骨神经通路及其分布区疼痛的病证，中医称之为腿股风，属痹证范畴。晋代皇甫谧《针灸甲乙经·阴受病发痹》记载："髀痹引膝股外廉痛，不仁，筋急，阳陵泉主之……腰胁相引痛急，髀筋瘈，胫痛不可屈伸，痹不仁，环跳主之。"因病证常见，又具有特征性，故独立为病论述。本病按病损部位可分为根性坐骨神经痛和干性坐骨神经痛。根性坐骨神经痛以腰椎间盘突出最多见。干性坐骨神经痛可因骶髂关节炎、盆腔内肿瘤、妊娠子宫压迫、髋关节炎、臀肌注射位置不当以及糖尿病等引起，多数原因不明。

一、病因病机

1. 寒湿侵袭

久居风寒之地，或露天工作，顶风冒雨，水中作业，日积月累，导致风寒湿邪痹阻经脉，气血运行不畅，不通则痛。如果郁久化热，火郁不散，亦可出现火热灼筋之证。

2. 瘀血阻滞

闪挫扭折，经脉损伤，未加注意防护，反复损伤后成痼疾；或突然跌仆损伤，经脉受阻，气血不行，局部肿胀疼痛，未能及时医治或未愈而动，经脉阻塞，久而变生瘀血，停留经络筋肌之中发为本病。

3. 肝肾亏虚

素体虚弱，或久病气血耗伤，卫外能力不足，邪侵无力抵抗于外，邪入无力驱邪外出。风寒湿之邪逐渐侵入，由表及里，由络至经，最终导致脾胃虚弱，肝肾不足，筋骨关节失于濡养。此时若外邪内侵，痹阻经脉不通，就会致筋脉牵掣拘急，髀股疼痛，腰膝活动不利。

二、临床表现

1. 寒湿侵袭

腰腿部冷痛重浊，活动不利，喜暖喜按，腰痛剧烈，循经走窜，屈伸不便，遇寒或气候变化时疼痛加剧，舌苔白腻，脉濡缓。

2. 瘀血阻滞

腰腿疼痛如刺，痛有定处，日轻夜重，不能俯仰，转侧痛处拒按，或有外伤史，舌质紫黯或有瘀斑，脉弦涩。多有腰部外伤史，腰腿疼痛如针刺刀割，经久不愈，辗转困难，舌质紫黯或有瘀斑，脉涩滑。

3. 肝肾亏虚

脾胃虚弱，肝肾不足导致全身乏力，腰膝酸软，髀枢股、胻痛，迁延不愈，反复发作，劳累后痛甚，喜按，多伴患肢感觉异常，乏力，面色少华，脉沉细。

三、治疗

（一）治则

散寒除湿，活血化瘀，通络止痛。微通、温通、强通三法参合施用。

（二） 微通法治疗

1. 取穴

环跳、昆仑、肾俞、大肠俞、局部痛点阿是穴，后期加伏兔。

2. 刺法

毫针：诸穴早期用泻法，后期用补法。环跳直刺 3 寸得气即可，留针 30 分钟，每日或隔日一次。伏兔需患者跪坐取穴，直刺 2～3 寸，不施手法，留针 10 分钟。施术中先刺伏兔，起针后变换治疗体位，再刺其他穴位。肾俞施补法可加灸。

3. 方义

环跳穴属足少阳胆经，为足少阳胆经、足太阳膀胱经的交会穴，具有祛风湿、利腰腿、通经络的作用，可以疏导坐骨神经通道而止痛；昆仑穴属足太阳膀胱经，足太阳膀胱经其中一段与坐骨神经的循行路线相符，"过髀枢，循髀外从后廉下合腘中，以下贯踹内，出外踝之后，循京骨，至小趾外侧"，刺激此穴可疏通太阳经经气而止痛；腰为肾之府，取肾俞穴可强肾壮腰，取大肠俞穴可利腰脊，二穴合用有补气通经、强腰利脊的功效，可通利坐骨神经根部的气血运行。直接针刺痛点阿是穴，能激发疼痛部位凝滞的气血，促其运行。诸穴合用可从根部到干部对坐骨神经进行整体调控，达到基本治疗的目的。

本病疼痛不解或已发展至后期病情迁延日久，病灶顽固，可加用伏兔穴加强治疗力度。伏兔穴为足阳明胃经经穴，气血充盈，胃经为"气血之海"，本经调畅，则内外得养。故刺伏兔穴可鼓舞脾胃气血，濡养筋骨关节，且跪坐取穴深刺可直接刺激坐骨神经，疏通气血有攻补兼施之效。

（三） 温通法治疗

1. 取穴

新病：局部痛点阿是穴。

久病：病在太阳取秩边、殷门、委中、委阳、承山、昆仑，病在少阳取风市、阳陵泉、悬钟、丘墟。

2. 刺法

新病：阿是穴中粗火针深刺，不留针，隔日一次。久病：诸穴中细火针点刺，不留针，隔日一次。

3. 方义

任何证型的坐骨神经痛，不论新病或久病都可应用火针治疗。凡新病实证者，因邪盛而正气不衰，以攻邪为主，尽快挫败病势，手法相应要加强，以期邪去而正自安；对于病程较长而疼痛不缓者，以及后期产生感觉（如麻木、冷痛、灼热感）等可用中细火针刺激。既可循经取穴，也可局部痛点点刺，以温阳散寒，扶助正气，改善异常感觉，延缓肌肉萎缩。

火针在本病治疗中发挥着重要的温通作用，可疏解寒湿瘀阻的经络，温补虚寒凝滞的气血，从而扶正祛邪，平衡阴阳，消除疼痛。

（四） 强通法治疗

1. 取穴

腰俞、委中、阳交、丘墟、局部痛点阿是穴。

2. 刺法

锋针：取患侧诸穴刺络放血，亦可拔血罐，以增加出血量 5～10 mL。留罐 5 分钟，隔日一次。

3. 方义

因坐骨神经痛病邪稽留于脊膂之间，故取腰俞穴刺络放血，以除深邪远痹；按疼痛放射部位，可取足太阳膀胱经的委中穴，放血调气，疏通太阳经经气；取足少阳胆经的阳交穴、丘墟穴刺络，可以通利胆经经气，疏畅坐骨神经通路。诸穴合用可通调经气，行气活血止痛。

根据坐骨神经的疼痛位置，可灵活选取刺络穴位。以局部压痛点或穴位周围皮下所显现的小静脉血管为主，刺络出血，加拔火罐临床效果更为明显。如患者臀部疼痛，足背疼痛麻木，胫骨前肌轻度萎缩，则取足阳明胃经穴位足三里穴、上巨虚穴、下巨虚穴、条口穴、陷谷穴；大腿内侧疼痛可取阴谷穴。腰部督脉取穴时，可在命门穴至腰俞穴之间选择性针刺，如在腰椎旁压痛点处寻找血管点刺。

在痛点阿是穴刺络放血，是改善局部血液循环的最直接手段，破血外出，疏泄瘀滞，畅通经脉，活血化瘀而止痛。

四、讨论

（一）病机讨论

本病属痹证范畴，导致发病的原因有二。其一，风寒湿邪乘虚侵袭，或跌仆闪错，以致痹阻经络，瘀血内停，气血运行不畅，不通则痛；其二，体弱或久病，正气不足，肾气亏虚以致腰腹无力，经气因虚阻滞，筋肉失养，肌肉麻木萎缩，致使病势缠绵难愈。两个病因，一表一里；发病病机，一标一本。由此可知大部分病证的引发，不外乎内因发病是基础，外因发病是诱因，万变不离其宗，"邪之所凑，其气必虚"，临床中谨遵其宗，辨而治之。

（二）治疗讨论

三通法治疗坐骨神经痛疗效比较可靠。针对本病的病机特征，以循经治疗为主，可采用多种针法治疗。毫针刺经，可通畅痹阻经脉，锋针刺络，可调血活络，疏风解表，火针刺激病灶局部，可扶正祛邪。三法参合施用，既驱邪外出，又内补气血，邪除血行，经络筋脉自然通达调畅。神经通路外周环境因气血通畅而改善，神经通路受破因素化解，疼痛消除而病证得愈。此外，继发性坐骨神经痛如由肿瘤、结核等原因引起，则应积极治疗原发病，此非单纯针灸可以解决。

（三）预防

1. 防风寒

在寒冷及潮湿的季节，要注意防风寒，保温暖，避免风寒湿气的侵袭；

在炎热的季节，要避免汗出当风，感受风寒。注意腰膝关节保暖。

2. 防劳累

避免过劳损伤腰股经脉。如果本身已患本病，劳累可加重病情；注意避免长时间保持同一姿势，以免损伤局部经络、经筋、肌肉；站姿、坐姿尽量保持正位，避免脊柱侧弯损伤腰尻，引发本病。如果发病，急性期应卧床休息，慎起居，避风寒。

3. 防外伤

注意避免跌仆闪挫外伤，拎举重物、弯腰活动、剧烈运动等应小心谨慎。如果受伤，应及时治疗。

第六节　膝关节病

膝关节病也称为膝骨关节炎，为一种退行性病变，属于中医痹证的骨痹范畴，又称膝痹证。《素问·脉要精微论篇》记载："膝者，筋之府，屈伸不能，行则偻附，筋将惫矣。"现代医学将膝骨关节炎分为单纯型、软组织型和骨型。关节疼痛不仅涉及关节本身的各种病损，也常由其他因素引起。

一、病因病机

膝关节病多因膝部关节过度负重，或局部损伤，或久居寒冷潮湿之地，风寒湿邪乘虚入侵膝部经络筋骨而发。气血津液瘀滞不行，筋骨失养，关节组织结构破损，边缘形成代偿性骨质增生，是引发本病的内在因素。

1. 外邪侵入

膝在机体下部，久居湿邪之地，感受湿邪，"伤于湿者，下先受之"；或反复感受风寒外邪，不知养护，卫外不固，风寒外邪乘虚而入。寒邪属阴，易损机体下部，必然导致膝部经络筋脉痹阻，气血凝滞不行，膝部筋骨肌肉失养。风、寒、湿三邪聚于膝部关节，就会产生屈伸不利、淫泺疼痛的膝痹。

2. 痰邪闭阻

痰尤与脾脏关系密切，脾虚运化失调，内生痰湿，侵犯四肢关节、肌肉，加之复感外邪，相互搏结，内外合邪，阻塞气血运行，痰邪流窜经络，闭阻经脉，发为痹证。

3. 肝肾虚损

膝为筋之府，膝关节的功能强壮与否，与肝脏的虚实密切相关；"肾有邪，其气留于两腘"，膝部健康与否，与肾脏的虚实亦有密切关系。肝肾同源，肝肾功能的实现都要靠后天脾胃营养。脾肾虚弱，致使肾精不足而腰膝痿软；精血不足使肝经亏虚，而致血不养筋，膝关节经筋失养，束骨乏力，关节疼痛，难以维持机体运动之需而发为本病。

二、临床表现

本病临床表现为疼痛、肿胀、畸形、运动障碍四大病理症状。各症状还有不同的兼证和病位特点。疼痛部位常见于膝中、膝外廉、膝内廉。

1. 外邪侵入

肢体关节游走痛、痛无定处，时有膝部走窜疼痛，寒热不适之感；或膝部水肿，关节腔积液，疼痛剧烈、痛有定处，形寒肢冷，难以行走，遇寒则发，遇热痛缓；或膝关节肿胀酸痛、痛有定处，兼有头沉身重，四肢酸软无力。

2. 痰邪闭阻

膝痛日久，反复发作，缠绵不愈，或痛而剧烈，或麻木不仁，或并发手足无力。痰邪郁而化热可致膝关节局部红肿灼痛，屈伸困难。

3. 肝肾虚损

膝部酸痛反复发作、痛有定处，全身乏力，关节变形，步履艰难，腰部酸痛，下肢肌肉消瘦等。

三、治疗

（一）治则

疏散风寒，健脾利湿，通经活络，消炎止痛。微通、温通、强通三法合施而治。

（二）微通法治疗

1. 取穴

（1）基础穴。

阳陵泉、阴陵泉、足三里、鹤顶、痛点阿是穴。

（2）辅助穴。

膝中痛：膝眼、犊鼻。

膝外廉痛：光明、梁丘。

膝内廉痛：交信、血海。

2. 刺法

毫针：患侧诸穴用平补平泻法；肿痛剧烈者，可双侧取穴，或健侧取穴施巨刺法及缪刺法。留针30分钟，每日或隔日一次。

3. 方义

本病基础穴，以患侧局部取穴为主。阳陵泉穴为足少阳胆经之合穴，是八会穴之筋会。膝为筋之府，本穴既为筋会又位于膝部，可以疏导局部气血，濡养局部筋骨，在本病的治疗中发挥重要作用。阴陵泉穴为足太阴脾经之合穴，脾为后天之本，有输布津液、化生气血之功。本病的发生与气血亏虚、肾经不足关系密切，激发脾经，补益气血，充填肾精，是治疗本病的不二选择。又因阴陵泉在膝下之阴位，可直接疏通阴经经脉，行气活血。足三里穴为足阳明胃经之合穴，与阴陵泉穴并用，可强化脾胃气血的化生，提高补益肝肾精血的能力，而且足三里在膝下之阳位，可直接疏通阳部经脉，行气活血。鹤顶穴为经外奇穴，有通利关节、祛风除湿、活络止痛之功，在膝部之上的中间位置，可治膝关节肿痛、腿足无力的病证。刺激局部痛点阿是穴可活血化瘀，是迅速止痛的有效方法。诸穴配伍施用，能够改善膝部筋脉肌肉气血痹阻的病理状态，通畅气血，消肿止痛。

缪刺法的施用，既可避免针刺对病灶的二次损伤，又可发挥针刺止痛的功能，充分体现了"急则治标"的临床理念。

辅助穴的选取以膝部疼痛部位的循行经络作为参考依据，循经辨证取穴。不同经络病变，可以导致不同部位的疼痛，依经络循行与疼痛部位的联系选取穴位，可以取得较好的治疗效果。

膝中痛是膝关节内部的疼痛，可加取膝眼穴治疗。膝眼穴是经外奇穴，出自《备急千金要方·毒脚气·论风毒状》，"第四膝眼穴，在膝头骨下两旁陷者宛宛中是"，左右共四穴。可知此穴内侧为内膝眼，外侧膝眼与胃经的犊鼻同位。《灵枢·杂病》有"膝中痛，取犊鼻"的记载，足阳明胃经"下膝膑中，下循胫外廉"，说明足阳明胃经循行于膝膑中。取内、外膝眼可以直刺膝部关节，疏导筋骨肌肉的气血循环，消炎止痛。

膝外廉痛是膝部外侧的疼痛。光明穴为足少阳胆经之络穴，有联络肝胆气血的功能。胆经循行膝部外廉，《备急千金要方·针灸下·四肢》有"光明，主膝痛胫热不能行，手足偏小"的记载，因此本穴可以治膝外侧疼痛；梁丘穴为足阳明胃经之郄穴，位于膝部之上，可以治疗膝部阳侧疼痛。二穴合用，治疗膝外廉痛，可以取得良好效果。

膝内廉痛是膝部内侧的疼痛，在膝痛中较为常见。交信穴属足少阴肾经，为阴跷脉之郄穴，有益肾调经之功。肾经循行膝部内廉，阴跷脉有控制肌肉运动的作用，故针刺本穴可以治疗膝、腘内侧疼痛的病证。血海穴属足太阴脾经，有化血为气、通畅脾经之功。脾经循行膝部内廉，本穴位于膝部之上，针刺本穴既可健脾和血，又可疏通膝部气血运营之关，与交信穴合用，是补肾健脾的有力组合。

（三） 温通法治疗

1. 取穴

病灶痛点阿是穴。

2. 刺法

火针：病灶痛点及周围散刺。每周一至二次。

3. 方义

火针刺激在本病的治疗中，发挥着举足轻重的作用，是治疗膝痹行之有效的方法。火针补气活血、开门放邪的双重治疗功能，在本病的治疗中可以得到充分地体现。本病病灶不但令患者疼痛难忍，而且水肿严重。火针刺激不仅可以在体表为筋骨稽留的病邪开创通道，使病邪得以外泄，还可激发经脉气血，快速改变病灶气滞血瘀的病理状态。

（四）强通法治疗

1. 取穴

病灶痛点阿是穴。

2. 刺法

锋针：刺络出血适量，加拔血罐。每周一至二次。

3. 方义

本病局部水肿胀痛或麻木不仁者，可以采用刺络放血的方法治疗。刺络放血是三通法强而有力的治疗手段，对瘀滞严重的痹阻病灶有明显的疏导作用。病灶痛点是气血壅滞最严重的部位，在此刺络，可将瘀滞的血液直接排出体外，取得立竿见影的治疗效果。用有形之血调动无形之气以达到行气活血的目的，是针灸治病的特色之一，这对治疗顽固的气滞病灶，有着可靠的效果。

四、讨论

（一）病机讨论

本病是临床多发病种，除急性扭伤之外，大部分为慢性发病。本病的病因包括内外两方面因素。中医认为气血亏虚、营卫不和、肝肾虚损，是其发病的内部因素；风寒、湿热、劳损、外伤是其发病的外部因素。经络气血不通，痰瘀互结阻塞，血不养筋是本病的基本病机。正气不足，卫外不固，风、寒、湿邪乘虚侵袭人体，痹阻膝部经络，是发病的基本过程。膝关节周围筋骨、肌肉疼痛，重着酸楚，麻木不仁或关节屈伸不利，甚则局部僵硬、肿大、变形，是本病的基本表现。

（二）治疗讨论

1. 三法结合治痹

火针与毫针结合施用，同时辅以刺络放血，可取得较好的治疗效果，是正治之大法。《灵枢·官针》记载："焠刺者，刺燔针取其痹也。"刺络放血同样具有独特的功效，破血外出，以血领气，攻克顽固瘀滞，强迫气血运行，显示出针灸疗法丰富的内涵。

2. 早期诊断治疗

本病的发生是病灶长期积累的过程，病程长，早期症状较轻，不易引起患者重视，明显影响生活质量时才就医治疗。早期诊断与治疗有着重要的临床意义，一旦膝关节出现变形则不可逆转，给患者生活带来极大的不便。

3. 注意并发症

本病的发生有可能与其他病证并发，临床中应注意原发病证。在相当一部分患者中，静脉回流障碍，往往与本病并发。膝部本身就是血液循环的薄弱部位，静脉回流不畅，必然导致膝关节代谢障碍，气血运行受阻，而引发本病，所以应密切注意患者下肢静脉回流情况，改善下肢血流状态对本病的好转有着积极的意义。

（三）预防

1. 控制饮食

体重超标会增加膝关节的负担，引起或加重膝关节的损伤。注意饮食摄入，合理控制体重，可以有效减轻膝关节负担，保持膝关节的健康。

2. 适当运动

适当运动可以促进筋骨肌肉的新陈代谢，促进关节组织更好地吸收营养物质，延缓膝关节老化。锻炼方式可以选择慢跑、骑自行车、打太极拳等。注意不要选择蹲起或登山运动，以免引起膝关节的损伤。

3. 关节保暖

膝关节属下肢，易受寒凉侵袭，因此注意下肢保暖，是保护膝关节的重要措施。即便在暑热季节，也要注意避免膝关节被空调、风扇直吹。如果膝部总有寒冷感，则更需要注意关节保暖，预防膝关节痛的发生。

第十章　皮　肤　病

皮肤是包裹人体表面的组织，直接与外界环境相接触，是人体结构的重要组成部分。皮肤有保护机体、防御外邪、排泄汗液、调节体温、辅助呼吸的作用。人体表面亦称皮毛，是表皮和附着于皮肤的汗毛的合称。《素问·五脏生成篇》记载："肺之合皮也，其荣毛也。"说明皮毛与肺经敷布的卫气关系密切。

皮肤病种类繁多，病机也各不相同，但其主要病因不外乎六淫外感、七情内伤、痰饮、瘀血或外伤损害等因素。由于皮肤置于自然环境之中，外感六淫是引发皮肤病的重要因素。六淫外邪可直接入侵皮肤，在肌肤之间与气血相搏，导致肌肤局部气血不通。《诸病源候论》载："由风邪与血气相搏于皮肤之间不散。"这是外邪引发皮肤病的基本病机。七情内伤是导致皮肤病发生的内在因素，实践证明皮肤病的发生与发展，与情志太过有着密不可分的关系，如心情郁闷，或烦躁不安，导致心神不宁；或肝气郁滞，气血逆乱，则心火内生；或肝胆蕴热，热邪伏于营血，外发肌肤，引发各种皮肤病。现代医学"脑-肠-皮"轴理论告诉我们，大脑不但与胃肠道有上下互通的联系网络，同时和皮肤之间也有相互联系的内在通道。因此稳定中枢神经系统，提高胃肠道的消化功能，是皮肤病得以治愈的内在条件。中医理论与"脑-肠-皮"轴理论有着高度的契合性，皮肤病的引发与大脑有关，皮肤病的发展与胃肠道的虚亏有关。气血化生不足，肌肤不得气血荣养，是皮肤病迁延难愈的主要因素。久病入络，病邪深入血络之中，是皮肤病难以治愈的主要原因。

针灸治疗皮肤病有着独到的治疗效果。皮肤病初起具有一定的突发性，病势较急，多为实证，治疗当以泻实为主；经久不愈，病程延绵，多为虚证，治疗当以补虚为主。三通法泻实补虚方法多样，如果实邪壅盛，可用强通法刺络放血，以期邪出正安；如果正邪并立，相搏腠理之间，可用温通法火针重刺，开门放邪，激发气血，以散邪期病转；如果正气衰弱，气血不荣腠理，可用微通法毫针调和经络气血，以期扶正归原。总之皮肤病的针灸治疗，应依据病证新久虚实，参合施用三通法。

第一节　缠腰火丹（带状疱疹）

带状疱疹为急性疱疹性皮肤病，中医称"缠腰火丹""蛇丹"，俗称"蜘蛛疮""蛇串疮"。明代王肯堂《证治准绳·疡医》腰部篇记载："或问：绕腰生疮，累累如珠，何如？曰：是名火带疮，亦名缠腰火丹。"明代陈实功《外科正宗·火丹》记载："火丹者，心火妄动，三焦风热乘之，故发于肌肤之表。有干湿红白之异，干者色红，形如云片，上起风粟，作痒发热，此属心肝二经之火……湿者色多黄白，大小不等，流水作烂，又且多疼，此属脾肺二经湿热……腰胁生之，肝火妄动，名曰缠腰丹……"阐述火丹的病因是心火妄动，三焦风热，再加肺脾二经湿热，导致肌肤表面生出黄白色疱疹，溃破流水，疼痛难忍。现代医学认为，本病由带状疱疹病毒感染所致。感染、发热、外伤、肿瘤等均可诱发本病。本病易发生于春、秋季，不受年龄限制，罹患一次后，可获免疫。

一、病因病机

1. 心火过旺

本病多由情志所伤。心事重重，心神浮躁，夜不得寐，心肾不交，心火不得肾水相济，随血脉下行，热入小肠，由于手、足太阳经相连，膀胱经亦热；心火热及心包经，传注少阳三焦，三焦蓄热，热灼肌肤；带脉与膀胱经有同行之处，膀胱经蓄热，有可能导致带脉发病而成疱疹。由此可知，心火过旺，营造了引发本病的内在环境。

2. 肝经郁火

情绪抑郁，肝郁不舒，肝经郁火不得疏解，复感火热时毒，厥阴郁火传注少阳，使少阳经热邪四溢。少阳热邪与带脉气血混行，若此时心火内热环境已成，二因相兼，热邪熏灼肌肤发为本病。说明心火内热是引发此病的条件，肝经郁火是引发此病的诱因。

3. 脾胃湿热

饮食不节，脾胃嘈杂，水谷停滞，致脾胃湿热内蕴。若复感火热时邪，则阳明、太阴经络易受侵袭。脾、胃二经湿热毒邪不得疏散，此时如遇心火内热环境，则湿热毒邪外溢，浸淫肌肤，可在带脉循行以外的部位发为本病。

二、临床表现

本病初起时，皮肤灼痛发热，继则出现密集成簇的丘状疱疹。水疱如绿豆或黄豆大，疱疹之间皮肤正常，患部刺痛，水疱多呈带状分布于身体一侧，以腰肋部、胸部为多见，头面部、其他部位少见。发于头面部者，疼痛剧烈。

1. 肝郁热盛

皮损疱疹鲜红，疱壁紧张，灼热刺痛，伴口苦咽干，烦躁易怒，大便干或小便黄，舌质红，苔黄腻，脉弦滑数。

2. 脾虚湿蕴

皮损疱疹颜色较淡，疱壁松弛，口黏不渴，食少腹胀，大便时溏，舌质淡，苔白或白腻，脉沉缓或滑。

3. 气滞血瘀

皮损疱疹消退后，病灶表面与周围肌肤几乎一样，但局部疼痛经久不止，舌质黯，苔白，脉涩，是带状疱疹后遗症证候。

三、治疗

（一）治则

清心泻火，疏肝健脾，通经活络。微通、温通、强通三法结合施用。

（二）微通法治疗

1. 取穴

（1）基础穴。

劳宫、支沟、阳陵泉、丘墟透照海、阿是穴。

（2）辅助穴。

肝郁热盛：行间、大敦。

脾虚湿蕴：隐白、内庭。

气滞血瘀：期门、血海。

2. 刺法

毫针：阿是穴围刺加散刺，用平补平泻法；丘墟透照海在患侧取穴，3寸针透刺；余穴用泻法。留针30分钟，每日或隔日一次。

3. 方义

本病早期是实热证，清泻内热、疏通气机是治疗取效的重要方法。《素问·至真要大论篇》记载："诸痛痒疮，皆属于心。"说明疮疡与心火关系密切。劳宫穴为手厥阴心包经之荥穴，五行属火，有清心泻热、消肿止痛痒的功效，可清泻心火，消除病灶肿痛。支沟穴属手少阳三焦经，五行属火，有清利三焦积热、通降胃肠腑气的作用，可通泻三焦之火，疏畅三焦气机，消除病灶肿痛。阳陵泉穴为足少阳胆经之合穴，亦是胆的下合穴，"合治内腑"，故取阳陵泉穴有疏肝利胆、舒筋活络之功，可清泻肝胆之热，疏通肝胆气血郁结，消除病灶肿痛。丘墟穴为足少阳胆经之穴，照海穴为足少阴肾经之穴，透刺此二穴有疏肝涵木、调理气机之功，在患侧取穴则可直接调控气血，缓解患侧疼痛。阿是穴取穴范围是疱疹发生范围内的破损肌肤，在病灶局部针刺可直接改善气血运营，疏散湿热毒邪，达到消肿止痛的治疗目的。阿是穴的围刺法，可从病灶底部调控气血，活血化瘀，是局部治疗的有效方法；散刺法可从病灶上部调控气血，活血化瘀，消肿止痛。针刺数量，依据病灶大小灵活掌握。

肝郁热盛型带状疱疹加刺行间穴、大敦穴，以疏肝理气，清泻肝热。行间穴为足厥阴肝经之荥穴，五行属火，为肝木之子，根据"实则泻其子"，针刺本穴有清肝泻热、疏肝解郁、凉血安神的作用；大敦穴为足厥阴肝经之井穴，有疏肝理气、调经和营的作用，可以清泻湿热，调理气机。二穴合用，有疏散肝经郁热、清泻胆经热毒的功能，可辅助基础穴治疗肝郁热盛型带状疱疹。

脾虚湿蕴型带状疱疹加刺隐白穴、内庭穴，以健脾和胃，利湿清热。隐白穴为足太阴脾经之井穴，五行属木，有健脾和胃、泻热利湿、疏肝理气的作用；内庭穴为足阳明胃经之荥穴，五行属水，"荥主身热"，故针刺本穴有清胃泻火、疏散身热、理气止痛的作用。二穴合用，能健脾利湿，清胃泻热，可辅助基础穴清除内蕴湿热，治疗脾虚湿蕴型带状疱疹。

气滞血瘀型带状疱疹多见于后遗症期，临证加刺期门穴、血海穴，以活血化瘀，通经活络。期即周期，门即门户，两胁肋如门，经气运行至此为一个周期，故称期门。期门穴为足厥阴肝经之募穴，为足厥阴肝经、足太阴脾经、阴维脉的交会穴，具有健脾疏肝、理气活血的作用；血海穴属足太阴脾经，有健脾利湿、清热活血的作用，故可治疗皮肤病。二穴合用，能疏肝健脾，活血化瘀，可辅助基础穴活血通络，疏散病灶顽固瘀滞，治疗带状疱疹后遗症。

（三）温通法治疗

1. 取穴

阿是穴。

2. 刺法

火针：快针点刺发疹的疱体，点破疱体，流出疱液。隔日一次或每周2次。

3. 方义

火针具有活血化瘀、开门放邪的作用。本病是湿热毒邪内蕴，发疱成疮而成，疱中之液为毒邪集中所在。火针点破疱体，排出疱液，即开门放邪，将毒邪排出体外的过程。火针点刺后，疼痛可立刻减轻，火针还可提高局部免疫，使病证得到快速好转。

火针无论在本病新发时，还是在后遗症期时施用，均可取得良好疗效。

（四）　强通法治疗

1. 取穴

新发：龙眼。

后遗症：阿是穴。

2. 刺法

新发：锋针速刺放血。

后遗症：阿是穴放血的基础上可加拔血罐。

3. 方义

龙眼穴是经外奇穴，在小手指第二、三骨节间横纹外端，握拳取穴。本穴位于手太阳小肠经所过部位，具有清热、利湿、镇痛、活血、化瘀的作用。心与小肠相表里，心属火，主血脉，龙眼穴放血，可以清心火而泻内热，是治疗新发带状疱疹的有效方法。

带状疱疹后遗症之所以经久不愈，是局部气虚而血瘀，毒邪藏于血络肌肤之间，顽固不化所致。病灶局部放血，以血领气，促进血液循环，是治疗带状疱疹后遗症的有效方法。加拔血罐，可以增加出血量，具有强化活血、化瘀、消肿止痛的治疗效果。

四、讨论

（一）　病机讨论

本病起因多为心火内蓄，加之肝脾失调。肝郁化火，肝胆火盛，饮食不节，脾胃湿热，是引发本病的直接原因。湿热毒邪蕴结于肌肤，营卫气血不通，不通则痛，故见灼热疼痛难忍，湿热蕴聚于表，不得宣泄则起疱疹。本病的临床表现以发生水疱、剧烈刺痛为主要特征，带脉受缠，则发胸背，脾胃热淫，则发头面或其他部位。

（二）治疗讨论

本病是实热证型，治疗上当以清热利湿解毒、通经调气止痛为主。取龙眼放血，即可得效。龙眼穴为经外奇穴，有清热利湿、化瘀通经之功，为治疗带状疱疹之经验效穴。放血疗法泻热解毒利湿之功显著，在阿是穴处放血，可以泄其恶血，疏通局部之经络，通调郁滞之病所，消肿止痛之效极佳。此法除在治疗后遗症时施用外，亦可在前期治疗中施用。在阿是穴放血的基础上，以毫针刺劳宫、支沟、阳陵泉，具有清利心火、泻肝胆郁热、行气消滞、活血通经止痛之功。再以毫针在患侧透刺丘墟、照海，可调理气机。依据病证类型，加辅助穴，施以有针对性的调控，旨在通畅经络气血，排尽内蕴病邪，提高消炎止痛的治疗效果。

除毫针、锋针治疗外，加火针点刺，是加速病证治愈的有效之举。火针开门放邪、火郁发之的针刺效应，在本病的治疗中可以得到充分地发挥，使湿热毒邪快速排出体外，有效提高治疗速度，避免后遗症的发生。本病日久，肌肤表面疱疹破溃，湿热毒邪得以外泄，病证即可好转，但如果机体免疫不强，祛邪不尽，余邪稽留经络肌肤之间，阻滞气血运行，则可形成气虚血瘀、局部疼痛不止的顽固后遗症，经久不愈。后遗症迁延日久，疼痛难忍，治疗中火针点刺、锋针刺络拔血罐、毫针围刺加散刺三种针法轮流施用，方可取得满意效果。

（三）预防

1. 注重个人卫生

带状疱疹病毒可经呼吸道黏膜进入人体，故保持个人卫生，勤洗手，尽量少用手指接触口鼻，是重要的防护方法。同时，也要保持皮肤干净，勤换内衣裤，尽量减少病毒感染的机会。

2. 作息稳定

维持作息时间的稳定，就是维持人体生物钟的稳定。生物钟稳定可以使机体内分泌系统、免疫系统旺盛而有序。尽量避免由熬夜等不良作息导致的内分泌系统紊乱，而易感毒邪。

3. 合理饮食

注意饮食的科学性，少食辛辣厚味，避免脾胃湿热内蕴。多食新鲜水果、蔬菜，多饮水，增加维生素的摄入，维持营养均衡。

4. 锻炼身体

加强锻炼，增强抵抗力，提高自身抗击病毒的能力。

第二节　湿　疹

湿疹是以皮肤出现丘疹、水疱、渗出、糜烂、瘙痒或粗糙增厚等为主要症状的一类疾病，反复发作，易成慢性疾患。中医古籍中没有"湿疹"一名，一般根据发病部位、皮损特点论述为不同的疾病。婴儿发于面部的为"奶癣"，发于耳部的为"月蚀疮"，发于四肢肘腘弯的为"四弯风"，发于阴囊周围的为"肾囊风"等。明代陈实功《外科正宗·肾囊风》记载："肾囊风乃肝经风湿而成。"清代顾世澄《疡医大全·腰膝部·四弯风门主论》记载："四弯风，生于两腿弯及两脚拗，每月一发，形如风癣。"现代医学认为本病与变态反应密切相关，与环境、气候、皮肤细菌性感染、内分泌代谢紊乱、自主神经功能紊乱有关；遗传因素亦为本病的发病因素之一。

一、病因病机

本病的发生是内、外因相互作用的结果。本病形于外而实发于内，饮食伤脾，过食辛辣、腥味发物之品，以致脾胃为湿热困扰，运化失职，水湿内泛，再兼腠理不密或涉水浸湿，外受风湿热邪，内外之邪相搏，泛于肌肤，发为湿疹。本病男女老少皆可发病，先天禀赋不足者多发。本病发病无明显的季节性，但不同季节病发类型有所不同。

1. 外感病邪

腠理素虚，卫外不固，加之经常涉水浸湿，湿性黏滞，聚于肌肤腠理，进一步影响卫气宣发。营卫失和，血行不畅，风热湿邪乘虚而入，充于肌肤。病邪与气血互相搏结，浸淫肌肤，发为湿疹。

2. 湿热内蕴

饮食不节，嗜食肥甘厚味、辛辣之品，脾胃受损，运化失常，水湿内停，郁久化热。湿热壅滞不得发散，聚于肌肤，与气血相搏，阻滞气血而发湿疹。

3. 血虚风燥

七情过度，情绪不佳，心浮气躁，致心火炽盛，耗损心血，使营血亏虚。血虚则肝阴不足，肝风内涌，风犯肌肤，气血失荣，肌肤湿疹叠生。

4. 脾虚湿阻

机体阳气素虚，脾胃生理功能低下，或因饮食失节，损伤脾胃，致脾失健运，津液不得输布。水湿蓄积于玄府内外，浸淫肌肤，而发湿疹。

二、临床表现

本病根据病程可分为急性、亚急性、慢性三类。急性湿疹为密集的点状红斑或粟粒状丘疱疹，很快发展成小水疱，破溃后形成片状糜烂面；亚急性湿疹为急性湿疹迁延而来，症见丘疹兼少数疱疹或水疱，轻度糜烂，瘙痒剧烈；慢性湿疹由亚急性湿疹转变而来，患部皮肤粗糙、增厚，触之较硬，苔藓化，色素沉着，间有糜烂、渗出及鳞屑，病程较长，延至数月、数年之久。

1. 湿热证

急性湿疹多见。初起局部发生红斑，丘疹，小水疱，自觉灼热，瘙痒，水疱破溃后可发生糜烂、渗出；干燥后结黄痂、血痂，若继发感染则有脓痂，皮疹经治疗或自然缓解，可脱屑而愈。或伴有身热，大便秘结，小溲短赤，苔黄腻，脉弦数。

2. 血虚证

慢性湿疹多见。病程迁延，反复发作，表皮损伤，逐渐增厚，表面可有抓痕、血痂、色素沉着，有时呈褐色或暗红色，遇刺激易倾向湿润。本病发展缓慢，可伴有纳食不佳，身体倦怠，大便溏薄，小便清长，舌质淡，苔白或白腻，脉滑或缓。

三、治疗

（一）治则

清利湿热，养血息风，活络止痒。微通、温通、强通三法结合施用。

（二）微通法治疗

1. 取穴

（1）基础穴。

劳宫、风市、血海。

（2）辅助穴。

湿热证：曲池、阴陵泉。

血虚证：中脘、足三里。

2. 刺法

毫针：诸穴施平补平泻法。留针30分钟，每日或隔日一次。

3. 方义

湿疹为疮疡类疾病，均与心火有关，取手厥阴心包经之劳宫穴清降心火，以治疮疡。心包与三焦相表里，三焦有运化水湿之功，刺劳宫穴有利湿解毒、通调经气、活血祛风之功。风市穴属足少阳胆经，位于大腿外侧，是风邪集结之所，为治风要穴，有祛风湿、调气血、通经络的作用。血海穴属足太阴脾经，是调血、祛风、除湿的常用穴，具有健脾利湿、清泻血热之功，是治疗各种瘙痒的效穴。中医有"治风先治血，血行风自灭"之说，三穴合用，可降心火、祛风邪、养血利湿，共奏养血息风、消炎止痒的治疗效果。

湿热证是湿疹新发的证型，清利湿热是治疗的主要原则。曲池穴可清泻大肠腑热，将体内湿热从大肠排出体外，有清热利湿之功；阴陵泉穴有健脾利湿之功，可加强脾脏水液运化功能，疏散积聚的湿热毒邪。二穴合用既健脾利湿，又清热消炎，辅助基础穴可清利湿热，通畅消化道，达到祛除风热湿邪、消炎止痒的目的。

血虚证是湿疹久发的证型，养血活血、息风止痒是治疗的主要原则。中脘穴位于中焦，针刺本穴可提高机体摄取水谷精微的能力，加强气血化生，是血虚之躯增强气血的途径。加足三里穴可以增强脾胃气化，使气血化生更为有利。二穴合用，可增加气血化生，辅助基础穴可养血息风，活络止痒。

（三） 温通法治疗

1. 取穴
病灶局部。

2. 刺法
火针：病灶局部散刺。每周二至三次。

3. 方义
火针有活血化瘀、祛风止痒之功，散刺病灶局部，可以快速改善病灶的气血运营，达到行血祛风、消炎止痒的目的。火针有开门放邪的作用，通过针刺可在病灶表面形成烫伤针孔，针孔深入病灶内部，各种病邪可从针孔外泄，达到直接排邪的治疗效果。

（四） 强通法治疗

1. 取穴
耳背青筋（静脉）、耳尖、委中、背部痣点。

2. 刺法
锋针：耳背青筋、耳尖、委中刺络出血；挑刺背部痣点，出血加拔火罐。

3. 方义

本病虽发于外，形成于肌表，实则内连经络气血，气血不调，风邪侵袭，故患此病。取耳背青筋、背部痣点放血，可活血、祛风、止痒。放血疗法有利湿解毒、调和气血、行血活血之功，血运通畅，则外风可疏，内风可息，故可除痒。耳尖在耳郭微经络中为肝经所主，有清泻肝胆火热的作用，可加强局部的调整，祛邪止痒；治疗中亦可取委中穴放血，以加强治疗。委中穴是足太阳膀胱经之合穴，膀胱经主一身之表，本穴放血既可利湿解毒，又可活血疏表，可强化治疗效果。

四、讨论

（一）病机讨论

本病引发，内因为脾虚湿热，外因为感受风热湿邪，内外因相兼，湿疹则现。本病有新、久之分，新发者为急性发作，多因外感风邪或湿热内蕴引发；久发者为慢性发作，多因病发日久，血虚风燥，绵延难愈。风邪袭于肌表，乱营扰卫，气血不行则生瘙痒；风湿热邪泛溢肌表，与气血互搏，发疱成疮，破溃而出黄水。二因相叠，湿疹乃成。

（二）治疗讨论

治疗当以利湿解毒、活血止痒为大法。

基础穴中，劳宫穴属手厥阴心包经，心包与三焦相表里，本穴位于掌心，既可清理心火，又可激发三焦运化水湿之功；风市、血海为对穴（指两个穴位配伍，寓有一阴一阳、一表一里、一气一血等相辅相成之意），是治疗皮肤瘙痒的常用配伍。二穴配伍有养血祛风之功。三穴合用可调控经络气血，清除湿热毒邪，为本病的好转创造条件。辅助穴中，针对湿热证，可加曲池、阴陵泉，健脾利湿，消炎止痒，可使早期湿疹得到有效治疗；针对血虚证，可加中脘、足三里，加强中焦气化，改善脾胃功能，增加气血化生之源，息风止痒，可使慢性湿疹得到有效治疗。

火针在本病治疗中发挥着重要作用，火针的温热刺激可快速激发病灶局部的气血运营，并通过针孔直接将湿热毒邪排出体外，有效改善症状。火针的刺激强度大，作用时间长，对慢性湿疹治疗效果可靠，故火针是治疗湿疹必用的针刺方法。

刺络放血法可活血行气，清热解毒，取效快速，故为治疗湿疹的常用之法。耳背青盘、背部痣点刺络放血有清热解毒的作用；耳尖放血可清泻肝胆热邪，祛风止痒；委中放血可疏风解表，活血止痒。为了加强疗效，必要时还可在病灶表面刺络放血，可活血祛风，消炎止痒。特别是慢性湿疹，因病证经久不愈，风湿毒邪已入血分，病深而难治，故用放血疗法，放出瘀血，更易取效。

三通法参合施治，是针灸治疗本病的最大优势。毫针刺经，锋针刺络，火针温热刺激病灶，从不同层次、不同部位对本病进行全方位的调控，可使各种类型的顽固湿疹都能得到有效治疗。治疗中如果感觉患者正气不足，可加以任督为纲的整体调控，增加气血运营，扶正祛邪。

（三）预防

1. 洗澡水不宜过热

人体皮肤表面由上皮组织构成，具有保护作用，使细菌不易侵入，并可防止体内水分过分散失。洗澡时需要注意洗澡水不宜过热，皮肤涂上浴液后，要冲洗干净，不要有残留。

2. 减少皮肤刺激

生活环境中，减少对皮肤的刺激。如避免装修房间、新买家具的气味对皮肤的不利影响；对杀虫剂、空气清新剂等皮肤过敏者，应该注意避免接触；贴身衣服、床上用品等要用优质丝、棉材料，以减少对皮肤的刺激。

3. 控制饮食

调配饮食结构，注意营养均衡，多食富含维生素、矿物质的食物。戒烟酒，少食辛辣肥甘厚味，避免损伤脾胃。脾虚湿重者要少食鱼、虾、蟹、羊肉、鲜蘑菇等发物，避免引起过敏反应。

第三节　荨　麻　疹

荨麻疹是以皮肤出现鲜红色或苍白色的瘙痒性风团为特征的过敏性皮肤病。急性者短期发作后多可痊愈，慢性者常反复发作，可历经数月，或经久不愈。中医称之为"风疹""瘾疹""鬼饭疙瘩"等。唐代孙思邈《备急千金要方·疔肿痈疽》记载："论曰《素问》云，风邪客于肌中，则肌虚，真气发散，又被寒搏皮肤，外发腠理，开毫毛，淫气妄行之，则为痒也，所以有风疹瘙痒，皆由于此。"现代医学认为，本病是一种常见的变态反应性皮肤病，其他变态反应性皮肤病均可参照本病治疗。

一、病因病机

本病有急性和慢性之别，急性多因食物、药物或外界因素导致，慢性则与免疫系统或遗传因素有关。

1. 腠理不固

腠理空虚，卫外不固，风寒或风热病邪客于肌肤，致使营卫不和。肌肤中素有郁热，若遇风寒，则寒热相搏，热结肌肤而发白色荨麻疹；若遇风热，则风热相搏，热结肌肤而发红色荨麻疹。外感风热寒邪与内热相搏，郁于肌肤皮毛腠理之间而发病。

2. 胃肠积热

饮食不节，过食辛辣厚味，使胃肠湿热内蕴；或因体质因素，不耐鱼虾荤腥等食物，致胃肠湿热内生；或患有肠道寄生虫病，导致胃肠功能紊乱，传导不畅，湿热内积不得疏利。胃肠湿热不得宣发，溢于肌肤，在皮肤表面出现风团。

3. 情志不遂

情志不遂，忧思郁怒，致肝郁不舒，郁久化火，耗伤阴血；或肝郁气旺，克土犯脾，使脾气虚弱，气血化生不足，运化失调，湿热内积。肝火湿热相搏，血虚生风，肌肤失养，发为慢性荨麻疹。

二、临床表现

初起皮肤出现大小不等的风团样损害，剧烈瘙痒，越抓越多，此起彼伏，可在数小时后逐渐消退，不留痕迹，一日可发作数次。皮损泛发全身，黏膜每可累及，发生在胃肠道时可有腹痛、腹泻或呕吐，严重者可产生喉头水肿，而引起呼吸困难。常伴有发热、恶寒、胸闷气短、腹痛腹胀、恶心等症状，慢性者可反复发作，迁延数月或数年。

三、治疗

（一）治则

清热和营，活血疏风，止痒。以微通法治疗为主。

（二）微通法治疗

1. 取穴

曲池、合谷、风市、血海、三阴交。

2. 刺法

毫针：诸穴用平补平泻法。留针30分钟，每日或隔日一次。

3. 方义

曲池穴为手阳明大肠经之合穴，合谷是手阳明大肠经之原穴，二穴都是治疗荨麻疹的基础用穴。《针灸资生经·第七》记载："合谷、曲池疗大小人遍身风疹。"因本病是内外二因相兼而成，大肠经与肺经相表里，针刺二穴可解肌表外侵病邪；大肠与胃共同承担消化道传导功能，针刺二穴可消导阳明湿热，清除内积湿热。风市穴、血海穴是治疗皮肤瘙痒的重要对穴。作为对穴，风市穴在少阳经，是机体标本相合的阳经之最，血海穴在太阴经，是机体标本相合的阴经之最。前者在阳，偏于气分，后者在阴，偏于血分，阴阳相配，能祛除深入血中之阳邪，是治疗各种湿癣、风疹瘙痒的常用穴。三阴交穴是足三阴经的交会穴，可统调肝、脾、肾气血，行血祛风，清热止痒。诸穴合用共奏利湿清热、活血疏风、和营止痒之功。

四、讨论

（一）病机讨论

本病的发生既有内因，又有外因。内因是体内有热，或为过敏体质；外因来自外界刺激，或是风热寒湿，或是鱼虾发物。内外因素相互作用，外邪与内热混杂其间，壅滞肌肤、黏膜，内疏不得通，外发不得宣，稽留肌表而成荨麻疹。

（二）治疗讨论

内有蕴热，外受风邪，最易发生此证，故治宜清热和营、疏风止痒。方中以曲池、合谷作为组合，既清理胃肠之热，又疏解肌表之邪，达到内外兼治的目的。风市、血海作为组合，既清气分风邪，又解血分湿热，气血两治，达到行血清热、祛风止痒的目的。三阴交可调控足三阴经气血，使肝、脾、肾三脏和谐共济，达到恢复气血有序运营、抵制病邪扰乱气机的治疗目的。诸穴配合可使本病迅速取得疗效。

附：变态反应性皮肤病

变态反应性皮肤病又称过敏性皮肤病，包括湿疹、荨麻疹、特应性皮炎、接触性皮炎、油漆皮炎、麦收皮炎、颜面复发性皮炎、药疹、化妆品皮炎等。中医的"风癣""漆疮""吹花癣"等均属本病，是因机体表虚，卫外不固，脏腑不调，遇刺激而发，表现为皮肤起红斑、水疱，水肿，瘙痒等，具有一定的遗传性。

一、病因病机

本病是由过敏原引起的皮肤病，具体过敏原可分为接触性过敏原、吸入性过敏原、食入性过敏原和注入性过敏原四类。虽然不同的过敏原可引起不同的过敏反应，但主要表现均为多种皮炎、湿疹及荨麻疹等。中医学认为本病发生，既有内因，也有外因；既有先天，也有后天。机体内蕴热邪，复受外部刺激，是本病引发的基本病机。

1. 先天禀性

先天禀性不耐受，皮毛腠理不固，营卫失调，一旦接触冷、热空气等刺激，或药物、化纤品、花草等物质，过敏原就会外侵皮肤，与气血相搏于肌表而发病。

2. 素体内热

素体脾虚，或饮食不节，脾失健运，饮食停滞，滞而生热，湿热内蕴。如果复感外邪，内外两邪相叠，发于肌肤，与气血相搏，郁结而发，则致本病。

3. 幼儿胎遗

幼儿胎中受母体遗热，导致机体湿热内蕴，若出生后复感风湿热邪，胎毒与外邪相合，搏于肌肤则起皮炎，风盛则瘙痒不休，热扰则心神烦躁，寐不能安。

二、临床表现

此类病种繁多，症状表现也不尽相同。

1. 接触性皮炎

本病为接触动物类、植物类、化学类、金属类、光敏性等物质引起的皮炎，轻者局部皮肤出现红斑，边界清楚；重者肿胀，在红斑基础上发生丘疹、水疱或大疱，糜烂、渗出等损害。皮损一般仅局限于接触部位，以露出部位为多，边缘清楚，形态与接触物大抵一致。自觉灼痒，重者感疼痛，少数患者尤其是皮疹泛发全身者有时可伴有畏寒，发热，恶心，头痛等全身反应。

2. 油漆皮炎

漆主要成分是漆酚，纯漆酚 0.001 mg 即可引发皮炎。接触漆树、漆木、漆液、漆器后一般数小时至一日，长者可达两周，即可发病。局部表现可分为皮炎型和荨麻疹型。皮炎型：轻重不等，一般局部先有灼痒，随搔抓出现多数密集、针头至粟粒大小的红色丘疹，伴不同程度的红肿，然后丘疹可迅速变为小疱或大疱，疱壁紧张，疱液澄清，倾向融合，水疱破后呈鲜红色糜烂面，有大量浆液性渗出，干燥后结为黄色浆痂，重者患部红肿明显，可伴有头痛、发热、食欲不振、便秘、心悸等全身症状。荨麻疹型：一般局部无急性炎症表现，仅感瘙痒，由于搔抓出现大小不等的风团，消退稍迟缓，有明显的皮肤划痕症。

3. 麦收皮炎

本病发生于参加麦收者。接触麦穗后先感皮肤局部发痒，当日或次日即于接触部位出现少数散在性针尖至粟粒大小红色丘疹或红斑，常伴有搔抓伤，自觉瘙痒。重者可出现丘疱疹和小疱，以及因搔抓而出现糜烂面，数量多而密集，少数患者可出现荨麻疹或湿疹样皮炎。发病部位因劳动方式不同而有差别，主要见于接触麦穗和麦芒的部位。

4. 颜面复发性皮炎

本病是一种多见于女性颜面部的轻度红斑鳞屑性皮肤病，春、秋季易反复发作，亦称复发性潮红脱屑性面部红皮症、面颈部糠疹皮炎，男性亦可发病。本病可能与花粉、化妆品、日光照射、温热、尘埃等刺激有关，女性患者可能与卵巢功能障碍、精神紧张及疲劳、消化功能障碍、自主神经功能紊乱等因素有关。本病多发于春、秋季，且常反复发作，以 20～40 岁女性常见，常先从眼睑周围开始发病，渐延及颧颊部、耳前部，皮损为轻度局限性红斑，上覆细小糠状鳞屑，有时伴轻度肿胀，但亦可发生丘疹、水疱、糜烂渗出以及浸润、苔藓化。

三、治疗

（一）治则

调理气血，清利湿热，祛风止痒。微通、温通、强通三法参合施用。

（二）　微通法治疗

1. 取穴

曲池、大包、风市、血海、三阴交。

2. 刺法

毫针：诸穴用平补平泻法。留针30分钟，每日或隔日一次。

3. 方义

曲池穴是治疗皮炎的重要穴位，为手阳明大肠经之合穴，肺主皮毛，肺与大肠相表里，故针曲池穴既可清热利湿，又可疏解皮毛风湿热邪，通过充盈气血，淡化皮表的过敏反应；大包穴是脾之大络，脾主肌肉，灌溉四肢，可总揽全身阴阳诸经，取之可调和全身气血，提高机体抗过敏的能力，减少过激反应对机体的损伤；风市穴、血海穴作为对穴，可缓解瘙痒症状，平静焦躁情绪，有利本病恢复；三阴交穴可统调足三阴经，使肝、脾、肾气血升降通达，整体气血阴阳和谐，为本病好转创造有利环境。

（三）　温通法治疗

1. 取穴

病灶局部。

2. 刺法

火针：散刺病灶局部。每周二至三次。

3. 方义

火针具有扶正祛邪之功，能行血通络，开门放邪。火针刺激病灶局部，可祛风散邪而止痒，通经活络以消肿，是治疗各种变态反应性皮肤病的有效方法，可以快速消除症状，利于皮损部位的恢复。

（四）强通法治疗

1. 取穴

委中、耳背青筋（静脉）。

2. 刺法

锋针：刺络放血。隔日一次或每周二次。

3. 方义

刺络放血是治疗皮肤病的常用方法，是遵古训治疗血虚风燥引发的皮肤病的有效实践。委中穴放血可疏风解表，使太阳经气血升降有序；耳背青筋放血可清泻肝胆实热，祛风行血止痒。刺络放血，是本病得以快速好转的有效手段。

四、讨论

（一）病机讨论

本病的发生与患者的过敏性体质有关，引起过敏反应的过敏原种类繁多，食物中最易引发的是鱼、虾、肉等蛋白质类食物，生活环境中的化妆品等物质，或通过呼吸道进入人体内的冷、热空气及其他刺激性气体。中医学认为本病多与先天因素有关。隋代巢元方《诸病源候论·小儿杂病诸候·漆疮候》记载："人无问男女大小，有禀性不耐漆者，见漆及新漆器，便着漆毒，令头面身体肿，起隐胗色赤，生疮痒痛是也。"指出不论男女老少，如果先天禀性不耐漆气，只要闻到漆气及新漆器的味道，就会因漆气引起过敏反应，使人头面身体发肿，皮肤起红色隐疹，溃破成疮，又痒又痛。说明漆气作为致敏物，可以使不耐漆气人群产生过敏反应而引发皮炎。明代王肯堂《证治准绳·疡医》疥癣篇记载："面上风癣，初起痦瘟，或渐成细疮，时作痛痒，发于春月，名吹花癣，女人多生之。此皆肺经蕴积风热，阳气上升，发于面部，或在眉目之间，久而不愈，恐成风疾。"指出头面生出的风癣，又称吹花癣，多发于春月。由脾胃素虚，风热内蕴，复外受风邪所致。多生于颜面，初似隐疹，甚则起片如云，抓之生白屑，以妇女为多见。明代陈实功《外科正宗·奶癣》记载:"奶癣因儿在胎中,母食五辛,父飧炙煿,遗热与儿,头面遍身发为奶癣,流脂成片,睡卧不安,瘙痒不绝。"指出如果母亲过食辛辣,父亲过食烧烤食物,就会将热邪传给胎儿,使胎儿出生后发生奶癣,瘙痒不绝,睡卧不安,流脂成片。说明幼儿发生奶癣与体质有关。清代顾世澄《疡医大全·颧脸部·粉花疮门主论》记载:"粉花疮多生于室女,火浮于上,面生粟累,或痛或痒,旋灭旋起。"粉花疮多生于年轻女性,面生粟疹,或痛或痒,一边灭一边起,相当于西医所说的化妆品过敏,类似接触性皮炎。

(二) 治疗讨论

本病治疗注重调理气血,旨在通过调控机体气血运行状态,提高机体抗过敏反应的能力,缓解反应过激对机体产生的伤害。实践证明,过敏体质者在体质强壮时,过敏反应相对较少,即便发生反应,症状也相对较轻;体质虚弱时,过敏反应相对增加,发生反应后症状相对严重。这就说明过敏反应与机体的正气水平密切相关,维持机体情绪豁达,气血旺盛,是预防变态反应性皮肤病的重中之重。所以治疗本病的根本大法是以调控气血为主,改善机体内环境,减少过敏反应发生的机会。

本病的致病原因是湿热、风邪或致敏物质入侵血分,导致营卫失调。故治疗中微通、强通结合施用,毫针微通经络,调控气血;以锋针刺络放血,行血祛风。二法结合既有调和气血营卫之功,又有清利湿热、祛除风邪而止痒之效,故可治愈本病。如果患者正气不足,可加以任督为纲的整体调控,以扶正祛邪。

(三) 预防

1. 合理饮食

注意饮食搭配,确保营养均衡。多食富含维生素的果蔬,确保维生素的摄入;注意饮食调理,均衡营养,避免接触过敏原及刺激性食品。

(1) 刺激性饮料。

忌烟酒、浓茶、咖啡、可可等。避免辛热之味走窜肌肤,生热耗血,导致内热更甚;同时茶及咖啡等饮品可刺激大脑皮层,产生高度兴奋,而使病情加重。

（2）刺激性食物。

忌葱、蒜、韭菜、辣椒等刺激性食物。这些食品辛燥温热，动风耗血，易使湿热内蕴，助长过敏反应；同时这些食品也有温阳助气的作用，兴奋大脑皮层，导致情绪不稳，从而加重病情。

（3）鱼腥发物。

忌食虾蟹、羊肉和各种烤炸烟熏食品等蛋白质类发物。这些食物助热动风，能加重风湿热邪；同时蛋白质最易产生过敏反应，从而使过敏反应过激，加重皮损症状。

2. 保护肌肤

加强对肌肤的保护。避免损伤角质层，如洗澡时水温不宜过高，搓洗不宜过度；避免在阳光下过度直晒，减少紫外线对皮肤的损伤。

3. 保持身心健康

心态平和，保持情绪稳定，避免七情内伤；注意锻炼身体，稳定作息时间，避免过劳或过逸。

第四节　粉　　刺

粉刺是一种发生于毛囊、皮脂腺的慢性炎症性皮肤病，多发于青年男女。中医又称"肺风粉刺"，隋代巢元方《诸病源候论·面体病诸候·面疱候》记载："面疱者，谓面上有风热气生疱，头如米大，亦如谷大，白色者是。"本病好发于颜面、胸、背等处，相当于现代医学的"寻常痤疮"，损害毛囊、皮脂腺及表皮。

一、病因病机

肺经风热，熏蒸肌肤，风热蕴结于面；或过食辛辣油腻之物，脾胃湿热蕴积，侵蚀肌肤，湿热蕴结于面；或情志不畅，肝郁气滞，冲任不调，肌肤疏泄功能失畅，气血瘀滞于面，一些青年女性在月经来前，发病加重。总之，本病由肺经风热，脾胃湿热，冲任不调，导致热邪内蕴，卫外失固，风邪侵袭而引发。

二、临床表现

面、胸、背部出现黄白色小点或丘疹、脓疱、黑点粉刺、结节等，常伴有皮脂溢出，如脓疱破溃或吸收后有暂时性色素沉着，肌肤表面出现小凹坑状疤痕，或有结节形成。

1. 肺经风热

发于头面，疱疹色红或有痒痛，颜面潮红，鼻息气热，口微渴，大便干，多见于疾病的初期阶段，舌边尖红或尖部芒刺，苔薄黄。

2. 脾胃湿热

多有头面皮肤油腻不适，毛孔粗大，多发疼痛性疱疹及脓性疱疹或在鼻端起疱，并伴有口臭，口干不欲饮，尿赤便秘，舌质红，苔黄腻，脉弦滑或滑数。

3. 冲任不调

病情与月经周期有关，女性乳胀不适，可伴有月经不调或经色暗淡，月经期间病情加重，舌质红，苔黄，脉弦细或弦数。

三、治疗

（一）治则

疏风宣肺，健脾利湿，清热解毒。微通法与强通法结合施用。

（二）微通法治疗

1. 取穴
（1）基础穴。
合谷、曲池、内庭、侠白。

（2）辅助穴。

肺经风热：鱼际、风池。

脾胃湿热：阴陵泉、天枢。

冲任不调：血海、三阴交。

2. 刺法

毫针：诸穴以泻法为主。留针 30 分钟，每日或隔日一次。

3. 方义

合谷穴为手阳明大肠经之原穴，曲池穴为手阳明大肠经之合穴，二穴有清泻阳明湿热之功。肺与大肠相表里，清泻大肠经可泻肺经风热。本病发生责于肺、脾热邪内蕴，二穴合用，既清阳明又清太阴，一举两得。阳明胃经多气多血，经脉上循行于面部，下达于足，故配内庭穴以清泻阳明经气，疏解面部湿热。侠白穴属手太阴肺经，有宣肺通络、理气宽胸的作用，针此穴可清泻肺经风热，宣散肌肤郁结。诸穴合用可疏泄肺、脾热邪，疏通局部气血，使肌肤内能通达，外可宣疏，气血调畅，病患可愈。

肺经风热型粉刺加取鱼际穴、风池穴，以清肺热，散风邪。鱼际穴为手太阴肺经之荥穴，"荥主身热"，故本穴有清理肺经内蕴之风热的作用，可治肺经风热引发的头面粉刺。风池穴属足少阳胆经，与阳维脉交会。风邪自古就有"上先受之"的说法，风池穴为风邪入侵的门户，阳维脉联系诸阳经，主一身之表，胆和肝相表里，故本穴既治内风，又治外风，凡外风内火引发的头部病证均可治之。二穴合用可疏解肺经风热，辅助基础穴治疗肺经风热型粉刺。

脾胃湿热型粉刺加取阴陵泉穴、天枢穴，以健脾胃，利湿热。阴陵泉穴为足太阴脾经之合穴，可健脾利湿；天枢穴为大肠经之募穴，可清利阳明湿热。二穴合用可利湿清热，健脾益胃，辅助基础穴治疗脾胃湿热型粉刺。

冲任不调型粉刺加取血海穴、三阴交穴，以调和冲任，养血调经。血海穴属足太阴脾经，具有养血通经的作用，可治疗月事之病。三阴交穴有调控脾、肝、肾气血的功能。脾生血，肝藏血，肾摄血，针本穴有调和冲任的作用。二穴合用可养血调经，调和冲任，辅助基础穴治疗冲任不调型粉刺。

（三）强通法治疗

1. 取穴

耳尖穴、背部痣点。

2. 刺法

锋针：耳尖速刺出血；背部痣挑刺出血，后辅拔血罐。隔日一次或每周二次。

3. 方义

刺络放血有活血化瘀、清热解毒的作用。《杂病源流犀烛·耳病源流》记载："肺主气、一身之气贯于耳，故能为听。"说明肺经与耳有密切的关系，所以耳尖放血有清肺经风热的作用，同时对膈上之火亦有明显的清泻效果。火性炎上，上焦最易为火邪所伤，粉刺多发生在头面及胸背之间，耳尖放血可疏解上焦风热或湿热。背部痣点是气血瘀滞的病理反应点，背部乃太阳经循行所过部位，痣点刺络放血，外可疏解皮毛风热，内可祛除脾胃湿热，与耳尖放血相配合，有祛除热邪、通畅气血之功。

四、讨论

（一）病机讨论

粉刺是好发于青年男女的皮肤病，严重者可影响容貌，造成痛苦。本病的发生与肺、脾、胃、肝有热，冲任不调，营卫不和有关。正常情况下，肝脏主疏泄条达，脾脏主运化水谷，上输精微于肺，肺输气血于皮毛，则卫气和而分肉解利，皮肤调柔，腠理致密，维持肌肤正常宣发与通达，发挥正常防御外邪的作用，肌肤表面洁净、润泽、光滑。上述脏腑任一环节失调皆可导致气血瘀滞不通，如肺经风热、脾胃湿热或冲任不调均可造成营卫失和，开阖不利。若内热上行，又复受外邪侵袭，与面部及胸背气血相搏，则结于肌肤，发为粉刺。

（二）治疗讨论

治疗上应以刺络放血为主，调和营卫，清热利湿，祛风解毒。本病多发于面部，其次是胸背部，中医认为人体上下分界为天枢以上为阳，前后分界为后背为阳，故本病发于阳位。从病机角度看，发病原因多为体内蕴热，热为阳邪，最易犯阳位。背部是督脉和足太阳膀胱经循行的部位，督脉主一身之阳气，膀胱经主人身之表，且诸脏腑之腧穴皆分布于此，故与营卫之气关系密切。粉刺属阳性病变，治疗上则要以背部阳性痣点为主，选择肺俞、脾俞、胃俞、肝俞附近的异常反应痣点，挑刺出血，并拔血罐，以清利湿热毒邪，调和营卫。另外耳尖穴亦是常用之穴，放血亦能起到治疗痤疮的作用，常和背部挑刺配合使用。

除放血外，调控机体内环境，毫针刺经也是必要的治疗措施。通过合谷、曲池清泻大肠，可泻脾胃湿热，亦可泻肺经风热；佐以内庭疏导胃气下行，通畅阳明气血；佐以侠白宣发肺经风热，通畅皮毛开阖。诸穴配合，可为病情的好转创造气血通达的内环境。

（三）预防

1. 注意个人卫生

勤洗澡，勤换衣，保持面部和手部的清洁，洗脸要用温水，特别是油性皮肤，使面部皮脂正常排出。不要用手挤、捏、掐痤疮，以免手上的细菌造成二次感染，使细菌向深部发展，进而在面部形成疤痕，影响美观。

2. 慎用化妆品

有粉刺时要慎用化妆品，因为化妆品中的某些化学物质会使痤疮加重，病程延长。可选择油性小的化妆品，如化妆水或凝胶等。

3. 合理饮食

少食辛辣肥甘厚味，这些食物容易引发粉刺。

4. 规律生活

保持愉快的心情，保障睡眠时间，养成每日排便的习惯，尽量维持生物钟稳定。放松心态，避免情绪急躁，以免造成内分泌失调。

第五节　神经性皮炎

神经性皮炎相当于中医的"牛皮癣"，因其皮损状如牛颈之皮，厚而坚，故名。本病因多发于颈项部，故亦称"摄领疮"。隋代巢元方《诸病源候论·疮病诸候·摄领疮候》记载："摄领疮，如癣之类，生于项上痒痛，衣领拂着即剧，是衣领揩所作，故名摄领疮也。"指出摄领疮属于癣类疾病，长在颈项瘙痒而痛，衣领在患处接触，病即加剧，是衣领在颈项摩擦所致，故名摄领疮。实际就是颈项处发生的癣疮。明代陈实功《外科正宗·顽癣》记载："牛皮癣如牛项之皮，顽硬且坚，抓之如朽木。"描述了牛皮癣的病理特征。明代李梴《医学入门·外科·遍身部》记载："风癣即干癣，搔之则有白屑；湿癣如虫行，搔之则有汁出；顽癣全然不知痛痒；牛癣如牛颈皮，厚且坚。"该书指出癣有干湿之分，干癣搔抓有白屑，湿癣状如虫在皮中行，搔抓有液津出，顽癣则不知痛痒，牛皮癣状如牛颈皮，厚而坚硬。说明顽癣类型不同，症状表现亦不同。清代顾世澄《疡医大全·癫癣部·癣门主论》记载："癣乃风热湿虫四者而成。风宜散，热宜清，湿宜渗，虫宜杀，总由血燥风毒克于脾肺二经耳……牛皮癣顽硬且坚，抓之如朽木。"顾世澄继承前人理论，认为癣是风热湿虫侵袭腠理而发，血燥风毒克于脾肺二经。牛皮癣其状顽硬而坚实，抓之如朽木。清代程国彭《医学心悟·外科症治方药·顽癣》记载："顽癣乃湿热凝聚，虫行皮中，有顽厚坚硬者，俗称牛皮癣。"程国彭认为顽癣的引发，是湿热凝聚的结果。其状如虫在皮中钻行，如果病发皮厚而坚硬者，俗称牛皮癣。本病是一种慢性病，以局部瘙痒、皮肤增厚、皮沟加深等为特征，现代医学又称为慢性单纯性苔藓，本病的发生与长期搔抓、摩擦和精神因素及外在刺激因素有关。

一、病因病机

风、湿、热邪蕴于肌肤，与气血相搏而致；或日久气血亏虚，生风化燥，肌肤不得荣养而成；或情志不遂，气血郁滞，日久耗血伤阴，肌肤血虚生风所发；或血蕴湿热，复感风邪，风湿蕴结肌肤而生。

1. 风湿蕴肤

外感风、湿、热邪，或肌肤素有内热，或外邪力度过强，或感邪日久，导致肌肤表络受损，卫气运营不畅，正邪相搏于肌表之间而发本病。

2. 肝郁化火

情志不舒，肝火内蕴，心情郁闷，心血暗耗，津血两伤。肌肤蕴热不耐外邪淫侵，其中风邪属阳而善行，最易袭入肌肤与内热合而互结，致津血耗损加剧。风热毒邪不得宣发，局部津血枯竭则损伤表络，肌表发为本病。

3. 血虚风燥

血虚风燥是本病反复发作的最终病机。病灶日久不愈，气血津液损耗殆尽，且久病入络，血络损伤不断由表络向里络发展，使局部气血供应日益艰难。血虚风燥使病灶范围不断扩大，病情在缓慢的进程中不断加重，疾病难愈。

二、临床表现

本病初起为阵发性瘙痒，入夜及郁闷烦躁时尤甚，搔抓后出现扁平丘疹，融合成片，色淡红或如正常肤色，皮肤逐渐增厚，纹理加深，形成肥厚斑块，有苔藓样变化或色素沉着，表面有少许鳞屑、抓痕及血痂；局限性神经性皮炎好发于颈、肘、膝及骶部，可泛发全身，多见于成年精神焦虑者及神经衰弱者。常伴有心烦易怒，精神抑郁，失眠多梦，头晕，口苦咽干，病程较长，反复发作，舌苔厚腻，脉弦滑。

三、治疗

（一）治则

祛风利湿，调和气血，润肤止痒。

（二） 微通法治疗

1. 取穴

血海、曲池、委中。

2. 刺法

毫针：诸穴用平补平泻法。留针 30 分钟，每日或隔日一次。

3. 方义

血海穴属足太阴脾经，是调和营血的重要穴位，有行血祛风之功，是治疗皮肤病的效穴；曲池穴属手阳明大肠经，可清泻湿热、消炎止痒，可将体内湿热从消化道排出体外，是治疗各种皮肤瘙痒的效穴；委中穴属足太阳膀胱经，膀胱经主一身之表，可疏解肌表病邪，宣发内外交通。针刺三穴虽未直接治疗疾患病灶，但能改变体内气血运营状态，祛除导致本病发生的内在环境因素，为病证好转创造内部条件。

（三） 温通法治疗

1. 取穴

病灶阿是穴。

2. 刺法

火针：围刺加散刺。隔日一次。

3. 方义

火针在神经性皮炎的治疗中发挥主导作用。火针之热不但可激发局部气血，迅速改变气血瘀滞不行的病理状态，还可通过开门放邪将风热湿邪及瘀血排出体外，使病灶得以快速好转。火针烧红而刺，携带纯阳热气进入病灶深部，刺激强度大，作用时间长，可在病灶深部活血化瘀，有效清除病灶深部病邪，起到其他针法不可取代的治疗效果。

（四）　强通法治疗

1. 取穴

耳背青筋（静脉）、背部痣点、病灶阿是穴。隔日一次或每周二次。

2. 刺法

锋针：挑刺背部痣点刺络放血，缓刺耳背青筋、阿是穴放血。

3. 方义

《灵枢·口问》记载："耳者，宗脉之所聚也。"耳部有多条经络循行，其中除手太阳小肠经外还有足少阳胆经和手少阳三焦经，故耳背青筋放血，既可清泻小肠热，收敛心火，又可疏导手、足少阳经气血，清泻肝胆、三焦郁火，为皮炎病灶康复创造内部条件。背部痣点在太阳经上，太阳主表，故背部痣点上放血可清热解毒，疏风解表，清除体表风热毒邪。病灶阿是穴取于病灶局部表面，局部放血是对病灶的直接治疗。放血泻邪于体外是治疗局部瘙痒的有效方法。

四、讨论

（一）　病机讨论

神经性皮炎是慢性病，也是顽固性难愈皮肤病。本病的发生既与体质因素有关，又与精神因素有关，神经系统的不稳定，往往是引发本病的诱因。中医脏腑理论认为精神因素与心脏、肝脏关系最为密切。情绪不佳，既可致心火内生，又可使肝郁化火，津火两伤，形成了本病发生的内部环境。外邪侵袭是本病的诱发因素，在内部环境已成的条件下，任何外界刺激都可诱发本病。

本病初起可引起皮肤瘙痒不已，夜间尤甚，影响睡眠，进一步影响患者情绪，以致患者出现烦躁气急，进而气滞血瘀，病证治而难愈。如果本病经久不愈，形成慢性皮炎，则久病入络，局部气虚血枯，阴虚化燥，病灶扩大、变深，深处气血壅滞难于疏解，成久治不愈之病。

（二） 治疗讨论

本病治疗重在调理气血，除湿清热，疏风止痒。治疗从整体内环境调控、局部病灶治疗两方面同时进行。内环境中肝、心、脾三脏皆有火热，热邪内蕴，是本病产生的内部基础。清除内热，通畅气血，改变内部病理环境，则本病可得好转。

治疗中，微通法取血海、曲池、委中以调气血、疏风、清除整体内蕴热邪；强通法在耳背青筋、背部痣点刺络放血，以清利湿热、调气血、疏风止痒。两种方法相结合，清泻内蕴热邪、疏通气血经络，为皮炎康复创造阴阳和谐的内环境。

用火针在病灶局部瘙痒处围刺加散刺，及用锋针在病灶局部刺络放血，是对病灶的直接治疗。病灶局部是气血瘀滞、风热湿邪集中稽留之所，也是病证转归的关键部位。只有恢复病灶气血通畅运行，修复病损肌肤，才能使本病得到彻底治愈。火针在本病治疗中发挥着决定性的作用；锋针局部放血虽然有一定的疗效，但针刺深度不够，很难触及病灶深部病邪；毫针刺激局部虽然也有疗效，但刺激量太小，不足以撼动深部病邪。故火针刺激局部具有独特的临床优势，用纯阳热气直抵病灶深部，开门以祛除病邪，温通以激发气血，从而达到扶正祛邪的目的。

三种针法参合施用，整体与局部分调合施，是三通法治疗神经性皮炎的特色所在。若患者体质虚亏，可以依据情况适时增加以任督为纲的整体调控。临床证明，多种针法参合施用是本病取得疗效的保障。思路宽、方法多、针法活，是针灸临床取效的原因之一。

（三） 预防

1. 合理饮食

注意饮食，避免烟酒刺激，少食辛辣肥甘厚味，避免刺激脾胃，酿生湿热；多食新鲜蔬果，确保维生素及矿物质的摄入，保持大便通畅。

2. 规律生活

稳定起居生活，早睡早起，保持睡眠充足。避免情绪波动，保持平和心态。坚持体育锻炼，提高抗病能力。

3. 保护皮肤

避免过度摩擦皮肤；避免热水烫洗；避免皮肤破损，及时护理皮肤，防止感染；保持皮肤湿润，防止水分过度流失，秋冬季节，气候干燥，应外擦保湿霜剂或乳剂，防止皮肤表层老化；注意防晒，避免阳光长时间直射，以免皮肤产生过敏反应。

第六节　白疕（银屑病）

银屑病是一种慢性具有复发倾向的红斑鳞屑性皮肤病，相当于中医学中的"白疕"或"蛇虱"。明代王肯堂《证治准绳·疡医》诸肿篇记载："遍身起如风疹、疥、丹之状，其色白不痛，但瘙痒，抓之起白疕，名曰蛇虱。"清代吴谦《医宗金鉴·发无定处下·癣》记载："松皮癣，状如苍松之皮，红白斑点相连，时时作痒。"现代医学认为本病的病因尚未明确，可能与遗传、免疫、精神刺激、感染等因素有关。

一、病因病机

本病发生多与外感、内伤有关，内外因素互结，是本病引发的主要原因。内因为七情内伤，气机壅滞，郁久化火，心火亢盛或肝火郁结，热邪伏于营卫；或饮食不节，过食辛辣、腥味发物动风之品，脾胃失和，水谷不运，久滞化热。外因为感受风寒或风热毒邪，邪滞肌肤，营卫失调。外因作用于内因，两邪合一，与气血搏于肌肤间，致肌肤失养而成本病。若病程日久，反复发作，阴血耗损，气血不和，化燥生风，经络阻滞，气结血凝，肌肤失养而加快衰老，皮屑大量脱落，则成陈旧性银屑病。

1. 初起

初起多为风寒或风热之邪侵袭肌肤，以致营卫失和，气血不畅，阻于肌表。肌肤湿热蕴积，加外邪瘀阻，外不能宣泄，内不能利导，风热血燥损伤肌表而成本病。

2. 久病

久则气血耗伤，血虚风燥，血络损伤致肌肤失养，皮屑脱落，病情逐步加重；或体质虚弱，气血化生不足，气血津液因虚阻滞，以致肌表失养、而发为本病。

二、临床表现

银屑病初起为淡红色点状斑丘疹，逐渐扩大或融成斑片，边界清楚，表面覆盖干燥的白色鳞屑，刮除表面鳞屑，会露出一层淡红、发亮、半透明薄膜，称为薄膜现象；再刮除薄膜，露出细小的出血点，称为点状出血现象。以上为本病的两大临床特征。病情发展分为进行期、静止期和退行期。进行期具有同形反应的特点，同形反应是指某些皮肤病患者的正常外观皮肤在受到损伤后，发生与原发皮肤病相同的皮损。治疗中应加以注意。患者常伴有皮肤瘙痒，口干舌燥，大便秘结，心烦易怒，小便溲赤等全身症状，舌质红，苔薄白或黄，脉弦滑或数。

1. 风热血燥

本病初起为风热血燥证，表现为皮损鲜红，不断出现，红斑增多，刮去鳞屑可见发亮薄膜，刮去薄膜可见点状出血，伴有心烦，口渴，大便干，尿黄，舌红，苔黄或腻，脉弦滑或数。

2. 血虚风燥

本病久病则产生血虚风燥证，表现为皮损色淡，皮屑较多，伴有口舌失润，大便干燥，舌淡红，苔薄白，脉细缓。

三、治疗

（一）治则

清热利湿，调和气血，祛风止痒。

（二）微通法治疗

1. 取穴

曲池、风市、血海、三阴交。

2. 刺法

毫针：诸穴用平补平泻法。留针30分钟，每日或隔日一次。

3. 方义

曲池穴清利湿热，内外兼调；风市穴、血海穴为阴阳对穴，活血化瘀，祛风止痒；三阴交穴统调足三阴经，调和气机，行血疏风。诸穴合用，内可清热利湿，理气和血，外能散风止痒。

（三）温通法治疗

1. 取穴

病灶局部。

2. 刺法

火针：散刺病灶局部。隔日一次或每周二次。

禁止针刺皮损范围外的正常皮肤，避免"同形反应"的发生。

3. 方义

火针散刺病灶局部，是局部活血化瘀、疏风止痒的重要方法。运用火针温热刺激的临床优势，既活血化瘀，又开门放邪，祛除病灶深部病邪，加快深层气血代谢，促进皮损组织新生，可有效加快治疗进程。

（四）强通法治疗

1. 取穴

委中、耳背青筋（静脉）、膈俞。

2. 刺法

锋针：诸穴刺络放血。隔日一次或每周二次。

3. 方义

银屑病为皮肤病中的痼疾，难治的根本原因是病邪深聚病灶内部血络，刺络放血有行血疏风、清热解毒之效，是治疗银屑病的有效方法。"委中者，血郄也"，因此委中穴是放血的重要穴位。耳背青筋放血可疏解少阳，清利肝胆郁热，通经活络；膈俞穴是八会穴之血会，是胸膈之气转输的部位，心在膈上，肝在膈下，可以交通膈膜上下治疗各种血证，是行血疏风、治疗皮肤病的常用穴位。诸穴合用可以达到调和气血、疏风止痒的治疗目的。

四、讨论

（一）病机讨论

银屑病是西医病名，相当于中医学中的"白疕"，又名"蛇虱"。中医学对本病的记载和论述较详，从文献记载中可知，"白疕"多由热邪内蕴、血燥化风所致。由于气血不调，营卫空虚，腠理不密，外感风邪客于肌肤，如遇血中郁热，两邪相合，致血燥生风，发为本病。因此本病与风邪有直接关系，虽有内风、外风之别，然所生之风皆与气血失调有关，故气血失调为本病之内因。

（二）治疗讨论

银屑病是慢性病，极易复发，为公认的难治之证。本病治疗多从调理气血入手，采用放血疗法，在调和气血的同时，又可祛除血中邪气，从而达到标本兼治、加强代谢、促进新生的目的。临床中取委中、耳背青筋、膈俞放血，可调和气血，清热疏风，特别是进行期的放血治疗，疗效较好。在放血治疗的基础上，采用毫针刺经以调控经脉气血，改变体内气血的运营状态，创造阴阳稳定有序的内环境；采用火针刺激病灶局部，以激发病灶气血流动，疏风散邪，加快皮损新生。三法参合施用，既调气又调血，既治局部又调整体，是慢性顽固性皮肤病治疗得以取效的根本原因。

（三）　预防

1. 避免刺激肌肤

气候对本病有明显的影响，寒冷干燥的天气会对肌肤产生不利刺激，防寒燥、保温湿是预防本病发生的有效措施，但夏季过度湿热对肌肤也有不利影响，因此夏季要保持肌肤的清洁干爽。

2. 避免皮损外伤

生活中要注意对皮肤的保护，避免皮损外伤，当皮损受外伤时，要及时护理，避免感染。保护皮肤健康，可有效减少本病的发生。

3. 避免压力过大

精神压力过大，对皮肤会产生不利影响。现代医学的"脑—肠—皮肤"轴理论指出精神因素是引发皮肤病的重要原因，因此保持平和心态是预防本病发生的有效措施。

第十一章 五 官 病

五官指鼻、眼、口唇、舌、耳五个器官,是人体与外界交换的重要通道。五官分布于头面部,分属于五脏,为五脏之外候。《灵枢·五阅五使》记载:"鼻者,肺之官也;目者,肝之官也;口唇者,脾之官也;舌者,心之官也;耳者,肾之官也。"由此可知,五官的生理功能需依靠五脏精华来维系。因此五官病变虽其候在外,实则与五脏气血阴阳关系密切。

五官是机体内外物质及精神的交换通道,处于外界环境之中,故六淫病邪易侵袭五官。如果卫外能力不足,则外邪内侵并与气血互结于官窍之间,损伤五官经络,引发五官病变。五官内属五脏,五脏精气充盈,气血旺盛,阴阳和谐,是维系五官功能健全的保障。如果七情内伤导致五脏经络气机郁滞,阴阳失和,五脏精气失充不能荣养五官,就会影响五官功能。由此可知,不论外感还是内伤,都可引发五官病变。

五官病证有虚实之分。外感引发的五官病,因外邪侵袭,发病急促,如外感风邪侵袭鼻窍,故速发鼻炎;外感风热,熏灼咽喉,故速发失音等。此时病邪强盛,正气衰势不甚,故以实证为主。内伤引发的五官病,因五脏亏虚、正气不足是缓慢积累的病变过程,所以发病缓慢,如肾精亏虚,耳窍失养,导致耳鸣、耳聋的缓慢发生;肾阴不足,虚火上炎,导致口舌生疮经久不愈等。此时虽邪气不重,但正气已亏,故以虚证为主。引发虚证的原因为身体素虚,精血不足,或急症治疗未愈,转化而来。

五官病的治疗应采取急则治标、缓则治本的基本原则,对实证而言,以泻实为主,但泻实过程中应兼扶正,古有"邪之所凑,其气必虚"之论;对虚证而言,以补虚为主,但补虚应明确补益的目标与方向。

第一节　近　　视

近视是视近物清晰、视远物模糊的病证，又称"能近怯远症"。隋代巢元方《诸病源候论·目病诸候·目不能远视候》记载："夫目不能远视者，由目为肝之外候，腑脏之精华，若劳伤腑脏，肝气不足，兼受风邪，使精华之气衰弱，故不能远视。"本病与远视、散光同属于屈光不正的一类眼病，由遗传生成者近视程度较高，相当于西医学的近视眼。

一、病因病机

本病的形成是先天禀赋不足或后天用眼不当所致。眼睛之所以能够视物，是五脏精华所聚而为。能够看清近物赖于肾水，能够看清远物赖于心火，眼睛屈光的任何改变，都是内脏病变的外在表现。

1. 心阳不足

心主血脉，内寓君火，心阳亏虚，目窍失去温养，神光不得发越于远处，视近清晰而视远模糊。

2. 肝肾亏虚

肝藏血，开窍于目，目得血而能视；肾藏精，精生髓。肝肾两虚，精血不足，以致髓海空虚，目失所养，脑神不足，元神之府化生神机乏力，神气转运失机。久视伤目，过劳伤肾，则神光衰微，无力及远而发本病。

二、临床表现

患者视近物时正常，视远物则模糊不清，多见于青少年、学龄儿童发病。如儿童发病，常有眯眼视物的习惯；高度近视者，眼珠较为突出，远视力显著减退，为了视物清晰，只能靠近所视目标，且常眯眼视物。本病患者易并发云雾移睛证，甚至引起视衣脱离，严重损害视力，应引起高度重视。

三、治疗

（一） 治则

通经活络，益火明目。

（二） 微通法治疗

1. 取穴

攒竹、球后、臂臑、风池、养老。

2. 刺法

毫针：诸穴用平补平泻法。留针30分钟，隔日一次。

3. 方义

本病采用局部取穴与远端取穴相结合的治疗方法，以期达到眼睛局部气血旺盛、眼部外围经络通畅、提高远视能力的治疗目的。局部取攒竹、球后以激发局部气血。攒竹穴属足太阳膀胱经，因其位置在眼睛上部，故有清热明目、祛风通络的作用；球后穴为经外奇穴，在眶下缘外1/4与内3/4交界处，具有清热明目的功效。二穴合用，一针在上，一针在下，可同时调控眼部经络，加快气血运行，聚集目窍精华，改善屈光功能。

远端取穴为臂臑穴、风池穴、养老穴。臂臑穴属手阳明大肠经，为治目疾之经验效穴，因手、足阳明经经气相通，足阳明胃经上达目下，针本穴可调节目窍气血。风池穴属足少阳胆经，该经循行于目外眦，故针本穴可枢转少阳经经气，通畅目窍经络，是治疗本病的常用穴位。养老穴为手太阳小肠经之郄穴，有清头明目、舒筋活络的作用，善治各类眼疾。因心与小肠相表里，手、足太阳经相通，故针养老穴有益阳明目之功，既可治老年的视力下降，又可治青年的视力问题。远端各穴配伍，可达通经活络、益阳明目之效，与局部穴位共奏改善目窍气血、通畅周围经络、恢复视力功能的治疗效果。

四、讨论

（一）病机讨论

近视好发于青少年，尤其是学生。因学生读书日久，用眼过度，以致眼肌疲劳，屈光改变，故本病的发生与用眼习惯有关。科学用眼，避免长时间连续用眼，是防止本病发生的有效措施。注意读书姿势、光线等，也可大大减少本病的发生，故本病应以预防为主，注意用眼卫生。

（二）治疗讨论

本病治疗采用远端与近端相结合的取穴法，局部与远端有机联系，达到局部气血充盈、外围经络通畅的治疗目的。局部取攒竹、球后，激发目窍气血，聚集目窍精华；远端取臂臑、风池、养老三穴，臂臑为阳明经经穴，多气多血，可充盈目下网气血；风池为足少阳胆经经穴，可通达目外眦；养老为手太阳小肠经经穴，不但与少阳经相通，并与心经相表里，所以有益阳明目的作用，可为目窍创造良好的外围环境。远、近结合取穴法的优势在于可以将整体和局部有机结合，局部病灶气血充盈，为病证好转创造物质基础，整体经络通畅，阴阳和谐，为病证好转创造环境条件。局部和整体协调一致，有利于病证好转。

（三）预防

1. 控制用眼时间

避免长时间用眼，连续用眼 1 小时，应休息 5～10 分钟，休息方法是眺望远方，这可有效缓解眼肌疲劳。

2. 控制用眼距离

用眼距离合理，保持良好坐姿，避免距离太近，防止近视发生。不宜使用日光灯照明，防止眼睛受到不良刺激。

3. 控制作息活动

保障睡眠时间充足，让眼睛得到充分休息；增加户外活动，有益于身心健康及缓解眼肌疲劳。

第二节 斜 视

斜视是两眼不能同时注视目标，视轴呈分离状态的一种眼病，以其中一眼注视目标、另一眼偏离目标为特征，中医称"风牵偏视""目偏视""通睛"等。隋代巢元方《诸病源候论·目病诸候·目偏视候》记载："目，是五脏六腑之精华。人腑脏虚而风邪入于目，而瞳子被风所射，使睛不正则偏视。"

一、病因病机

本病多由禀赋不足，患儿眼睛发育不良，或不良习惯造成，也有因头部外伤所致者。成年人脑血管意外患者，亦有并发斜视的可能。

1. 正气不足

先天禀赋不足，脾肾亏虚，卫外失固，阴血亏少，络脉空虚，目窍失养，风邪侵袭，二因相叠而发。

2. 脾胃虚弱

后天失养，脾胃气虚，运化失常，聚湿生痰，复感风邪，风痰阻络，目窍筋脉约束失权而发。

3. 肝肾阴虚

肝肾阴虚，精血不足，阳亢动风，风热、风痰相挟上扰，阻滞经络，目窍损伤而发。

4. 外伤及不良习惯

幼儿意外伤害，如头部受到冲击或震荡，损伤目窍筋脉。或因不良习惯，长时间朝一个方向斜视而发。

二、临床表现

1. 目偏视

双目视物，其中一个眼球位置偏斜，有内斜、外斜之分。患者往往只用一只眼睛视物，两眼交替使用。

2. 通睛证

目珠偏斜向内眦，与生俱来，或幼年逐渐形成，常伴目珠发育不良，能远怯近，视物模糊等症。

三、治疗

（一）治则

疏通经气，调节眼肌。

（二）微通法治疗

1. 取穴

瞳子髎、听宫、臂臑。

2. 刺法

毫针：刺入穴位 1 寸深，先补后泻，补九泻六。留针 30 分钟，每日或隔日一次。

3. 方义

近端取穴：瞳子髎穴属足少阳胆经，是手太阳小肠经、手少阳三焦经、足少阳胆经的交会穴，位于目外眦，外眦是血络会聚之所，针本穴可调控目窍的气血运行，故有疏风明目的作用。远端取穴：听宫穴属手太阳小肠经，是手少阳三焦经、足少阳胆经、手太阳小肠经的交会穴，可从肝筋、肾精、心血等多方面治疗斜视；臂臑穴属手阳明大肠经，有通络明目的作用，是治疗目疾的经验效穴。三穴合用可以通畅目窍的气血运营，恢复筋肉约束的生理功能。

四、讨论

（一）病机讨论

斜视是现代医学之病名，由转动眼球的肌肉部分或全部麻痹造成的斜视，称为麻痹性斜视；由眼球运动的肌力不平衡造成的斜视，称为共同性斜视。麻痹性斜视多因外伤所致，但也有例外者。共同性斜视多与先天不足、小儿发育不良以及用眼不当有关。

（二）治疗讨论

治疗本病以通调经气、荣养目窍、调节眼肌为法则，故远、近端结合取穴以治之。常用穴位以近端足少阳胆经之瞳子髎穴为主，远端手太阳小肠经之听宫穴、手阳明大肠经之臂臑穴为主。眼为人体清窍，五脏六腑之精气皆荣于此。十二经脉中，有七条经脉循行于目窍周围，其他经脉亦通过交接或经别等关系与目窍相通，眼睛之所以能视物，乃得十二经脉气血荣养而成。在诸多经脉穴位中近端取瞳子髎，可对目窍气血产生直接的调节作用，远端取穴因"太阳为目上网，阳明为目下网"。手太阳小肠经之听宫穴，与手、足少阳经交会，不仅通调手、足太阳经，又可枢转手、足少阳经经气。臂臑穴属手阳明大肠经，该经与足阳明胃经交接于面部，经气相通，阳明经多气多血，循行达于目下，故阳明经为荣养目窍的重要经脉。臂臑穴位居上臂，为临床治疗目疾的经验要穴。远近结合加以治疗，既激发目窍气血运行，又疏导经脉气血供应，使目窍气血充盈，筋肉得养，本病必得恢复。本症患者多为幼童，在发育中进行调控，需要的时间可能相对较长。

（三）预防

1. 关注视力

先天因素引发的本病无法预防，家长只能在幼儿发育期，关注儿童视力发育水平，做好眼睛的护理，避免视力受损。对有斜视家族史的儿童，应更加注意视力的检查及养护，即便没有斜视的发生，也要注意是否有散光、弱视或远视的发生。发现斜视应及早治疗，提高预后效果。

2. 科学用眼

幼儿生活环境应注意灯光亮度适宜，既不能太强也不能太弱，用眼时间不宜太长，特别是不宜长时间看电脑、手机屏幕；不要让婴幼儿长时间斜视某目标。

3. 避免损伤

看护好儿童的生活起居，避免头部发生冲击、震荡样损伤，防止本病的发生。

第三节　眼睑下垂

眼睑下垂作为西医病名，是指眼上睑部分无力抬起或完全不能抬起，睁眼困难的病证，中医又名"睑废""上胞下垂""上睑下垂"等。隋代巢元方《诸病源候论·目病诸候·睢目候》记载："若血气虚，则肤腠而受风，风客于睑肤之间，所以其皮缓纵，垂覆于目，则不能开，世呼为睢目，亦名侵风。"本病常见于外伤或现代医学重症肌无力类病证。

一、病因病机

眼睑下垂的发生多由先天不足、后天失养或外伤折损经络引起，以致睑肌失养而下垂。

1. 先天不足

先天禀赋不足，肾脏精血亏虚，导致命门火衰，发育不良。相火作为原生之阳，如果不足会使后天化生的脾阳气虚，气血化生不充；亦可使君火不旺，心脏运血乏力。两虚相加，则心神无力支使目窍开合，脾阳则无力主持睑肌约束，故双眼上胞下垂，不能抬举。

2. 后天失养

脾胃虚弱，气血化生不足，经络营卫失和，卫外不固，风邪客睑而成。本病病因多由幼儿喂养不调，损伤脾胃，导致脾胃受纳、输布功能低下，致中气不足，使气血化生匮乏；或脾虚湿聚生痰，外风与痰浊互结，阻滞经络，以致目窍失养，眼睑抬举无力。

3. 外伤折损

意外伤折损伤目窍经络者，有可能引发本病，治疗要依据损伤性质和程度，确定针灸是否可治。脑血管意外患者，亦有可能在患侧目窍引发本病，可在脑血管意外康复中合并治疗。

二、临床表现

上睑不能完全抬起，以致眼睑半掩睛瞳，或眼睑全部遮盖睛瞳而影响视物。有发生于单侧者，亦有发生于双侧者。上睑麻痹松弛，失去开张能力，患者为了视物，常借额肌牵动睁眼；双睑下垂者，为了克服视物不利，常有仰头视物的习惯姿势。本病自愈的可能性较小，特别是重症肌无力患者，病情在不断加剧。属先天性者，患者自幼即双眼上胞下垂，终日不能抬举；属后天性者，双胞下垂，上午轻下午重，或休息后减轻，劳累后加重。

三、治疗

（一）治则

益气养血，通经活络。

（二）微通法治疗

1. 取穴

头临泣、阳白、鱼腰、四白、合谷、足三里。

2. 刺法

毫针：头临泣、阳白、鱼腰、四白用平补平泻法，合谷、足三里先补后泻，施补九泻六法。留针 30 分钟，每日或隔日一次。

3. 方义

本病气滞病灶集中在目窍上部，故局部取穴以头临泣穴、阳白穴、鱼腰穴、四白穴为主，疏通局部经脉经筋，充盈气血以荣养气滞病灶。头临泣穴属足少阳胆经，是足太阳膀胱经、阳维脉与足少阳胆经的交会穴，有清脑明目、安神定志的功能，可振奋阳气，活跃头目气血；阳白穴属足少阳胆经，在眼眉上部，是足少阳胆经与阳维脉的交会穴，有祛风清热、益气明目的功能，与头临泣共同调控少阳气血，维护睑肌功能；鱼腰穴为经外奇穴，有疏风通络、明目安神的功能，在眉毛中间，距眼睑最近，可直接调控睑肌，激发经络气血；四白穴属足阳明胃经，位在瞳孔直下 1 寸，有祛风明目、通经活络的作用，因足阳明经筋"为目下纲"，故本穴主治眼疾。目窍局部四穴合用，从上到下形成纵向调控态势，疏通经络筋肉，激发目窍气血津液，恢复睑肌生理功能。

远端取合谷穴、足三里穴，以通调阳明经，健脾和胃，补益后天，以资气血化生之源。通过补益气血以期提高目窍气血供应，改变目网气血运营状态，加强代谢，恢复功能。补九泻六针刺手法，是先补后泻的复合针法。补九，即大手指向前捻针九次，用补虚扶正之法以通络；泻六，即大手指向后捻针六次，用泻实之法以祛病邪而通瘀滞。二法相辅相成，补中有泻，泻中有补，可以达到扶正不留病邪、泻邪不伤正气的目的。单次使用补九泻六法，是为了控制刺激，使其强度适中。在具体操作时，依据患者身体状况及穴位等不同，可调节强刺激、中刺激、弱刺激等刺激量。如果需要强刺激量，可行多次补九泻六，此即龙虎补泻法的操作。

四、讨论

（一）病机讨论

眼睑下垂由睑肌无力提起所致，多种原因均可导致本病。先天因素多为胎禀不足引发或生产过程中产伤导致；后天因素多由喂养失调，患儿体弱或高热惊厥而损伤脑络引发；意外损伤或脑髓病患等亦可引发。其中较为严重的是现代医学的重症肌无力，由于自身免疫异常常出现上眼睑下垂，并发部分或全身骨骼肌无力，易疲劳，临床当注意之。

（二）治疗讨论

本病治疗以调和气血、通经活络为基本法则，选用头临泣、阳白、鱼腰、四白疏通局部经络，激发气血津液。为了改善目窍外部气血运营的环境，选用合谷通调阳明经脉气血，足三里健脾和胃，培育后天，以资气血生化之源。远端调控配合局部治疗，使局部气滞病灶经脉得以畅通，气血得以充盈，眼睑功能得以恢复。如果患者身体较弱，正气不足，可以考虑加用以任督为纲的整体调控，以加强气与神的化生和运营，扶正祛邪，治愈病证。

（三）预防

1. 先天因素

先天性眼睑下垂是胎禀而成，很难预防。积极治疗导致眼睑下垂的原发病，并加强对眼部的护理和保护，可以延缓病证的发展。

2. 后天因素

减少后天因素对眼睛的损伤。其中包括加强对眼睛的保护，避免外伤损折目窍；避免长时间佩戴隐形眼镜，减少对眼睛的损伤；注意眼部卫生，避免炎症的发生。如果发现眼睑异常，应及时就医。

3. 穴位按摩

经常按摩目窍周围穴位，如攒竹、丝竹空、瞳子髎等，有利于眼部气血运营，使眼睑筋肉保持良好的功能状态。

4. 养护肌肤

适当摄入胶原蛋白，可以补充皮肤的胶原蛋白，增加肌肤弹性，避免因胶原蛋白缺失引起眼睑弹性降低，引发眼睑下垂。

第四节　青光眼（五风内障）

青光眼是一组具有特征性视神经损害和视野缺损的眼病，相当于中医学的"五风内障"，又名"五风之症""五风变"。因发病势急善变，瞳子不同程度散大，并带异色，古人依瞳子所呈现颜色不同而命名，故有绿风、青风、黄风、乌风、黑风内障之称，合称为五风内障。元代危亦林《世医得效方·七十二证方·内障》记载："五风变为内障，其候颜色相间，头疼甚，却无泪出。"五风之中，以绿风、青风、黄风多见，而乌风、黑风少见。黄风属青光眼晚期重证，易致失明。

一、病因病机

青光眼的发生多与房水循环阻滞，引发眼压升高有关；也有部分患者眼压在正常范围内，却发生了典型的青光眼视神经损害和视野缺损，这称为正常眼压性青光眼或低眼压性青光眼。青光眼如不及时治疗，可致失明。高眼压的形成，多由悲郁暴怒等情志内伤诱发。操劳疲倦，特别是用眼过度，亦是重要原因。此外，与感受风寒外邪也有关系。

1. 风热上扰

素体阴虚火旺，又外感风邪，风为百病之长，善行攻上，风邪与虚火互结，循肝经上行攻于目窍，形成风热上扰眼目之势，发为本病。

2. 肝郁化火

七情太过，情志不舒，意志不遂，忧思郁怒，肝气郁结。郁久而化火，气机失调，升降不利，每因情绪激动，诱发肝胆之火挟风热上攻于头目，致目窍气机阻滞，孙络渗灌闭塞，玄府开阖失利，房水积留睛中，导致本病急性发作。

3. 气血亏虚

由于烦劳体衰，耗伤精血，兼用眼过度，导致素体阴亏，水不涵木，阴不济阳，阳失所制，虚火上炎脑络，脑热相侵眼目；或后天脾胃虚亏，中气不足，气血化生之源匮乏，气虚则气机不畅，气化乏力，血虚则血运不通，脉道空虚，房水化生无源，循环阻塞；或久病体衰，耗伤肝肾精血，以致气血阴阳失和，目睛不得精血荣养。

二、临床表现

本病分为急性发作和慢性发作。

1. 急性发作

骤然发作，头痛如劈，珠痛如脱，痛连眼眶，视灯光有红绿色圈，只想闭眼忍痛，不愿睁眼视物，视力急剧下降，伴有恶心呕吐，口苦咽干，恶寒发热，小便赤涩或耳鸣耳聋，舌红，苔薄黄，脉弦数。

2. 慢性发作

有反复发作病史，眼目微胀，瞳孔散大，呈明显淡绿色，视力下降或仅见少许亮光，精神疲惫，发作时会出现视物模糊的"视蒙"现象及看灯光有彩虹样色光的"虹视"现象，伴有头昏，目胀不适，目涩泪干，心悸失眠，舌红，苔少，脉细。

三、治疗

（一）治则

清火疏肝，滋补肝肾，通络明目。微通法与强通法参合施用。

（二）微通法治疗

1. 取穴
急性发作：四神聪、曲池、合谷、太冲。
慢性发作：风池、照海、肝俞、膈俞。

2. 刺法
毫针：急性发作用泻法，慢性发作用补法。留针30分钟，每日或隔日一次。

3. 方义

四神聪穴位于头之巅部，可清泻肝火而止头痛；曲池穴属手阳明大肠经，可清火泻热，行气活血，由于手阳明大肠经与足阳明胃经相通，而胃经系"目下纲"，故本穴有通利目窍之功，实践证明，针刺本穴可有效加快眼目气血运行，通畅房水循环，降低眼压；合谷穴、太冲穴相配合为"四关穴"，具有平肝息风通络、调和气血之功。四穴配伍，可进行从头巅到足趾的纵向阴阳调控，清肝降火，祛风通络，治疗本病的急性发作。

青光眼急性发作期控制后，为了稳定病情，巩固疗效，预防复发，可针慢性发作组穴。风池穴属足少阳胆经，直通眼目，刺本穴可通经活络，疏导目窍气血；照海穴属足少阴肾经，为八脉交会穴之一，通阴跷脉，有滋阴清热、调经止痛的作用，由于阴跷脉可到目内眦，与手、足太阳经和阳跷脉会合，故针本穴可滋补肝肾，调阴津充养目睛而治眼目疾患。肝俞穴、膈俞穴皆为背俞穴，刺之可养血补肝，激发肝经气血荣养眼目，维护房水循环。四穴同用，可治疗和预防青光眼发作。

（三）　强通法治疗

1. 取穴

内迎香。

2. 刺法

锋针：刺络放血，出血量3滴。隔日一次。

3. 方义

本证急性发作时，头痛如裂，目痛如脱，可取内迎香放血。内迎香穴为经外奇穴，位于鼻孔内上端，有清热通窍的作用。本穴放血可泻热止痛，改善急性发作的症状，有明显的保护视力的作用。

四、讨论

（一）病机讨论

眼睛之所以能视物，是五脏精华聚会于瞳子，气血津液荣养的结果。其中目为肝之窍，又有肝肾同源之说，故青光眼的发生主要责之于肝肾阴阳失调。肝火太旺者，多为情绪郁怒，或郁而不发，或怒而暴泻，导致肝经阴阳失和，肝火内蕴，肾水不能约束肝火，肝火循经上扰目窍，损伤房水引发本病；肾水不足者，多为先天禀赋不足，或后天失养，水谷精微化生不足，导致肾脏精血亏虚，水不涵木，肝脏血虚风燥，肝经虚火上炎，循经上扰目窍，灼耗房水，瞳子不得房水荣养，视力渐失。

（二）治疗讨论

本病发生有急、慢之分。急性发作多以清热泻火、通经止痛为主要治疗目的。四神聪、曲池、合谷、太冲四穴相配，先清脑热，再泻阳明，然后开四关，可达到祛除肝经风热、通利眼目血络的目的。由于眼鼻相通，在内迎香刺络放血，有清热通窍之效，可快速改善头目疼痛的症状，避免瞳络受到进一步的损伤。慢性发作多以稳定病情、调补身体、预防发作为主要治疗目的。风池通经活络，直达眼目；照海既调补肾经气血，又通调阴跷脉通利目窍；肝俞、膈俞可补益肝血，通导气血荣养目窍。四穴配合可有效预防青光眼的发作。

（三）预防

青光眼是一种发于眼部的顽疾，发病速度快，对眼睛伤害极大，预防本病的发生具有积极的现实意义。

1. 稳定情绪及血压

平时要保持平和心态，避免情绪波动过大；注意监测并控制血压，以免血压升高引起眼压升高，导致青光眼的发生。

2. 眼睛保健

平时注意用眼卫生，避免长时间在强光下阅读及在光线昏暗的环境中长时间逗留，避免眼目过度使用而损伤；加强体育锻炼，提高身体抗病能力的同时，还有益于眼压的稳定。

3. 定期检查

定期做眼部检查，可以及早发现青光眼，特别是有青光眼家族史的人群，更应注意掌握眼压状态，如果有偏高的趋势，就应及时检查治疗，避免病情恶化。

第五节　喉喑（失音）

失音是指以声音不扬，甚至嘶哑失声为主要表现的喉病，中医学称之为"喉喑"。《素问·脉解篇》记载："所谓入中为喑者，阳盛已衰，故为喑也。内夺而厥，则为喑痱，此肾虚也，少阴不至者，厥也。"暴喑与西医的急性喉炎类似。

一、病因病机

人体发声部位在喉，语言转运在舌本，故不能发音说话分为两证，一证为舌喑，一证为喉喑。舌本不能转运语言，但咽喉能发声者为舌喑，亦称失语，多为心脑疾病牵连并发，应以治疗原发病为主，不是本节讨论的病证范围。喉部发声出现障碍，但舌本活动自如者为喉喑，亦称失音，是本节讨论的内容。喉为肺系，声音之门户，为肺、肾两经循行所过部位，故喉喑与肺、肾关系密切。手术损伤喉部经络，亦可造成气血不畅，喉部失养而出现失音。

1. 风邪外袭

风寒、风热、风燥各邪侵袭肺经，肺失宣降，肺气壅滞，郁而生热，灼伤肺津，咽喉失润，发音不利可致本病。风寒病邪客袭肺经，肺气失宣，气血遇寒则凝滞，风寒聚结于喉，致声门开合不利，故猝然发音不扬，甚则声音嘶哑，语音难出。风热病邪侵袭肺经，则经络气血升降受阻，肺气宣发不利，热邪循经蕴结于咽喉，肺肾津液不得润养咽喉而发音不利。

2. 肺脾肾虚

慢性失音多由素体虚弱，肺肾阴虚，虚火上炎，熏灼咽喉，喉窍失养而成失音；或劳累太过，或久病失养，水谷精微化生不足，以致肺气衰弱，肾精亏虚，水液不足，咽喉失养而发失音；或肺津已伤，肺水肃降不行，肾水不得上源所济，津液不能上润咽喉，喉失荣养而成失音；或过度发音耗伤肺气，或久病中气不足，导致肺、脾两虚，脾脏升清乏力，肺气无以鼓动声门，以致虚亏而失音。

二、临床表现

本病表现为声音嘶哑，发声不扬，重者不能出声。急发者称为暴喑，多为肺实证，又名"金实不鸣"；缓发者逐渐形成，病程较长，称为久喑，多为肾虚证，又名"金破不鸣"。久喑与肺肾关系密切，声带麻痹、慢性喉炎、喉癌等均可以出现久喑。外感表证则兼有发热，恶寒，喉痛等。病久者多兼有咽喉干痒不适，胸闷等症。

三、治疗

（一）治则

宣降肺气，滋阴降火，通经调气，生津润喉。

（二）微通法治疗

1. 取穴

水突、列缺、鱼际、听宫、液门。

2. 刺法

毫针：诸穴用平补平泻法，液门可深刺至中渚。留针30分钟，每日或隔日一次。

3. 方义

水突穴在颈部，邻近咽喉。有清热利咽、降逆平喘的作用，是治疗咽喉疾病常用的局部穴，可调节经气，激发局部气血运营，为局部取穴。列缺穴为手太阴肺经之络穴，鱼际穴为手太阴肺经之荥穴，二穴合用有通调肺经、清泻肺热的作用，可宣发肺气、运化津液、濡养咽喉；听宫穴属手太阳小肠经，与手、足少阳经相会，且小肠与心相表里，故本穴除治耳疾外，还有清热开窍、宁神缓心、调控少阳三焦水液的功能，可改善咽喉津血运营；液门穴为手少阳三焦经之荥穴，五行属水，三焦为决渎之官，荥穴有除烦热、充津液、通调水道之功，针刺本穴可达育阴升津润喉之效，深刺本穴与中渚形成透刺，疗效更佳。此四穴为远端取穴。

四、讨论

（一）病机讨论

失音是咽喉发声出现障碍的疾病，故咽喉局部的治疗是本病得以恢复的关键所在。临床中依据失音发作的急缓，将本病分为暴喑和久喑两类。暴喑者猝然发生，病证为实，是风寒、风热病邪侵袭肺经，热邪损耗咽喉津液所致；久喑者病发缓慢，延绵不愈，病证为虚，肾脏精血不足，津液不能润养咽喉。辨明病之急缓，证之虚实，是本病治疗的关键所在。

（二）治疗讨论

失音实证多责之于肺，肺金不鸣，声音嘶哑，甚则失音。治疗上以清泻壅滞热邪、宣降通调肺经气血为旨。取手太阴肺经之络穴列缺、荥穴鱼际，泻肺调经，生津润喉以治暴喑。虚证多责之于肾，本病初起于肺经气滞，肃降不利，日久肾经亦气滞，滞则化热伤阴，阴津亏少，故喉失其润而为之哑。实践证明肾水不足之失音，可远取手少阳三焦经之荥穴液门，本穴为三焦脉气所发之处，毫针向上斜刺 2 寸内透中渚，可通调三焦水液，上行润喉，以解水液不济之需；再加听宫深刺，可调喉部经气。水突属足阳明胃经，位居颈部，邻近喉部，是治疗咽喉疾病的局部穴位，此穴进针 5 分许，可激发喉部气血津液，缓解喉燥不得发音之患。诸穴配合应用，可起到育阴清热、通经调气、生津润喉的作用。

治疗暴喑时，咽喉疼痛明显者，可在少商或商阳刺络放血，以泻肺经热邪，不仅止痛，还可清音；治疗久喑时，肾水不足、虚火上炎者，可加取照海或太溪，补肾育阴，激发肾水上行以润喉。

（三）预防

1. 保护咽喉

多饮水，避免过量饮用酒精和咖啡，减少对咽喉的损伤。如需长时间讲话，应多喝温开水保持咽喉湿润。感冒或咽部感染造成声音嘶哑时，尽量少讲话或不讲话，保护声带。

2. 科学发声

说话音量要适当，避免大声叫喊；语速不宜过快，不要将一句话说得太长，话语之间要有停顿；减少不必要的长时间聊天；悄悄说话亦不是正确的说话方式，要尽量避免。注意科学发声，可有效预防咽喉疲劳，以免发生失音。

3. 增强体质

加强体育锻炼，提高身体素质，保持平和心态，可以维持体内阴阳转化稳定。体内气血津液循环通畅，代谢平衡，可以充分滋养咽喉，确保发声洪亮。

第六节　鼻炎、鼻窦炎

鼻炎、鼻窦炎属于中医"伤风""感冒""鼻渊""脑漏"的范畴。急性鼻炎多出现于伤风、感冒之际，故中医多按外感论治；慢性鼻炎和急、慢性鼻窦炎均以鼻塞流涕、腥臭浊秽为主证，故属中医"鼻渊""脑漏"范围。《素问·气厥论篇》记载："胆移热于脑，则辛頞鼻渊。鼻渊者，浊涕下不止也，传为衄蔑、瞑目，故得之气厥也。"现代医学认为鼻炎、鼻窦炎是两种不同的疾病，鼻炎是鼻腔内黏膜的炎症，有急性、慢性之分，急性鼻炎多由感染引起，慢性鼻炎是急性鼻炎反复发作的结果；鼻窦炎是鼻窦的炎症，也有急性、慢性之分。

一、病因病机

1. 外邪袭肺

肺主皮毛，开窍于鼻，直接与外界环境接触，外邪可以通过鼻窍或皮毛腠理，袭入体内而发病。风热邪毒，袭表犯肺；或风寒侵肺，郁而化热；或接触过敏原发生反应，导致鼻腔气血逆乱。诸多外邪都可致肺经蕴热成毒，郁而不通，肺失清肃，气道阻塞，邪毒驻留鼻窍，发为外感鼻炎。本病延绵不愈，日久正气虚亏，又可演化成肺热型鼻渊。

2. 胆热犯脑

胆为少阳，标本一致，相火内寄。胆经起于目锐眦，上络脑髓，若情志不畅，忧恚失节，胆经气机逆乱，胆火上逆，循经上犯，移热于脑，脑热导致循行于额、鼻部位的足太阳膀胱经、手阳明大肠经、足阳明胃经及督脉的气血逆乱而热盛，诸经热邪汇聚额鼻之间，伤及鼻腔，燔灼气血，腐败肌膜，热炼津液而为涕。

3. 肺脾虚亏

本病经久不愈可致局部多条经脉受损，其中最主要的是阳明经及太阴经。阳明为气血之海，太阴为后天之本，经脉损伤，就会伤及气血，耗损元气，鼻渊延绵缓发而成慢性鼻窦炎类病证。

足阳明胃经与足太阴脾经损伤会导致饮食纳呆，身体疲倦，情绪不佳，脾胃损伤。脾胃虚弱则进一步影响运化传导，使气血精微生化不足，清阳升缓，鼻窍失于气血濡养。邪毒久居，鼻渊演化为痼疾，难以治愈。

手阳明大肠经与手太阴肺经损伤会导致肺脏虚损，肺气不足，卫阳虚弱，抗病能力下降；大肠传导迟滞，阳明内热上熏，则更易为邪毒所犯。因正气已虚，邪毒久结鼻窍，经络不通，气血不行，壅聚于鼻窦，伤蚀肌膜而为陈旧鼻渊。

二、临床表现

鼻炎与鼻窦炎有所不同，鼻炎以鼻塞，流清涕，恶寒发热，说话浓重嘶哑为主要特征，鼻窦炎是以鼻流腥臭浊涕，鼻塞，嗅觉丧失，日久不愈为特征。由于二者为同类鼻病，故合并讨论。急性发作多为实证，经久不愈，反复举发者，多为虚证。

1. 实证

外邪侵袭，引起肺、胆之病变，郁热灼伤鼻窦肌膜而发为鼻渊。症见鼻涕量多，色黄，鼻塞，嗅觉减退，头痛剧烈，眉棱骨或颌面部有压痛；兼见发热，纳呆，脉数等。

2. 虚证

肺、脾、肾脏气虚损，正气已虚，邪气留滞鼻窍，以致病情缠绵难愈。症见鼻塞时轻时重，鼻涕黏白或黄稠，稍遇冷风则鼻塞加重，鼻涕增多，嗅觉减退；兼见头昏，眉额胀痛，思绪分散，记忆衰退等。

三、治疗

（一）治则

清热宣肺，调和营卫，通利鼻窍。

（二）微通法治疗

1. 取穴

（1）基础穴。

上星、印堂、迎香、合谷、列缺。

（2）辅助穴。

实证：天枢、行间。

虚证：天府、地机。

2. 刺法

毫针：基础穴用平补平泻法；辅助穴实证用泻法，虚证用补法。留针 30 分钟，每日或隔日一次。

3. 方义

鼻窍位居面部中央，鼻侧有阳明经循行，鼻中有督脉通过，故局部取上星、印堂、迎香三穴。上星穴属督脉，有清热息风、通鼻宁神的功效。本穴为督脉经气所发，可清理督脉气血，以达通鼻窍、清头目的目的，是治疗鼻渊的重要用穴。印堂穴为经外奇穴，位居额鼻之间，有清泻脑热、通鼻开窍的作用，与上星穴同在督脉，可宣通肺气，疏导气道。迎香穴属手阳明大肠经，位居鼻旁，是足阳明胃经与手阳明大肠经的交会穴，有祛风通窍、理气止痛的作用，可宣利鼻窍，恢复嗅觉，故名迎香。因肺与大肠相表里，故本穴又具宣肺降气、通畅气道之功。局部三穴配合共奏清热宣肺、通利鼻窍之功。

本病引发责于阳明、太阴，故取手阳明大肠经之原穴合谷穴，以清泻大肠内热，驱散热邪；取手太阴肺经之络穴列缺穴，通调肺经气血，宣泄壅滞肺气，恢复肺脏肃降之功。二穴合用可通降阳明、太阴逆行之气，为鼻窍气血通行创造有利环境。二穴与局部取穴配伍，可使鼻内气血充盈，鼻外经脉通畅，使鼻渊治疗能取得可靠效果。

本病急性发作多为实证，取天枢穴、行间穴以泻肺、胆之热。天枢穴为大肠经之募穴，施泻法清泻大肠内热，既可减少循大肠经熏灼鼻窍的热邪，又可助肺经气血下行，以司肃降之职；行间穴为足厥阴肝经之荥穴，五行属火，本穴有疏肝泻热的作用。肝与胆相表里，施泻法可清泻胆经郁热，疏解脑热而治本病。二穴合用，既清脑热之源，又泻鼻腔之热，协助基础穴，对实证鼻渊有标本兼治之效。

本病缓慢发作多为虚证，取天府穴、地机穴以补肺健脾，畅通气道。天府穴属手太阴肺经，有调肺气、清上焦、疏经络的作用，施补法可充益肺气不足，恢复肺主呼吸之能。地机穴为足太阴脾经之郄穴，有健脾渗湿之功，可增强脾经运化，升清濡养鼻窍。二穴合用可补肺健脾，为鼻窍功能恢复提供气血支持，协助基础穴补虚泻实，对虚证鼻渊可取疗效。

四、讨论

（一）病机讨论

鼻炎、鼻窦炎分为两类，急性鼻炎多为外感病邪引起，故属外感病，中医按外感辨证论治。慢性鼻炎和急、慢性鼻窦炎属中医鼻渊、脑漏范围。由于以上诸病皆以肺窍不利为表现，故合而论之。鼻为肺之窍，体内蕴热，肺失宣降，经气不畅以致鼻窍不利，而出现鼻塞流涕等症。鼻窍位居面部中央，手阳明大肠经"上挟鼻孔"、足阳明胃经"下循鼻外"、督脉"沿前额下行鼻柱"、足太阳膀胱经"其经筋，上行至头顶，从额部下结于鼻"。由此可见，鼻窍除与肺关系密切外，在经脉循行方面，尚与手、足阳明经，督脉，足太阳经关系密切。

（二）治疗讨论

《针灸甲乙经·血溢发衄第七》记载："鼻鼽不利，窒洞气塞……迎香主之。"《针灸大成·鼻口门》记载："鼻塞……合谷、迎香。"临床实践证明，迎香、合谷二穴治疗鼻炎、鼻窦炎确有良效。

本病治疗采用局部和远端穴位配合使用的方法，以达到标本兼治的目的。常用的局部穴位是手阳明大肠经的迎香、督脉循行线上的经外奇穴印堂、督脉穴上星，三穴可通经络，调局部经气，利鼻窍。远端穴位以手阳明大肠经的合谷清泻阳明，手太阴肺经的列缺宣降肺气。此外尚可取足三里、中脘等穴，临证灵活使用多可获效。

鼻塞不通者如兼有大便秘结，当在宣降肺气的同时，针刺足三里、天枢等穴可通腑气，腑气畅通，大便如常，亦有助于肺气的宣发与肃降。

（三）预防

1. 保护鼻腔

及时治疗伤风鼻塞、哮喘及口腔病患，避免引发鼻腔炎症；注意保持鼻腔通畅，以利鼻窦内分泌物排出；擤鼻时用力要轻柔，以免损伤鼻黏膜；天气剧烈变化时要注意增减衣服，避免鼻腔感受寒热外邪，空气污染时外出要戴口罩；过敏体质者要避免接触花粉、香水等过敏原，减少过敏反应。

2. 及时治疗

平常要注意观察自身机体状况，如有鼻塞加重、嗅觉失灵或持续头痛等情况，要及时就医检查，避免误诊；鼻炎初起要积极治疗，避免延绵成顽疾；鼻腔畸形者应积极矫正，保证气道通畅。

3. 合理饮食

注意饮食清淡，保证营养均衡，禁食辛辣刺激食物，戒除烟酒，保持大便通畅，避免胃肠湿热上熏鼻窍；多饮水有助于浓涕排出，避免鼻腔感染。

4. 增强体质

多锻炼身体，可增强体质，提高机体抵抗力。

第七节　口腔溃疡

口腔溃疡即口腔黏膜及舌体表面溃破，出现一个或数个溃疡点，表面呈局限性缺损表现，中医学又分为"舌疮"和"口疮"两个病证。清代顾世澄《疡医大全·舌部·舌疮门主论》记载："咽喉有肿兼舌上生疮，此心经受热也。"

一、病因病机

口腔溃疡是热邪上炎，熏灼口舌所致，然由于热邪的性质不同，故有虚实之分。心属火，在上焦，脾属土，在中焦，肾属水，在下焦。火邪在上焦者属心火上炎，为实证；火邪在中焦者属脾胃虚弱，虚阳上发为虚证；火邪在下焦者属肾水不足，阴火上炎为阴虚火旺证。火邪积聚不得发散，冲熏上焦，灼伤口舌而生疮。

1. 上焦实热

外感风热之邪，肺经蕴热；过食肥甘厚味，心脾积热。肺热伤咽，心热伤舌，脾热伤口，热邪壅聚上焦各部多有所伤，但热邪所偏经脉者，必先发病。

2. 中焦虚损

思虑过极，脾胃受损，脾虚不得运化，津液输布失司，胃虚受纳传导停滞，饮食不得消化。胃肠道以降为顺，胃虚传导乏力，饮食不降，积滞中焦而生热。积热不得宣导，日久热炽盛而炎上，循经熏灼口腔成口疮。

3. 下焦阴火

素体阴精不足，肾脏精血亏损，虚热内生，阴火上炎；又有肾虚水不涵木，肝火虚盛而上炎。二火叠加，或肾或肝虚邪上行，轮番耗阴伤络而发口舌生疮。

二、临床表现

唇、舌或颊内等黏膜处生黄豆或豌豆大小、黄白色溃疡斑点，数目不等，有剧烈烧灼痛，尤以进食时明显，有复发倾向。本病有实火和虚火之分。

1. 实火证

实热邪在上焦，诸经之热，皆应于心，心火上炎，熏灼口舌，则多生舌疮。症见舌体表面溃疡，舌裂舌肿，时流鲜血，口臭便秘，发热口渴，便结溲赤，舌红，苔黄，脉滑数。

2. 虚火证

虚热邪在中、下焦，导致虚火上炎，灼于口腔而发口疮。本证多久治不愈，疮破成窟，四肢倦怠，五心烦热，失眠盗汗，舌红，苔少，脉细数。

三、治疗

（一）治则

泻热解毒，益阴凉血。微通法与温通法结合施用。

（二）微通法治疗

1. 取穴

（1）基础穴。

劳宫、中脘、照海。

（2）辅助穴。

实火证：曲池、阳谷。

虚火证：内庭、三阴交。

2. 刺法

毫针：基础穴施补九泻六法，先补后泻；辅助穴实火证用泻法，虚火证用补法。留针30分钟，每日或隔日一次。

3. 方义

劳宫穴为手厥阴心包经之荥穴，荥主身热，善于泻热，口舌为心之苗，故劳宫穴可泻心火，清上焦热邪以止口舌疮痛。中脘穴属任脉，又为胃经之募穴、八会穴之腑会穴，能调控中焦气机，健脾和胃，疏导胃肠道，以利传导下行。中焦升降有序，则上炎虚热自消。照海穴属足少阴肾经，又为八脉交会穴，通阴跷脉，有通调肾经气血、补肾滋阴之效。因本穴与阴跷脉交会，故刺之可直接通调咽喉、口腔气血。两效相加可取得益阴填精、引火下行的治疗效果。三穴合用可通调上、中、下三焦，清热祛邪，口疮可消。

实火证可加取曲池穴、阳谷穴以泻上焦实热，散口舌热邪。曲池穴为手阳明大肠经之合穴，用泻法有清肠邪热、消炎止痛之功。肺与大肠相表里，清除肠热即能清泻肺热，因肺居上焦，故上焦热邪可泻。阳谷穴属手太阳小肠经，五行属火，有清热散风、通经活络的作用。心与小肠相表里，本穴用泻法，还可泻心经热邪，除口舌实热。二穴合用可泻上焦心肺实热。

虚火证可加取内庭穴、三阴交穴，以泻中、下焦虚热阴火，散口舌虚邪。内庭穴为足阳明胃经之荥穴，五行属水，有清胃泻火、理气止痛的作用，用补法可和胃降逆，通肠化滞，胃肠道传导得降，上行虚火自灭。三阴交穴为足三阴经之交会穴，有健脾理血、益肾平肝的作用，用补法既可滋阴又可养血，阴虚得解，则上炎阴火可灭。二穴合用可降中焦郁滞，散下焦阴火。

（三）温通法治疗

1. 取穴

溃疡局部。

2. 刺法

火针：细火针点刺，每个溃疡点1针。隔日一次或每周二次。

3. 方义

本病作为慢性病，病证较为顽固，用细火针点刺溃疡局部，可加快口舌溃疡愈合。火针扶正祛邪的功能强大，通过火针刺激，不但能快速激发局部气血运营，改变局部气血瘀滞状态，还能促使病邪通过针孔直接排出体外，加快局部新陈代谢，使破溃的口腔黏膜或舌体表面加快愈合。治疗中火针与毫针参合施用，效果较佳。

四、讨论

（一）病机讨论

口腔溃疡是临床常见病，分为虚实两大类。实者多为肺、心、脾热邪炽盛，实火熏蒸耗损津液所致。虚者多为胃失传导，食滞生火，虚火上行，或肾阴不足，阴不制阳，阴火上炎所致。本病虽分虚实，但皆与火有关，虚实之火邪循经上炎于口舌，壅滞口腔经络，引发本病。

引发本病的关键有两点，一是火热之源所在部位，决定了火热病邪的虚实性质；二是虚实之火上炎于口腔，不但耗伤阴液，还使口腔内经络壅滞，气血不畅，造成口舌失养，发生糜烂溃疡。从西医角度分析，本病为维生素缺乏、营养不良所致。

（二）治疗讨论

治疗上依据病机，从上、中、下三焦分别取穴，统而调治。上焦取劳宫以降心火，中焦取中脘以降胃肠火，下焦取照海以降阴火。三穴合用，三焦统调，使口腔溃疡得到有效治疗。根据疮疡虚实不同，适当加用他穴，进行针对性更强的辅助治疗。如实火证加曲池、阳谷以泻上焦实热，散口舌热邪；虚证加内庭、三阴交以泻中、下焦虚热阴火，散口舌虚邪。施术中强调以施用手法增强补泻效果，基础穴施补九泻六法，先补后泻，以达扶正祛邪的治疗效果；辅助穴实火证用泻法，可泻上焦实热，虚火证用补法，补中焦可助胃肠消化，以散虚阳，补下焦可补肾益精，以达"壮水之主，以制阳光"之效。刺激量的控制，可因病因人随证变通。

（三）预防

1. 保护口腔黏膜

注意口腔清洁，维持牙齿健康，保护口腔黏膜，是预防口腔溃疡发生的重要方法。忌烟戒酒、少食辛辣可以减少口腔黏膜的损伤；认真漱口刷牙，进食后及时清理食渣，保持口腔清洁，可以减少发病机会。

2. 保持身心健康

保持平和心态，避免忧思郁怒。注意生活规律，保证充足的睡眠时间，避免过度疲劳。养成定时排便习惯，防止便秘，可以有效预防本病的发生。

3. 注意营养均衡

由于本病发生与维生素缺乏关系密切，因此注意营养均衡，是预防本病发生的重要措施。避免偏食，摄入饮食品种多样化，是均衡营养的有效方法。

第八节　耳鸣耳聋

耳鸣是指在无相应声源时以自觉耳中鸣响为主的耳病；耳聋是以听力减退或听觉丧失为主的耳病。二者的病证病机区别不大，辨证治疗大致相同，故合而论之。《灵枢·口问》记载："人之耳中鸣者，何气使然？岐伯曰：耳者，宗脉之所聚也，故胃中空则宗脉虚，虚则下溜，脉有所竭者，故耳鸣。"《灵枢·海论》记载："髓海不足，则脑转耳鸣。"

一、病因病机

耳鸣耳聋是耳窍闭塞的结果，除先天性耳窍失聪外，更多的是后天因素引发。依据病邪性质、病程短长，可分为实、虚二证。

1. 邪实内扰

因实邪引发耳鸣耳聋者多为实证。如风热外邪内侵，或反复感冒，以致热邪蒙蔽耳窍而鸣；或脾虚湿聚，饮食内停，痰浊郁而化火，或忧思郁怒，肝郁化热，各种热邪循经上扰，熏蒸耳窍，阻塞经络引发本病；或暴怒、惊恐而致肝胆气血逆乱，少阳经气逆冲耳窍而突发耳鸣耳聋。

2. 精气损伤

虚证多由肾阴亏损或中气下陷所致。久病肝肾亏虚，肾精不足，不能上固耳窍精血；或劳作过度，耗伤气血，损伤脾胃，气血化生之源匮乏，致清阳不升，气血不荣，耳窍失养。

本病病因无论内外，多与精气不足有关，因此精气损伤是本病慢性发病的根本原因之一。

二、临床表现

急发者多为实证，缓发者多为虚证，病发伊始即虚证者亦有之。急性发作未能及时治愈者，多转为慢性发作，故耳聋耳鸣实证少见，虚证较多见。

1. 实证

耳中暴鸣，鸣声不止，耳聋多为突然发生，伴有口苦胁痛，烦躁易怒，舌红，苔腻，脉弦数。

2. 虚证

耳鸣时作时止，劳累则加剧，耳聋发病缓慢，渐次加重，伴有头晕腰酸，遗精带下，舌淡，脉细弱。

三、治疗

（一）治则

清泻肝火，补益肾精。

（二）微通法治疗

1. 取穴

（1）基础穴。

听宫、翳风、中渚。

（2）辅助穴。

实证：合谷、太冲。

虚证：太溪、筑宾。

2. 刺法

毫针：基础穴用平补平泻法；辅助穴实证施泻法，虚证施补法。留针30分钟，每日或隔日一次。

3. 方义

听宫穴属手太阳小肠经，与手、足少阳经交会。手太阳小肠经循行"入耳中"，故本穴有开窍聪耳、疏通经络的作用，可直接调节耳窍气血，是治疗虚实耳证的重要穴位。翳风穴属手少阳三焦经，是手、足少阳经的交会穴，有聪耳通窍、疏散内热的作用；中渚穴属手少阳三焦经，有清热疏风、舒筋活络的作用，是治疗五官病证的要穴。二穴合用既升三焦水液充耳，又引胆经热气下行，通导手、足少阳经升降有序，气血和谐，与听宫穴配伍，可充盈耳部气血津液，止鸣复聪。

实证加取合谷穴、太冲穴，开"四关穴"以清火泻热，开窍启闭。实热熏蒸耳窍者，多为脾胃郁滞，阳明火自内生，取手阳明大肠经之合谷穴以通导胃肠，釜底抽薪；或肝胆热蕴，循少阳经上扰耳窍，取足厥阴肝经之太冲穴，以降上亢之肝火，引胆热下行。二穴合用可泻实热。

虚证者加取太溪、筑宾，以补肾滋阴，充精养窍。太溪为足少阴肾经之原穴，筑宾为足少阴肾经与阴维脉的交会穴，又是阴维脉的郄穴，二穴善于滋补元精，肾经精血充足，则耳窍得养而复聪。二穴合用可滋阴养窍，辅助基础穴可治疗肾精亏虚引发的耳病。

四、讨论

（一）病机讨论

《灵枢·口问》记载："耳者，宗脉之所聚也。"耳部有多条经脉在此聚会，其中最主要的是手、足少阳经及手太阳小肠经。耳为肾之窍，说明肾与耳的关系密切。因此耳鸣耳聋的发生主要责之于肾和手、足少阳经，以及脾胃谷气的盈衰。本病分虚实二证。实证者多为肝胆郁热，胆经气血逆乱，上扰耳窍；或风热病邪内侵，与气血相搏，太阳经经气逆乱，侵扰耳窍。实热侵袭耳窍是实证耳鸣耳聋发生的主要原因。虚证者多为肾精不足，肾水不能上滋耳窍，耳窍失养不能听闻五音而发为本证；或脾胃虚亏，水谷精微化生不足，升清乏力，或三焦经水液升降失序，不能上荣耳窍。二因致耳窍不得气血津液养护而发为本证。实证发病多为突然发作，虚证发病多为慢性发作，多由急性实证演化而来。肾精亏虚者多为慢性耗损过程，当肾精亏耗到一定程度后，有可能突发虚性耳鸣耳聋，故本病证多以虚证为主。

（二）治疗讨论

本病治疗以调控与耳窍关系密切的太阳、少阳经为主，取听宫、翳风、中渚调控耳窍气血，疏导少阳、太阳经络。依据病证虚实，实证加取合谷、太冲以平肝降火、泻胆聪耳；虚证加取太溪、筑宾以滋阴补肾、填精充养耳窍。

本病以虚证为多，肾精不足是虚证发病的根本所在。由于针灸治疗无法直接产生肾精，肾精的生成只能依靠脾胃化生的水谷精微转化，故治疗中应密切关注患者的正气水平及脾胃功能状态，适时加施以任督为纲的整体调控。重视对中焦的调控，是本病得以康复的关键所在。

（三）预防

1. 增强体质

坚持体育锻炼，增强机体素质，提高抗病能力。调适冷暖，谨防虚邪贼风侵袭，可以有效预防风热外袭引发的耳鸣耳聋。感受虚邪后应及时治疗，防止病情加重损及耳窍。

2. 稳定情绪

保持心情舒畅，遇事从容处理，避免过度忧郁或恼怒，防止肝胆郁火上扰引发耳鸣耳聋。已有耳鸣耳聋者，更要注意七情调护，调养身心，以免加重病情。体质虚弱者要注意养元护精，尤忌房劳过度，以预防肾虚耳鸣耳聋的发生。

3. 合理饮食

合理饮食，营养均衡。少食生冷、温燥食物及肥甘厚味，保护脾胃功能，以防脾伤积滞成痰，阻滞经络，上扰耳窍。少饮浓茶、咖啡、可可等刺激性饮料，并忌酒戒烟，减少不良刺激。

参考文献

［1］贺普仁. 针灸三通法临床应用［M］. 北京：科学技术文献出版社，1999.

［2］黄龙祥. 中国针灸史图鉴［M］. 青岛：青岛出版社，2003.

［3］郝金凯. 针灸经外奇穴图谱［M］. 西安：陕西人民出版社，1979.

［4］王德深. 中国针灸穴位通鉴［M］. 青岛：青岛出版社，2004.

［5］钟健夫，耿楠. 国医大师贺普仁："一针一得"治百病［M］. 广州：广东科技出版社，2012.

［6］高式国. 高式国针灸穴名解［M］. 北京：人民军医出版社，2012.

［7］张登本，孙理军. 全注全译黄帝内经：上 素问［M］. 北京：新世界出版社，2008.

［8］张登本，孙理军. 全注全译黄帝内经：下 灵枢经［M］. 北京：新世界出版社，2008.

［9］凌耀星. 难经校注［M］. 北京：人民卫生出版社，1991.

［10］何任. 金匮要略校注［M］. 北京：人民卫生出版社，1990.

［11］刘渡舟. 伤寒论语译［M］. 北京：人民卫生出版社，1990.

［12］张灿玾，徐国仟. 针灸甲乙经校注［M］. 北京：人民卫生出版社，1996.

［13］南京中医学院. 诸病源候论校释［M］. 北京：人民卫生出版社，1980.

［14］王焘. 外台秘要方［M］. 北京：华夏出版社，2009.

［15］孙思邈. 备急千金要方［M］. 北京：华夏出版社，2008.

［16］李景荣，苏礼，任娟莉，等. 千金翼方校释［M］. 北京：人民卫

生出版社，1998.

　　[17] 李克光，郑孝昌. 黄帝内经太素校注 [M]. 北京：人民卫生出版社，2005.

　　[18] 赵佶. 圣济总录 [M]. 北京：人民卫生出版社，1962.

　　[19] 王执中. 针灸资生经 [M]. 北京：人民卫生出版社，2007.

　　[20] 严用和. 重辑严氏济生方 [M]. 北京：中国中医药出版社，2007.

　　[21] 王怀隐. 太平圣惠方 [M]. 北京：人民卫生出版社，1958.

　　[22] 王履. 医经溯洄集 [M]. 北京：人民卫生出版社，1993.

　　[23] 陈言. 三因极一病证方论 [M]. 北京：中国中医药出版社，2007.

　　[24] 危亦林. 世医得效方 [M]. 北京：人民卫生出版社，1990.

　　[25] 张子和. 儒门事亲 [M] //曹炳章. 中国医学大成. 上海：上海科学技术出版社，1990.

　　[26] 阎明广. 子午流注针经 [M] //王耀帅，陈仁寿. 针灸三书. 北京：中国中医药出版社，2010.

　　[27] 窦汉卿. 针经指南 [M] //王耀帅，陈仁寿. 针灸三书. 北京：中国中医药出版社，2010.

　　[28] 王国瑞. 扁鹊神应针灸玉龙经 [M] //王耀帅，陈仁寿. 针灸三书. 北京：中国中医药出版社，2010.

　　[29] 杨士瀛. 仁斋直指方论 [M] //林慧光. 杨士瀛医学全书. 北京：中国中医药出版社，2006.

　　[30] 杨士瀛. 仁斋小儿方论 [M] //林慧光. 杨士瀛医学全书. 北京：中国中医药出版社，2006.

　　[31] 钱乙. 小儿药证直诀 [M] //李志庸. 钱乙刘昉医学全书. 北京：中国中医药出版社，2005.

　　[32] 刘昉. 幼幼新书 [M] //李志庸. 钱乙刘昉医学全书. 北京：中国中医药出版社，2005.

　　[33] 滑寿. 十四经发挥 [M] //李玉清，齐冬梅. 滑寿医学全书. 北京：中国中医药出版社，2006.

　　[34] 滑寿. 难经本义 [M] //李玉清，齐冬梅. 滑寿医学全书. 北京：

中国中医药出版社，2006.

　　［35］刘完素. 素问玄机原病式［M］//宋乃光. 刘完素医学全书. 北京：中国中医药出版社，2006.

　　［36］刘完素. 黄帝素问宣明论方［M］//宋乃光. 刘完素医学全书. 北京：中国中医药出版社，2006.

　　［37］王肯堂. 证治准绳·杂病［M］//陆拯. 王肯堂医学全书. 北京：中国中医药出版社，1999.

　　［38］王肯堂. 证治准绳·疡医［M］//陆拯. 王肯堂医学全书. 北京：中国中医药出版社，1999.

　　［39］王肯堂. 证治准绳·幼科［M］//陆拯. 王肯堂医学全书. 北京：中国中医药出版社，1999.

　　［40］张景岳. 景岳全书［M］//李志庸. 张景岳医学全书. 北京：中国中医药出版社，1999.

　　［41］张景岳. 类经［M］//李志庸. 张景岳医学全书. 北京：中国中医药出版社，1999.

　　［42］张景岳. 类经图翼［M］//李志庸. 张景岳医学全书. 北京：中国中医药出版社，1999.

　　［43］沈金鳌. 杂病源流犀烛［M］//田思胜. 沈金鳌医学全书. 北京：中国中医药出版社，1999.

　　［44］沈金鳌. 幼科释谜［M］//田思胜. 沈金鳌医学全书. 北京：中国中医药出版社，1999.

　　［45］陈士铎. 辨证录［M］//柳长华. 陈士铎医学全书. 北京：中国中医药出版社，1999.

　　［46］李时珍. 本草纲目［M］//柳长华. 李时珍医学全书. 北京：中国中医药出版社，1996.

　　［47］李时珍. 奇经八脉考［M］//柳长华. 李时珍医学全书. 北京：中国中医药出版社，1996.

　　［48］孙一奎. 赤水玄珠［M］//韩学杰. 孙一奎医学全书. 北京：中国中医药出版社，1999.

［49］李中梓. 医宗必读［M］//包来发. 李中梓医学全书. 北京：中国中医药出版社，1999.

［50］叶天士. 临证指南医案［M］//黄英志. 叶天士医学全书. 北京：中国中医药出版社，1999.

［51］刘纯. 医经小学［M］//姜典华. 刘纯医学全书. 北京：中国中医药出版社，1999.

［52］徐灵胎. 难经经释［M］//刘洋. 徐灵胎医学全书. 北京：中国中医药出版社，1999.

［53］吴鞠通. 温病条辨［M］//曹炳章. 中国医学大成：第十八册. 上海：上海科学技术出版社，1990.

［54］秦景明. 症因脉治［M］//曹炳章. 中国医学大成：第二十册. 上海：上海科学技术出版社，1990.

［55］周慎斋. 周慎斋遗书［M］//曹炳章. 中国医学大成：第二十一册. 上海：上海科学技术出版社，1990.

［56］薛己. 口齿类要［M］//曹炳章. 中国医学大成：第二十四册. 上海：上海科学技术出版社，1990.

［57］薛己. 正体类要［M］//曹炳章. 中国医学大成：第二十五册. 上海：上海科学技术出版社，1990.

［58］萧埙. 女科经纶［M］//曹炳章. 中国医学大成：第二十八册. 上海：上海科学技术出版社，1990.

［59］陈复正. 幼幼集成［M］//曹炳章. 中国医学大成：第三十三册. 上海：上海科学技术出版社，1990.

［60］程国彭. 医学心悟［M］//曹炳章. 中国医学大成：第四十六册. 上海：上海科学技术出版社，1990.

［61］周学海. 读医随笔［M］//曹炳章. 中国医学大成：第四十四册. 上海：上海科学技术出版社，1990.

［62］楼英. 医学纲目［M］. 北京：中国中医药出版社，1996.

［63］王纶. 明医杂著［M］. 北京：人民卫生出版社，1995.

［64］龚居中. 红炉点雪［M］. 上海：上海科学技术出版社，1959.

［65］李梴. 医学入门［M］. 北京：人民卫生出版社，1991.

［66］徐凤. 针灸大全［M］. 北京：人民卫生出版社，1987.

［67］高武. 针灸聚英［M］. 上海：上海科学技术出版社，1961.

［68］杨继洲. 针灸大成［M］. 北京：人民卫生出版社，1963.

［69］龚廷贤. 寿世保元［M］. 北京：人民卫生出版社，1993.

［70］赵献可. 医贯［M］. 北京：中国中医药出版社，2009.

［71］芝屿樵客. 儿科醒［M］∥上海中医学院中医文献研究所. 历代中医珍本集成：第八册. 上海：上海三联书店，1990.

［72］张锡纯. 医学衷中参西录［M］. 太原：山西科学技术出版社，2009.

［73］王清任. 医林改错［M］. 北京：人民卫生出版社，1991.

［74］冯兆张. 冯氏锦囊秘录［M］. 北京：人民卫生出版社，1998.

［75］张璐. 张氏医通［M］. 上海：第二军医大学出版社，2006.

［76］林珮琴. 类证治裁［M］. 北京：人民卫生出版社，1988.

［77］顾世澄. 疡医大全［M］. 北京：人民卫生出版社，1987.

［78］何梦瑶. 医碥［M］. 北京：人民卫生出版社，1994.

［79］许克昌，毕法. 外科证治全书［M］. 北京：人民卫生出版社，1987.

［80］陈修园. 金匮要略浅注［M］. 北京：中国书店，1985.

［81］程云来. 圣济总录纂要［M］. 上海：上海科学技术出版社，1990.

［82］李学川. 针灸逢源［M］. 北京：中国书店，1987.

［83］吴谦. 医宗金鉴［M］. 北京：人民卫生出版社，1963.

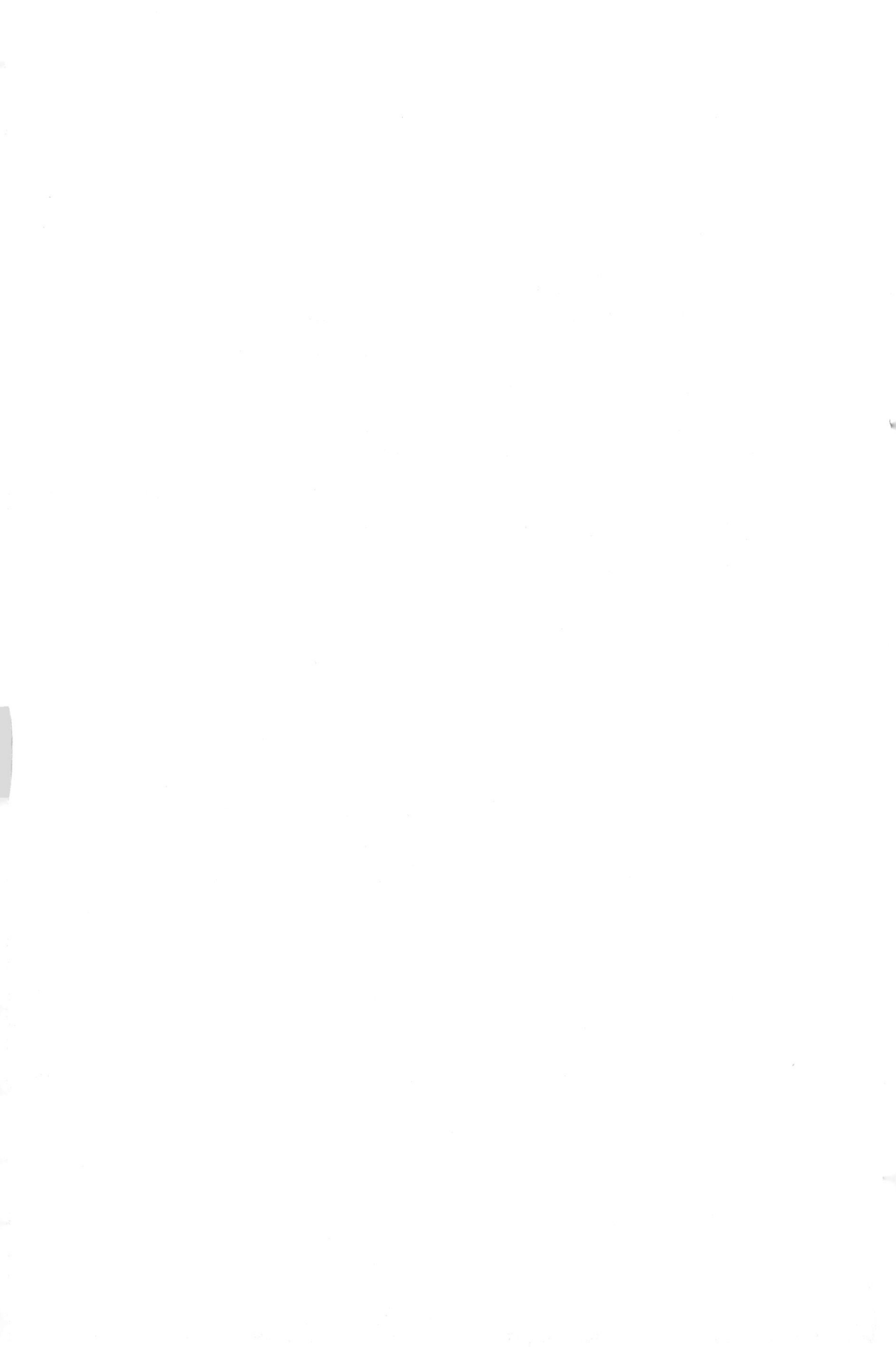